国家出版基金项目
NATIONAL PUBLICATION FOUNDATION

U0823639

营养组学

主　编　张双庆　黄振武

编　者（以姓氏笔画为序）

丁文军　马利娜　王　琴　卢佳希
刘铁群　孙丽翠　朱宝利　吴红英
张双庆　李鹏高　陈海峰　武　娜
黄振武　葛晓萌　韩　枫　靳洪涛

中国协和医科大学出版社

图书在版编目（CIP）数据

营养组学 / 张双庆，黄振武主编. —北京：中国协和医科大学出版社，2015.11
ISBN 978-7-5679-0383-8

Ⅰ. ①营… Ⅱ. ①张… ②黄… Ⅲ. ①营养学-基因组-研究 Ⅳ. ①R151

中国版本图书馆 CIP 数据核字（2015）第 216969 号

营养组学

主　　编：张双庆　黄振武
责任编辑：韩　鹏
助理编辑：杨小杰

出版发行：中国协和医科大学出版社
（北京东单三条九号　邮编 100730　电话 65260378）
网　　址：www.pumcp.com
经　　销：新华书店总店北京发行所
印　　刷：北京佳艺恒彩印刷有限公司

开　　本：787×1092　1/16 开
印　　张：16.5
字　　数：400 千字
版　　次：2015 年 11 月第 1 版　　2015 年 11 月第 1 次印刷
定　　价：178.00 元

ISBN 978-7-5679-0383-8

序

科技在进步，学科在融合。科技进步日新月异，催人奋进，在人类基因组草图完成的后基因组时代，营养领域迅速迈入组学时代。“营养基因组学”这门新兴学科，先后出现中英文版《营养基因组学》书籍和刊物中，预示着从群体到个性化的营养新时代到来。

新思维/新技术的创新，是科技进步的前提。随着分析仪器的不断革新，新型组合的不断变换，IT及互联网技术的不断成熟与介入及虚拟云数据库的出现，为新领域新学科的出现打下基础，并大大带动了营养学和食物学的发展，出现相应的学科交叉和融合。营养界正满怀希望地发展代谢组学/蛋白组学/食物基因组/肠道微生态组学等，新技术/新观点的应用，营养界的发展必将进入真正的春天。

应用基因组学、转录组学、蛋白组学和代谢组学等系统生物学方法全面系统地进行营养学研究，有助于理解预防疾病和保障健康的分子机制，拓展营养学研究领域和加快研究步伐，提高营养学研究的准确性，从而促进营养学研究的长足发展。

尽管各种组学技术在营养学研究领域得到了长足、迅速发展，但一直缺乏系统介绍营养组学的专著。基于这一领域的发展和需求，根据自己的研究经验和国内外同行的最新研究成果，一帮年轻学者着手编写《营养组学》，详细介绍各种组学及其基本技术在营养领域的应用，涵盖基本理论、方法、策略、标准操作规程及应用实例。

本书介绍了营养基因组学、转录组学、蛋白质组学、代谢组学、脂质组学、金属组学、肠道微生态组学、食物组学等最前沿的理论研究与最新的学术研究成果。本书对我国营养学科的发展必将起到极大的推进作用。也为广大营养学专业学习的学生提供该领域的基础知识和开拓视野。

新技术新方法将对学科发展产生深刻的影响，推荐大家多学习多创新！

中国营养学会理事长

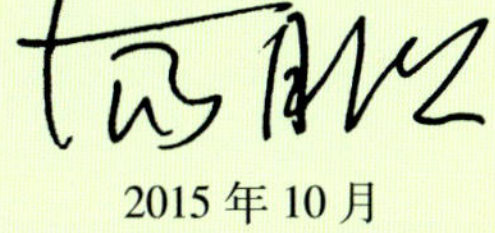

2015年10月

前　言

营养学是研究食物中对人体有益的成分及人体摄取和利用这些成分增进健康的科学，主要目的是通过合理的日常饮食预防疾病和保障人类健康。现代营养学研究需要生理学、细胞生物学、化学、生物化学和分子生物学等多学科综合解释营养问题，传统的营养学研究方法已无法满足这一要求。

最近十余年来，各种组学技术得到快速发展和应用，有力地促进了科技的发展。营养组学是将营养基因组学、转录组学、蛋白质组学、代谢组学、脂质组学、金属组学、肠道微生物组学等技术与营养食品科学相结合而形成的新兴交叉学科，能很好满足和促进现代营养学科的发展，但国际营养学界一直缺乏有关营养组学的专著。工作在营养组学一线的专家和技术骨干结合自己的科研经验和国内外同行的最新研究成果编写本书首次详细介绍了营养组学的理论、方法、标准操作规程和应用实例。

《营养组学》不但可以为营养学专业教师查询营养组学各方面资料提供可靠有效的支持，为广大营养学专业学生学习营养组学的基础知识、查询相关研究进展提供权威性、准确性的服务，而且可以为营养学领域的科研工作者在决策、管理工作上提供营养组学知识方面的依据，因此有其独特的社会意义和学术价值。对于本书中的错误和不足之处，欢迎读者批评指正。

张双庆　黄振武

于中国疾病预防控制中心营养与健康所

2015 年 10 月

目　录

第一章　人类营养组学概论

Omics 是组学的英文称谓，它的词根“-ome”意思是一些种类个体的系统集合。

人类营养组学（human nutriomics）是后基因组时代营养食品科学与组学交叉形成的一个新学科，主要从分子水平和人群水平研究膳食营养与基因的交互作用及其对人类健康的影响，进而建立基于个体基因组结构特征的膳食干预方法和营养保健措施，实现个体化营养（personalized nutrition），为广义系统生物学的分支学科。通常包括：①基于蛋白质的人类营养基因组学（human nutritional genomics or human nutrigenomics）；②基于代谢组分的人类营养代谢组学（human nutritionalmetabolomics）；③基于微生物的人类营养宏基因组学（human nutritional systems biology）；④基于系统的食物组学（foodomics）和系统生物学（systems biology）。

第一节　基于蛋白质的人类营养基因组学

人类营养基因组学源于人类基因组学（human genomics）。人类基因组学是对人体基因组（genome）进行基因分布结构作图、DNA 测序和功能分析的科学。对基因组物理结构的作图和测序的研究又称为结构基因组学（structural genomics），而分析基因组功能的研究则称为功能基因组学（functional genomics）。与功能基因组学相关的几个概念：转录组学（transcriptomics）、蛋白质组学（proteomics）和表观基因组学（epigenomics）。

人类结构基因组学是系统研究人类基因组的基因数量，每个基因在染色体上的线性分布位置距离，以及每个基因编码区和基因间隔区的 DNA 序列结构的一门学科。随着宏伟的人类基因组计划顺利完工，人类基因遗传图、物理图、序列图和基因图早已绘就，与人体营养相关的结构基因组学研究工作不再是重点。因此，作为人体基因组学的分支之一，人类营养基因组学的未来发展方向主要为与人类营养相关的功能基因组学。

目前认为，营养基因组学研究有可能在以下多方面对传统营养学产生重要影响：

1. 进一步阐明单一营养素失衡对整个机体系统的影响。采用基因组学技术，可以检测该营养素失衡前后机体各细胞或组织基因表达谱的差异分析，确认营养失衡的作用靶器官或组织，及至明确的分子机制或分子通路。

2. 探索发现评价人体单一营养素营养状况的新生物标志物。可以借助于功能基因组学技术，未来可通过从 DNA、RNA 到蛋白质等不同层次的研究来寻找、发现适宜的分子标志物，作为评价营养素状况的分子标志物，进而更准确、更合理地确定动物对营养素的需要量，从而彻底改变传统的剂量-功能反应的营养素需要量研究模式。现有的营养需要量均非根据基因表达确定，仅有极少数是依据生化指标。

3. 进一步阐明多种营养素之间或营养素与激素之间的交互影响。人体基因组表达谱的变化可以研究能量限制、微量营养素缺乏、糖代谢失衡和脂质代谢失衡等问题。

4. 使个性营养成为可能。目前的营养需要量均系针对群体而言，而未能考虑个体之间的基因差异。未来将有可能应用基因组学技术阐明与营养有关的单核苷酸多态性（SNPs），通过基因型的鉴定，确定个体的营养需要量，使个体营养成为可能。

一、转录组学

人类基因组包含有30亿个碱基对，其中大约只有5万个基因转录成mRNA分子，转录后的mRNA能被翻译生成蛋白质的也只占整个转录组的40%左右。通常，同一种组织表达几乎相同的一套基因以区别于其他组织，如：脑组织或心肌组织等分别只表达全部基因中不同的30%而显示出组织的特异性。

以DNA为模板合成RNA的转录过程是基因表达的第一步，也是基因表达调控的关键环节。与基因组不同的是，转录组（transcriptome）的定义中包含了时间和空间的限定。同一细胞在不同的生长时期及生长环境下，其基因表达情况是不完全相同的。广义上指某一生理条件下，细胞内所有转录产物的集合，包括信使RNA、核糖体RNA、转运RNA及非编码RNA；狭义上指所有mRNA的集合。

转录组学是一门在整体水平上研究细胞中基因转录的情况及转录调控规律的学科。简而言之，转录组学是从RNA水平研究基因表达的情况。

与人类营养相关的转录组学研究领域：

1. 营养素营养评价或代谢调控新差异基因的发掘。
2. 营养遗传性疾病靶基因的转录水平研究。
3. 运用microRNA调控代谢性疾病或癌症靶基因的防治策略研究。
4. 人体慢性代谢病靶基因的转录水平研究。
5. 非编码区域功能研究：Non-coding RNA研究、microRNA前体研究等。
6. 转录本结构研究，包括UTR鉴定、融合基因鉴定、Intron边界鉴定和可变剪切等。

转录组谱可以提供什么条件下什么基因表达的信息，并据此推断相应未知基因的功能，揭示特定调节基因的作用机制。通过这种基于基因表达谱的分子标签，不仅可以辨别细胞的表型归属，还可以用于疾病的诊断。

目前用于转录组数据获得和分析的方法主要有基于核酸杂交的芯片技术（包括cDNA芯片和寡聚核苷酸芯片）和基于核酸测序的基因表达系列分析技术（serial analysis of gene expression，SAGE）和高通量测序技术（high-throughput sequencing）又称“下一代”测序技术（“next-generation”sequencing technology）。RNA-seq即转录组测序技术，是新近发展起来的，就是把mRNA、microRNA和非编码RNA等或者其中一些用高通量测序技术把它们的序列测出来。广泛用于转录本结构（基因边界鉴定、可变剪切研究等），转录本变异（如基因融合、编码区SNP），非编码区域功能（non-coding RNA、microRNA前体研究等），以及全新转录本发现等领域的研究。

目前，人类营养领域里有关转录组学的研究，多见于硒蛋白基因组、锌营养状况评价新指标和 microRNA 调控营养素遗传或代谢疾病靶基因等。

二、蛋白质组学

不同发育、生长期和不同生理、病理条件下不同的细胞类型的基因表达是不一致的。很显然，不同细胞在不同生理或病理状态下转录子组包含的 mRNA 的种类不尽相同。mRNA 经翻译产生蛋白质，不同细胞在不同生理或病理状态下所表达的蛋白质的种类也不尽相同。蛋白质是生理功能的执行者，是生命现象的直接体现者。更重要的是，蛋白质复杂的翻译后修饰、蛋白质的亚细胞定位或迁移、蛋白质-蛋白质相互作用等则几乎无法从 mRNA 水平来判断。

蛋白质组（proteome）是指由人类个体全基因组，或其机体的一个细胞、一类组织表达的所有蛋白质。与传统的蛋白质研究注重研究单一蛋白质不同，蛋白质组学更侧重于研究参与特定生理或病理状态下所有蛋白质的种类和特征及其与周围环境（分子）的关系，包括蛋白质的表达水平，翻译后的修饰，蛋白与蛋白相互作用等，由此获得蛋白质水平上的关于疾病发生，细胞代谢等过程的整体而全面的认识。蛋白质组研究的开展不仅是生命科学研究进入后基因组时代的里程碑，也是后基因组时代生命科学研究的核心内容之一。

与人类营养相关的蛋白质组学研究领域：

1. 营养素营养状况评价或代谢调控新差异蛋白的发掘。利用蛋白质组学技术，寻找不同营养状态下或不同生理状态下所有蛋白质中差异表达的特征蛋白质，对其结构加以鉴定，对其功能给予明确。

2. 人体慢性代谢病靶基因的翻译水平研究。

3. 营养性遗传疾病靶基因的翻译水平研究。

4. 肿瘤特征性营养代谢通路中酶组学的翻译水平研究。

目前用于蛋白质组数据获得和分析的方法主要有基于双向凝胶电泳的蛋白分离技术、基于质谱分析的蛋白结构分析和基于反义寡核苷酸和基因敲出的功能鉴定。

蛋白质组学的发展既是技术所推动的也是受技术限制的。蛋白质组学研究成功与否，主要取决于其技术方法水平的高低。蛋白质组学研究远比结构基因组学复杂，也比转录组学困难，源于氨基酸残基种类远多于核苷酸残基（20/4）及蛋白质有着复杂的翻译后修饰，如甲基化、生物素化、磷酸化和糖基化等。

三、营养素与人类表观遗传学、人类表观基因组学

表观基因组学和表观遗传学（epigenetics）是两个概念，表观遗传学是研究基因的核苷酸序列不发生改变的情况下，基因表达了可遗传的变化的一门遗传学分支学科。表观遗传的现象很多，主要包括核酸甲基化，组蛋白共价修饰，染色质重塑，基因沉默和 RNA 编辑等调控机制。DNA 甲基化与染色质的压缩状态、DNA 的不可接近性，以及与基因沉默（gene silencing）状态相关；而 DNA 去甲基化、组蛋白的乙酰化和染色质去压缩状态，则与转录的启动、基因活化和行使功能有关。这意味着，不改变基因结构，而改变基因转录的

微环境条件就可以令其沉默，或使其激活。其中，DNA 甲基化的甲基供体持续供应需要多种营养素的参与。

人体内核酸（DNA 和 RNA）甲基化的甲基供体大多来自活性甲基——S-腺苷甲硫氨酸（S-adenosyl methionine，SAM）。SAM 在人体内则甲硫氨酸和 ATP 经甲硫氨酸腺苷转移酶催化产生。甲硫氨酸经甲硫氨酸循环（methionine cycle）由同型半胱氨酸接受一碳单位（one carbon union）——N5-甲基四氢叶酸提供的甲基并在维生素 B_{12} 的参与下由 N5-甲基四氢叶酸甲基转移酶催化合成。

一碳单位指某些氨基酸（包括丝氨酸、组氨酸、甘氨酸和色氨酸）分解代谢过程中产生含有一个碳原子的基团，包括甲基、亚甲基、甲烯基、甲炔基、甲酚基及亚氨甲基等。一碳单位具有以下两个特点：①不能在生物体内以游离形式存在；②必须以四氢叶酸为载体。人体内四氢叶酸可有叶酸经二氢叶酸还原酶的催化，通过两步还原反应而生成。

人类 DNA 甲基化特点：在 DNA 甲基转移酶（DNA methyltransferase，DNMTs）的作用下，将一个甲基（SAM 提供的）添加的胞嘧啶的 5′-碳分子上，形成 5-甲基化胞嘧啶（5-methylcytosine）。5-甲基化胞嘧啶能够自发的脱氨基形成胸腺嘧啶（thymine）。全基因组约 1%的 DNA 碱基能够发生甲基化修饰，高度甲基化的部分 DNA 序列被大的非甲基化 DNA 序列所分隔开了，难以被 DNA 修复系统所识别。

在全基因组的水平上研究表观遗传修饰标志及其与基因表达的相互关系的遗传分支学科称为表观基因组学。表观基因组学使人们对基因组的认识又增加了一个新视角：对基因组而言，不仅仅是序列包含遗传信息，而且其修饰也可以记载遗传信息。欧洲的生物学家于 1999 年成立“人类表观基因组研究联合体（human epigenome consortium，HEC）”，启动人类表观基因组计划（human epigenomeproject，HEP），绘制人类基因组甲基化可变位点（methylation variable positions，MVP）图谱，即不同组织类型或疾病状态下，甲基化胞嘧啶在基因组 DNA 序列中的分布和发生频率。HEP 的提出和实施，标志着与人类发育和肿瘤疾病密切相关的表观遗传学和表观基因组研究进入了一个崭新的时代。目前全球最大的表观遗传学研究中心是美国霍普金斯大学人类公共疾病表观遗传学中心（http://www.hopkins-medicine.org/epigenetics/）。在我国，表观遗传学的研究起步较晚，2007 年 10 月在烟台举办了第一次表观遗传学学术研讨会。

第二节 基于代谢组分的人类营养代谢组学

基因组学和蛋白质组学分别从基因和蛋白质层面探寻生命的活动，而实际上细胞内许多生命活动是发生在代谢物层面的，如细胞信号释放、能量传递、细胞间通信等都是受代谢物调控的。

代谢组学（metabonomics，metabolomics）是某一生物或细胞在某一特定生理时期内所有低分子量代谢物同时进行定性和定量分析的一门新学科。它以组群指标分析为基础，以高通量检测和数据处理为手段，以信息建模与系统整合为目标，研究生物整体、系统或器官的内源性代谢物质及其与内在或外在因素的互作。它是基因组学的延伸。代谢组学的研究方法通常有两种方法即代谢物指纹分析（metabolomicfingerprinting）和代谢轮廓分析（metabolomic profiling）。

代谢组学能从整体水平定量地考察饮食、生活习惯、生物活性物质、肠道菌群等对机体代谢造成的细微动态变化，并有望为营养需要量的研究、营养流行病学和营养相关疾病的研究提供新的策略。后来，根据代谢物的特异性，人类营养代谢组学衍生出氨基酸代谢组学（amino acid metabolomics）、金属组学（metallomics）、脂质组学（lipidomics）和糖组学（glycomics）。

一、氨基酸代谢组学

人体氨基酸组包括：①必需氨基酸和条件必需氨基酸：精氨酸、组氨酸、异亮氨酸、亮氨酸、赖氨酸、甲硫氨酸（蛋氨酸）、苯丙氨酸、苏氨酸、色氨酸、缬氨酸；②神经内分泌新陈代谢：γ-氨基丁酸、甘氨酸、丝氨酸、牛磺酸、酪氨酸；③氨/能量新陈代谢：α-氨基己二酸、天门冬酰胺、天门冬氨酸、瓜氨酸、谷氨酸、谷氨酰胺、鸟氨酸；④硫和硒新陈代谢：半胱氨酸、胱硫醚、同型半胱氨酸及其含硒类似物；⑤代谢中产物：α-氨基正丁酸、丙氨酸、鹅肌肽、β-丙氨酸、β-氨基异丁酸、肌肽、乙醇胺、δ-羟基赖氨酸、羟化脯氨酸、1-甲基组氨酸、3-甲基组氨酸、磷酸乙醇胺、磷酸丝氨酸、脯氨酸、肌氨酸、精氨（基）琥珀酸、羟化瓜氨酸。

基于液相色谱-串联质谱的氨基酸代谢组学方法，已经被广泛应用于人体在不同生理或疾病条件下的全氨基酸图谱分析，氨基酸内稳态监测及致病机制研究。与稳定同位素标记技术相结合，还可以深入探索一组氨基酸间的相互转化，与叶酸、维生素 B_{12} 和 B_6 等 B 族维生素的相互影响及一碳单位的不同去向和归属等。

二、金属组学

在人体内，除以有机化合物形式存在的 C、H、O、N 4 种元素组成有机化合物外，如碳水化合物、脂肪、蛋白质、维生素等，其余各种元素，无论其存在的形式如何，含量多少，统称为矿物质，也称无机化学元素、灰分或无机盐。按照矿物质在人体内的含量和膳食中的需要量不同，矿物质分为常量元素和微量元素两大类。前者包括钙、磷、硫、钾、钠、氯和镁称为必需常量矿物元素。人体必需的微量元素目前认为有铁、锰、钴、铜、锌、硒、钼、碘、氟、钒、镍、砷、铬、锂、硅和锡，某些元素的必需性还在研究中有待确认。另一类微量元素是必需性尚不明确的元素，它的含量已查明但生理作用还不太清楚。

人类金属组（human metallomes）指人体中的所有矿物质种类。不仅包括与蛋白质和酶结合的生物金属（如钙、锌、铁和铜等）和类金属（如硒、硫、磷和碘等），还包含金属或类金属与核酸、小分子配体（有机酸、氨基酸等）、多糖等内源性或生物诱导的生物分子形成复合物、自由金属离子及不同价态等所有存在形式。

金属组学是一门新兴的前沿交叉学科，是对若干涉及矿物元素相关生命过程的分子机制及对细胞与组织内全部金属离子和金属配合物进行综合研究的学科。金属组学其中一个重要的领域是金属蛋白质组学（metalloproteomics），即对与蛋白质结合的金属离子功能的研究。

分析技术上，将毛细血管电泳或液相色谱与 ICP-MS 和 ES-MS 串接的联合技术，既发挥毛细血管电泳或液相色谱的高分离能力，也利用 ICP-MS 的高灵敏度和 ESI-MS 强的表征能力，因而具有获得定量分析和结构信息的双重优点。另外，大量新的生物技术化合物标准物质和参考物质得以制备。再结合稳定同位素标记技术的利用，为营养金属组学的跨越式发展提供了坚实的基础。

营养领域里，金属组学的几个重要研究方向：

1. 不同生理或疾病条件下，已知类金属蛋白（金属硫蛋白、磷酸化蛋白和硒蛋白）响应，探索新型营养状态评价指标。

2. 发掘新金属蛋白或类金属蛋白，开展金属结合区的结构功能分析。

3. 对比分析膳食单一金属或类金属其不同价态或形态化合物的代谢、生理功能与致病机制。

4. 人体中必需性不明微量元素有关的生理功能、需要量和失衡疾病诊断指标研究。

5. 人体金属或类金属生物分子的含量、结构与生物效应分析。

总之，金属组学技术在营养研究中的推广运用，对矿物元素的研究彻底从元素总量分析转向至以价态、形态和结构表征分析，从基于生理响应的功能效应转向基于组学的分子机制系统信息探索。

三、脂质组学

脂质不仅是组成生物膜的基础物质，而且通过脂质-脂质作用及脂质与其他生物分子的相互作用构成复杂的脂代谢网络，在人体具有重要的生理功能。脂肪是机体内储能物质；减少热量散失，维持体温恒定；减少内脏器官之间的摩擦，具有缓冲外界压力的作用；磷脂是构成细胞膜、线粒体膜、叶绿体膜等结构的重要成分，又是脑神经细胞传递信息的化学物质；胆固醇是合成性激素、胆汁盐、内源性维生素 D 不可或缺的原料。

人类脂质组是指人体内组织、细胞和体液中存在的全部脂质。脂质可分为八大类型：脂肪酸类、甘油酯类、甘油磷脂类、鞘脂类、固醇类、萜烯类、糖脂类、聚酮类。

脂质组学是对整体脂质进行系统分析的一门新兴学科，通过比较不同生理状态下脂代谢网络的变化，进而识别代谢调控中关键的脂生物标志物，最终揭示脂质分子及与其他生物分子间的相互作用及其在各种生命活动中的作用机制。

通过脂质组学研究发现，肥胖、糖尿病、阿尔茨海默病及癌症等均与脂代谢紊乱有一定关联，对疾病发生发展过程中具有生物标记作用的脂质的动态变化监测，对疾病做到早期诊断及病程转归科学预测。

与由基本单元聚合而成的蛋白质和多糖不一样，脂质分子种类繁多，结构的多样性，脂质与脂质、脂质与蛋白质等生物分子相互作用的复杂性，以及检测分析手段的滞后，阻碍了人们对人体脂质组及复杂的代谢网络和功能调控的系统研究。

四、糖组学

人体内的糖类化合物可以大致分为单糖、多糖和糖复合物（glycoconjugates）。后者再被细分为糖蛋白（glycoprotein）、蛋白聚糖（proteoglycan）和糖脂（glycolipids）。

糖蛋白是一种或多种糖链以共价键连接到肽链上的蛋白质。多分布细胞膜、溶酶体和细胞外液。糖蛋白中蛋白与糖链的链接分为N-连接型和O-连接型。糖链可影响糖蛋白（如激素或酶）生物活性，糖蛋白新肽链内折叠、亚基间的聚合与空间构象维系，以及分子间（如受体与配体）识别和结合。

蛋白聚糖是一条或多条糖胺聚糖链以共价键与核心蛋白形成的大分子糖复合物化合物。多分布于软骨、结缔组织、角膜基质、关节滑液、黏液和眼玻璃体等组织。人体内重要的糖胺聚糖有6种，即硫酸软骨素类（chordroitin sulfates）、硫酸皮肤素（dermatan sulfate）、硫酸角质素（keratan sulfate）、透明质酸（hyaluronic acid）、肝素（heparin）和硫酸类肝素（heparan sulfate）。

糖脂是糖和脂质结合所形成的物质的总称。最简单的糖脂是半乳糖脑苷脂，研究较为深入的是鞘糖脂。鞘糖脂分子中的糖基数目不等。仅含一个糖基的鞘糖脂统称脑苷脂。含多个糖基的鞘糖脂又分为两大类：不含唾液酸的中性鞘糖脂和含有唾液酸的酸性鞘糖脂。

糖组学是对糖链组成及其功能研究的一门新学科，其主要研究对象为聚糖涉及糖与糖之间、糖与蛋白质之间、糖与核酸之间的联系和相互作用。糖组学又分为结构糖组学（structural glycomics）和功能糖组学（functional glycomics）。

第三节　基于微生物的人类营养宏基因组学

宏基因组（metagenome）包含了可培养的和未培养的微生物的基因总和，微生物主要包括环境样品中的细菌和真菌。宏基因组学（metagenomics）又称微生物环境基因组学、元基因组学。它是一种以环境样品中的微生物群体基因组为研究对象，以功能基因筛选和测序分析为研究手段，直接对特定环境样品中提取全部微生物的DNA进行克隆，并构建宏基因组文库，研究环境样品所包含的全部微生物的遗传组成及其群落功能，为充分认识和开发利用非培养微生物，并从完整的群落水平上认识微生物的活动、最大限度地挖掘新的生理活性物质（或获得新基因）等微生物资源提供了可能。宏基因组学是一种不依赖于人工分离培养的微生物基因组技术。与人体营养相关的微生物宏基因组，主要涉及人体共生微生物和食物发酵微生物。

一、人体肠道正常菌群与微生态平衡

人体微生态系统包括口腔、皮肤、泌尿、胃肠道四个微生态系统。以肠道微生态系统最为主要、最为复杂，也与人体营养健康最为密切。肠道菌群分为正常菌群和过路菌群，正常菌群主要为细菌，主要由厌氧菌、兼性厌氧菌和需氧菌组成，其中专性厌氧菌99%以上。由于胃酸、胆汁作用及小肠液流量大、蠕动快，因而胃、十二指肠、空肠细菌的种类

及数量极少，主要为革兰阳性需氧菌，如链球菌、葡萄球菌和乳酸杆菌。回肠末端细菌数逐渐增加，主要含乳酸杆菌、大肠埃希菌、类杆菌和梭状芽胞杆菌等。结肠内细菌数明显增加，大多为厌氧菌，主要含双歧杆菌、类杆菌和乳酸杆菌等。

正常生理状态下，肠道正常菌群与肠黏膜紧密结合构成肠道的生物屏障，通过占位效应、营养竞争及其所分泌的各种代谢产物和细菌素等抑制条件致病菌的过度繁殖或致病菌的入侵，从而维持肠道的微生态平衡。正常菌群可增加人体必需的维生素（如 B 族维生素和维生素 K）合成，促进氨基酸、微量元素、某些无机盐类（如钙、磷、铁等）的吸收和利用。将胆固醇转化为类胆固醇，具有改善脂质代谢紊乱的作用。正常菌群还能加工诸如植物多糖等人类膳食中一些难以消化的组分，促进肠道排便，阻止腐败细菌的增殖，减少腐败产物中的氨、胺类、硫化氢、酚类、吲哚、粪臭素和内毒素等有毒物质产生。

宏基因组学技术在人体肠道微生态领域的应用和兴起，突破了传统方法基于纯培养的限制，对人体微生物全群落的种群数量和组成结构进行研究，从整体上揭示微生物群落之间及其与宿主之间的进化关系，微生境中功能基因分布特点、肠道微生态（microflora）维持平衡机制及失衡对人体健康的影响等。基于宏基因组学技术，对比观察不同遗传背景或不同地域背景生活对人体微生物群落结构和功能的影响，分析人体正常菌群共有的结构和功能特征。利用宏基因组学策略，对比分析分别处于健康生理状态下与疾病（肥胖、糖尿病等等）病理状态下或疾病不同进程中人体微生物群落的结构和功能变化，发掘新的益生菌（probiotics）品种。

二、食物发酵的微生态系统

发酵食品是指采用工程技术手段，利用生物（主要是微生物）和有活性的离体酶的某些功能，为人类生产有用的食品。人们熟知的传统发酵食品包括泡菜、食醋、酱油、白酒、黄酒、啤酒、果酒、腐乳、红茶、纳豆和奶酪等。用于传统发酵食品的微生物有酵母菌、真菌、细菌等。细菌主要由乳酸菌、醋酸菌和一些革兰阳性菌、革兰阴性菌所构成。

泡菜是一种具有独特风味且历史悠久的发酵制品。发酵初期时，肠膜明串珠菌占优势地位。肠膜明串珠菌对酸度比较敏感，随着发酵的进行，它的生长繁殖受到抑制，逐渐被短乳杆菌和植物乳杆菌所取代。基于 16S rDNA 基因 V1~V3 区的宏基因组分析已经用于韩国和中国泡菜微生物群落结构及动态变化的研究，结果清晰地揭示了泡菜这一传统发酵食品酿造过程中微生物的演替规律与代谢产物之间的联系。

人们习惯将酒大致分为白酒、黄酒、果酒、药酒和啤酒等五类。酒的发酵生产与一定地理环境条件有关、发酵的微生物种群和窖池（罐）发酵的微生态息息相关。宏基因组学是一个开拓发酵微生物研究领域的新方法。与传统微生物学方法不同，无需分离培养发酵微生物，宏基因组学就能开展发酵微生物及其基因和酶资源的研究，快速高效发掘影响酒发酵工艺和品质的功能菌和功能酶，还可以进行微生物生态学研究，从整体微生物群落水平揭示不同发酵微生物群落多样性及其变化。二者结合，有助于全面了解发酵微生物群落的代谢机制和形成白酒和葡萄酒与众不同的香味组分的构成和风味特征。

传统食醋历史悠久，工艺独特，酿造过程中微生物群落的多样性及其代谢产物赋予传统食醋各自独特的风味。与醋酸发酵过程相关的细菌为醋杆菌属、乳杆菌属和念珠藻属。在整个醋酸发酵过程中，醋酸菌的含量不断增加，乳酸菌比例降低。乳酸菌对食醋的风味形成具有重要作用。

近年来，随着新一代高通量、低成本测序仪的问世，宏基因组的研究可对特定环境中的基因组片段直接进行测序而不用构建文库，从而避免了在文库构建过程中利用细菌对样品进行克隆及克隆中引起的偏差，简化了宏基因组研究的基本操作，提高了测序效率，极大地促进了宏基因组学发展及其在人类营养与健康领域的应用。

第四节　基于系统的食物链和系统生物学

食物组学，即借助先进的组学技术，研究满足人体营养与健康需求的食物链，主要研究涉及食物指纹特征与溯源性、转基因食物与安全性、新资源食物、功能性食物、营养制品等。

系统生物学的首要任务是对系统状态和结构进行描述，即致力于对系统的分析与模式识别，包括对系统的元素与系统所处环境的定义，以及对系统元素之间的相互作用关系和环境与系统之间的相互作用的深入分析。具体如生物反应中反应成分之间量的关系，空间位置，时间次序，反应成分之间的因果关系，特别是反馈调节和变量控制等有关整个反应体系的问题等。其次要对系统的演化进行动态分析，包括对系统的稳态特征、分岔行为、相图等的分析。掌握了系统的基本演化机制，使系统具有目标性和可操作性，使之按照我们所期望的方向演化，也有助于我们重新构建或修复系统，为组织工程学的组织设计提供指导。另外，系统科学对生物系统状态的描述是分层次的，对不同层次进行的描述可能是完全不同的；系统科学对系统演化机制的分析更强调整体与局部的关系，要分析子系统之间的作用如何形成系统整体的表现、功能，而且对系统整体的每一行为都要找出其与微观层次的联系。

系统生物学的研究包括两方面的内容。首先是实验数据的取得，这主要包括提供生物数据的各种组学技术平台，其次是利用计算生物学建立生物模型。

系统生物学的技术平台主要为各种组学研究。这些高通量的组学实验构成了系统生物学的技术平台。提供建立模型所需的数据，并辨识出系统的结构。其中包括基因组学、转录组学、蛋白质组学、代谢组学、相互作用组学和表型组学计算生物学通过建模和理论探索。可以为生物系统的阐明和定量预测提供强有力的基础。计算生物学包括数据开采和模拟分析。数据开采是从各实验平台产生的大量数据和信息中抽取隐含其内的规律并形成假说。模拟分析是用计算机验证所形成的假说，并对拟进行的体内、体外生物学实验进行预测，最终形成可用于各种生物学研究和预测的虚拟系统。计算生物学涉及一些新的数学原理和运算规则，需要物理和数学来研究生物学的最基本原理，也需要计算科学、信息学、工程学等进行生物工程重建和生物信息传递的研究。

参考文献

[1] Carninci P, Kasukawa T, Katayama S, et al. The transcriptional landscape of the mammalian genome. Science. 2005, 309 (5740): 1559-1563.

[2] Sultan M, Schulz MH, Richard H, et al. A global view of gene activity and alternative splicing by deep sequencing of the human transcriptome. Science, 2008, 321 (5891): 956-960.

[3] Brian JH, Michael CZ. Advancing RNA-Seq analysis. Nature Biotechnology, 2010, 28 (5): 421-423.

[4] Rual JF, Venkatesan K, Hao T, et al. Towards a proteome-scale map of the human protein-protein interaction network. Nature, 2005, 437 (7062): 1173-1178.

[5] Wilhelm M, Schlegl J, Hahne H, et al. Mass-spectrometry-based draft of the human proteome. Nature, 2014, 509 (7502): 582-587.

[6] Kim MS, Pinto SM, Getnet D, et al. A draft map of the human proteome. Nature, 2014, 509 (7502): 575-581.

[7] Lechner M, Boshoff C, Beck S. Cancer epigenome. Adv Genet, 2010, 70: 247-276.

[8] Bernstein BE, Meissner A, Lander ES. The mammalian epigenome. Cell, 2007, 128 (4): 669-681.

[9] Kiefer JC. Epigenetics in development. Dev Dyn, 2007, 236 (4): 1144-1156.

[10] Maunakea AK, Chepelev I, Zhao K. Epigenome Mapping in Normal and Disease States. Circ Res, 2010, 107 (3): 327-339.

[11] Rivera CM, Ren B. Mapping human epigenomes. Cell, 2013, 155 (1): 39-55.

[12] Kim SJ, Lee JW, Jung YS, et al. Ethanol-induced liver injury and changes in sulfur amino acid metabolomics in glutathione peroxidase and catalase double knockout mice. J Hepatol, 2009, 50 (6): 1184-1191.

[13] Ubhi BK, Cheng KK, Dong J, et al. Targeted metabolomics identifies perturbations in amino acid metabolism that sub-classify patients with COPD. MolBiosyst, 2012, 8 (12): 3125-3133.

[14] Tomita R, Todoroki K, Machida K, et al. Assessment of the efficacy of anticancer drugs by amino acid metabolomics using fluorescence derivatization-HPLC. Anal Sci, 2014, 30 (7): 751-758.

[15] Haraguchi H. Metallomics as integrated biometal science. J Anal At Spectrom, 2004, 19 (1): 5-14.

[16] Shi W, Chance MR. Metallomics and metalloproteomics. Cell Mol Life Sci, 2008, 65 (19): 3040-3048.

[17] Mounicou S, Szpunar J, LobinŚki R. Metallomics: the concept and methodology. ChemSoc Rev, 2009, 38 (4): 1119-1138.

[18] Lagarde M, Géloën A, Record M, et al. Lipidomics is emerging. BiochimBiophysActa, 2003, 1634 (3): 61.

[19] Han X, Gross RW. Shotgun lipidomics: multidimensional MS analysis of cellular lipidomes. Expert Rev Proteomics, 2005, 2 (2): 253-264.

[20] Milne S, Ivanova P, Forrester J, et al. Lipidomics: an analysis of cellular lipids by ESI-MS. Methods, 2006, 39 (2): 92-103.

[21] Gross RW, Han X. Lipidomics in diabetes and the metabolic syndrome. Methods Enzymol, 2007, 433: 73-90.

[22] Hinterwirth H, Stegemann C, Mayr M. Lipidomics: quest for molecular lipid biomarkers in cardiovascular disease. CircCardiovasc Genet, 2014, 7 (6): 941-954.

[23] Gorrochategui E, Casas J, Porte C, et al. Chemometric strategy for untargeted lipidomics: Biomarker detection and identification in stressed human placental cells. Anal Chim Acta, 2015, 854: 20-33.

[24] Liang CH, Wu CY. Glycan array: a powerful tool for glycomics studies. Expert Rev Proteomics, 2009, 6 (6): 631-645.

[25] Mechref Y, Hu Y, Desantos-Garcia JL, et al. Quantitative glycomics strategies. Mol Cell Proteomics, 2013, 12 (4): 874-884.

[26] Chik JH, Zhou J, Moh ES, et al. Comprehensive glycomics comparison between colon cancer cell cultures and tumours: implications for biomarker studies. J Proteomics, 2014, 108: 146-162.

[27] Cummings RD, Pierce JM. The challenge and promise of glycomics. Chem Biol, 2014, 21 (1): 1-15.

[28] Handelsman J. Metagenomics: application of genomics to uncultured microorganisms. MicrobiolMolBiol Rev, 2004, 68 (4): 669-685.

[29] Preidis GA, Versalovic J. Targeting the human microbiome with antibiotics, probiotics, and prebiotics: gastroenterology enters the metagenomics era. Gastroenterology, 2009, 136 (6): 2015-2031.

[30] Chistoserdovai L. Functional metagenomics: recent advances and future challenges. Biotechnol Genet Eng Rev, 2010, 26: 335-352.

[31] Maccaferri S, Biagi E, Brigidi P. Metagenomics: key to human gut microbiota. Dig Dis, 2011, 29 (6): 525-530.

[32] Bragg L, Tyson GW. Metagenomics using next-generation sequencing. Methods Mol Biol, 2014, 1096: 183-201.

[33] Walker AW, Duncan SH, Louis P, et al. Phylogeny, culturing, and metagenomics of the human gut microbiota. Trends Microbiol, 2014, 22 (5): 267-274.

[34] 聂志强，韩玥，郑宇，等. 宏基因组学技术分析传统食醋发酵过程微生物多样性. 食品科学，2013，34 (15): 198-203.

[35] 吕昌勇. 普洱茶渥堆发酵过程中微生物宏基因组学的测定与分析（硕士学位论文）. 昆明理工大学，2013.

[36] 代道芳. 基于宏基因组学技术的传统发酵泡菜中乳酸菌多样性研究（硕士学位论文）. 广西大学，2011.

第二章　营养基因组学

第一节　营养基因组学概论

随着社会的不断进步和经济的快速发展，营养不良现象已得到明显改善，人类预期寿命也在逐渐延长。近年来，人类健康面临新的挑战，慢性代谢性疾病正逐渐成为新的致死性病因。世界卫生组织报告显示，目前，65%的世界人口生活在肥胖现象严重的国家。流行病学调查发现，大多数美国人体重超标并有迅速扩张趋势。因此，肥胖正成为一种紧迫的营养问题，将是比营养不良更可怕的隐性杀手。为降低不断攀升的糖尿病、心脏病和癌症等慢性疾病患病率，当务之急是寻求更安全有效的预防措施。国际权威研究机构进行全基因组关联性分析（genome-wide association study，GWASs）时发现，基因变异是复杂性疾病形成的主要原因。膳食成分能通过影响基因表达起到预防炎症、慢性疾病和癌症等作用。由此可见，在疾病预防控制过程中，全面而具有权威性的营养信息对于指导饮食健康发展必不可少。然而，目前仍然缺乏这方面的完整信息。

因此，营养科学研究应紧随现代生物医学发展，基于先进的分子生物学技术和生物统计方法充分发挥其学科潜力。在此背景下，营养学和基因组学的完美结合便催生了营养基因组学（nutrigenomics）。营养基因组学研究最终可实现改善饮食健康的目标，为预防疾病提供科学依据，并为治愈疾病提供重要修复保障。2002 年初，第一届国际营养基因组学会议在荷兰召开，随后，每年都有关于营养基因组学的国际学术会议召开，凸显了营养基因组学的重要性。

营养基因组学是一门以研究人的饮食与其自身基因之间交互作用为目标的新兴学科。它以分子生物学技术为基础，应用基因组学、蛋白质组学和代谢组学等技术阐明营养素或膳食成分对人体基因转录、翻译表达及代谢的影响。通过研究膳食营养与基因的交互作用，确认个体对营养素的反应，建立基于个体基因组结构特征的膳食干预方法和营养保健措施，提出更具个性化的营养政策，使营养学研究成果能更有效地应用于疾病的预防，促进人类健康。营养基因组学应用范围包括营养素作用的分子机制、营养素的人体需要量、个体食谱的制订及食品安全等。本章主要介绍营养基因组学相关技术及其应用范围，并对其发展前景进行展望。

第二节 基因组学

一、基因组学的概念

基因组学这一概念由 Tom Roderick 于 1986 年首次提出，是指应用 DNA 制图、测序及生物信息学技术，分析生命体全部基因组的结构及功能。20 世纪 90 年代初，美国正式启动了被誉为“人体阿波罗计划”的人类基因组计划（HGP），预期在 2005 年要破译人体 4 万个基因的 30 亿个碱基对的全部遗传信息，还包括对大肠埃希菌、酵母、线虫、果蝇和小鼠等 5 种“模式生物”基因组的研究。中国于 1999 年 9 月积极参加到这项研究计划中并承担其中 1%的任务，即人类 3 号染色体短臂上约 3000 万个碱基对的测序任务，成为参加这项研究计划中唯一的发展中国家。2003 年 4 月，人类基因组计划提前完成了首张人类基因组草图，标志着后基因组时代的到来。基因组研究的战略重点从结构基因组学（structural genomics）转向功能基因组学（functional genomics）。结构基因组学是对基因组分析的早期阶段，以建立生物的遗传图谱、物理图谱和转录图谱及其全序列测序为主。功能基因组学则是在结构基因组学的基础上系统地研究基因组所有基因的功能，包括研究基因的表达及其调控模式，即从基因组与环境相互作用的角度阐明基因组的功能。随着基因组学技术的迅速发展，营养学研究由此迈入基因时代，营养基因组学应运而生。

二、基因组学技术

（一）结构基因组学

结构基因组学以全基因组测序为目标，致力于建立高分辨率的遗传图谱、物理图谱、转录图谱和序列图谱。它主要利用 X 线晶体学、核磁共振谱学和电子显微学来测定蛋白质结构，并结合同源建模（homology modelling）推测蛋白质结构。和传统结构生物学不同的是，结构基因组学测定的蛋白质通常是功能未知的，并致力于快速、高通量（high throughput）的蛋白质结构测定。

国际上结构基因组学研究始于 1998 年美国阿贡结构基因组会议。1999 年，美国国家卫生研究院发起了蛋白质结构启动计划（protein structure initiative，PSI），并设立了 9 个结构基因组研究中心，其目标是 10 年（2001～2010 年）解析10 000个蛋白质的三维结构，第一期计划已结束，第二期计划于 2006 年开始（PSI-2）。2002 年，欧盟也启动了欧洲结构蛋白质组计划（structural proteomics in Europe，SPINE）。中国结构基因组计划于 2002 年由中国科学院（中科院）启动。第一轮为“造血干细胞及血液系统疾病相关蛋白质的结构基因组学研究”，由中国科学技术大学牵头，中科院生物物理研究所、上海生命科学研究院参加。作为“人类肝脏蛋白质组计划”的重要组成部分，第二轮计划于 2005 年开始，在中科院生物物理研究所、中科院上海生命科学院、中国科学技术大学、清华大学和北京大学开展研究。2002 年 9 月，在北京香山举行的以“结构基因组学研究的现状和中国的对策”为主题的第189次学术讨论会上，我国科学家对如何进行结构基因组学研究提出了多条建议：①注重系统性和规模；②找好切入点，不能完全照搬国际上的做法，应结合国内的研究特点；③结构基因组学研究的“瓶颈”是方法的改进；中国科学家应建立自己的方法和自己的模型；④注意多学科的交叉问题，仅靠结构生物学家可能思路不够开阔；⑤联合的问题，国内科学家应联合起来关注某一重大问题。

1. X线晶体学　X线晶体学是一门揭示分子结构与功能的科学，是测定蛋白质三维结构极其重要的方法。电子显微镜仅限于揭露分子的大小、形状、对称性和聚集状态等。而X-线衍射法（X-ray diffraction method）可间接地研究蛋白质晶体的空间结构，有助于人们从原子水平上了解晶体的物质结构。

（1）X-线晶体学工作原理：由X线管产生的各种波长的X线，经过滤波器（如镍片等）得到一定波长的单色X线。单色X线通过晶体，产生衍射线，用照相机记录下来，得到衍射图，不同物质的晶体形成各自独特的X线衍射图。根据记录下来的衍射图谱，经过复杂的数学处理，可推知晶体中原子的分布和分子的空间结构。

（2）X线晶体学研究技术路线：晶体生长和相位问题是X线晶体学的“瓶颈”。当前，X线晶体学的关键技术是利用机器人大规模寻找最优晶体生长条件，使用超细聚焦、高通量光源、低温设备、数据处理及摸索解决相位问题的办法。获得好的晶体是结构分析中最关键的一步，蛋白质分子的纯度和均一性决定了是否能获得完好结晶。重组DNA技术促进了蛋白质的高效表达，蛋白纯化技术的发展为结晶提供了高纯度样品。一般来说，一个蛋白质样品要想使其能结晶，其纯度至少需要达到97%。蛋白质结晶过程像其他小分子物质一样，是一个有序化过程，即在溶液中处于随机状态的分子转变成有规则排列状态的固体。要使生物大分子结晶和生长出大的晶体，最关键的是控制过饱和度的量和速度。过饱和度要低，而速度要尽可能慢。一般认为要使这种有序化过程开始必须要形成一定大小的晶核，并使分子不断地结合到形成的晶核上。而一个蛋白质溶液能开始形成晶核，就必须使溶液达到过饱和，并保持一定的条件，使溶液中的分子失去自由运动的能量（平移、旋转等）而结合到晶核上，形成新的稳定的化学键（次级键），使整个体系能量降低而形成晶体。

（3）X线晶体学在蛋白质分析中的应用

用X线衍射晶体结构分析法研究重要生物活性大分子的三维结构、分子识别和作用机制，属于新兴的化学、生物和物理的交叉学科，是当代生命科学领域内一个重要的分支，而X线晶体结构分析是结构生物学最主要的研究手段。近年来生物大分子X线晶体学的研究进展快速，给大量确定未知蛋白质的结构创造了良好的条件。蛋白质结晶一直是X线晶体学需要解决的关键问题。目前，新型的机器人结晶装置每天可以进行大于100 000次的尝试，高通量的蛋白质结晶已经成为可能。而且蛋白质晶体收集和转移的条件也已大大改善，晶体放置、观测、数据收集等的自动化程度也越来越高。因此，在结构基因组学研究中，X线晶体学承担了结构测定的大部分工作（图2-1）。

2. 新一代高通量测序技术　DNA测序（DNA sequencing）作为一种重要的实验技术，在生命科学研究中有着广泛应用。早在DNA双螺旋结构被发现后不久就有人报道过DNA

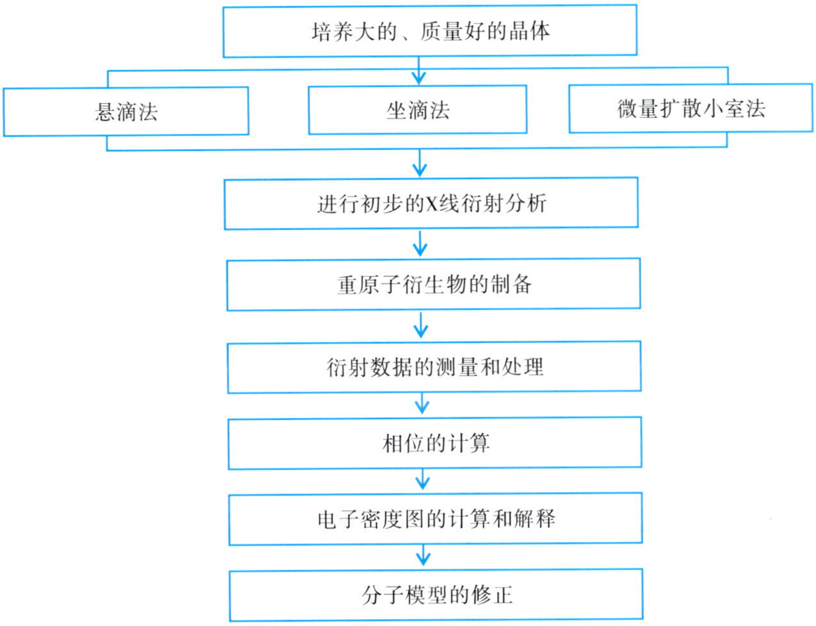

图 2-1 X 线晶体学研究路线

测序技术，但是当时的操作流程复杂，没能形成规模。随后在 1977 年 Sanger 发明了具有里程碑意义的末端终止测序法。Sanger 法因为既简便又快速，并经过后续的不断改良，成为了迄今为止 DNA 测序的主流。然而随着科学的发展，传统的 Sanger 测序已经不能完全满足研究的需要，其局限性在于对电泳分离技术的依赖，以及无法再进一步扩大并行和微量化，造成该技术对不同生物基因组序列测定的规模限制和代价高昂。对模式生物和一些非模式生物的基因组测序，都需要费用更低、通量更高、速度更快的测序技术，新一代测序技术（next-generation sequencing）应运而生。表 2-1 列举了新一代高通量测序技术和传统 Sanger 测序法的主要区别。

表 2-1 新一代高通量测序技术与传统 Sanger 测序法比较

	Sanger 测序技术	新一代测序技术
文库构建	将基因组 DNA 片断化，克隆到质粒载体上，再转化到大肠埃希菌	基因组 DNA 片断化后，在两端连上接头，通过接头与反应基质相连
PCR	挑出单克隆，纯化质粒 DNA，以通用引物对质粒上基因组 DNA 片段进行扩增和纯化	在反应基质上以与接头匹配的寡核苷酸序列作为通用引物进行大规模并行 PCR

续 表

	Sanger 测序技术	新一代测序技术
测序	以测序引物进行延伸反应，产生以不同 ddNTPs 终止的片段长度不一的产物梯度，并带有四色荧光标记，产物梯度通过毛细管电泳进行分离和检测	实现了边合成边测序，无需等到测序完成后再上机；除引物延伸，还有其他反应方式，如探针连接反应；读长变短
应用范围	特定区域的测序	基因组测序

2005 年，在国际顶级的学术期刊《Nature》上，来自美国 454 生命科学公司的 Margulies 等人发表文章介绍了一种快速简单的测序方法：结合了 DNA 扩增的乳胶系统（e-mulsion system）和皮升大小焦磷酸（pyrophosphate）为基础的测序方法——焦磷酸测序（pyrosequencing）。发明者宣称，这种测序方法比传统的 Sanger 测序法快 100 倍，假如利用这种方法进行人类基因组测序，那么在 100 多天内就可以完成。在 2005 年底，454 公司的研究人员将这种崭新的测序技术转化成了划时代的新型高通量测序平台——Genome Sequencer 20，从而掀起了新一代测序技术平台的竞赛狂潮，推动测序技术的不断发展。随后几年，454 公司、Solexa 公司和 Ageneourt 公司分别被 Roche、Illumina 和 ABI 公司收购，当前的新一代测序技术平台市场主要为这三家公司所垄断。

这三个技术平台各有优点：454 FLX 的测序片段比较长，高质量的读长（read）能达到 400bp；Solexa 测序性价比最高，不仅机器的售价比其他两种低，而且运行成本也低，在数据量相同的情况下，成本只有 454 测序的 1/10；SOLID 测序的准确度高，原始碱基数据的准确度大于 99.94%，而在 15X 覆盖率时的准确度可以达到 99.999%，是目前第二代测序技术中准确度最高的。表 2-2 显示了三大测序平台的技术特点和差异。

表 2-2　三大测序平台比较

公司	机型	技术策略	检测方法	平均读长（bp）	数据量*（GB）	优点	相对局限性
Roche	基因组测序仪 GS FLX 系统	大规模并行焦磷酸合成测序法	光学	400	0.5	在第二代中最高读长；比第一代的测序通量大	样品制备较难；难于处理重复和同种碱基多聚区域；试剂冲洗带来错误累积；仪器昂贵
ABI	5500xlSOLiD 系统	基于磁珠的大规模并行克隆连接 DNA 测序法	荧光/光学	35	50	很高测序通量；在广为接受的几种第二代平台中，所要拼接出人类基因组的试剂成本最低	测序运行时间长；读长短，造成成本高，数据分析困难和基因组拼接困难；仪器昂贵

续　表

公司	机型	技术策略	检测方法	平均读长（bp）	数据量*（GB）	优点	相对局限性
Illumina	HiSeq2000/miSeq	合成测序法	荧光/光学	100	30	很高测序通量	仪器昂贵；用于数据删节和分析的费用很高

*数据量指最新机型的单次运转最大数据产量

（1）Roche/454 测序技术

1）454 高通量测序技术原理：454 高通量测序技术是一种新的依靠生物发光进行 DNA 序列分析的技术，在 DNA 聚合酶、ATP 硫酸化酶、荧光素酶和双磷酸酶的协同作用下，将引物上每一个 dNTP 聚合与一次荧光信号释放偶联起来，通过检测荧光的释放和强度，达到实时测定 DNA 序列的目的，此技术不需要荧光标记的引物或核酸探针，也不需要进行电泳，具有分析结果快速、准确、灵敏度高和自动化的特点，在遗传多态性分析、重要微生物的鉴定与分型研究、克隆检测和等位基因频率分析等方面具有广泛的应用。

2）454 高通量测序技术操作流程（图 2-2）

a. 剪切、连接：454 高通量测序方法不需要进行繁琐的建库过程，而是利用高压氮气将基因组 DNA“剪切”成 300~800 个碱基片段。然后利用核酸内切酶、聚合酶和激酶的作用在 DNA 片段 5′端加上磷酸基团，3′端变成平端，然后和两个 44 个碱基长的衔接子（adaptor）A、B 进行平端连接。A、B 衔接子各自含有 20 个碱基的 PCR 引物序列、20 个碱基的测序引物序列和 4 个碱基的对照序列（TACG），除此之外，B 衔接子的 5′端还标记有一个生物素基团，供后续分离合适的测序模板使用。

b. 单链 DNA 模板的分离：在连接反应过程中，由于是平端连接，因此连接后的产物含有“缺口”，需要对其进行“缺口修复”。在分离步骤中，454 高通量测序方法选用了包被

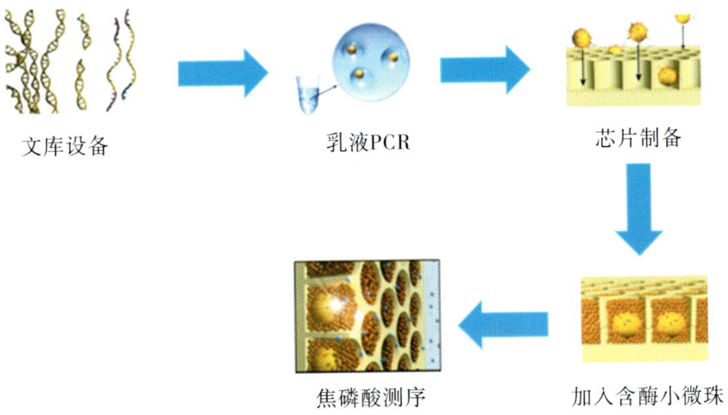

图 2-2　454 高通量测序操作流程

有链霉亲和素的磁珠，由于生物素可以与链霉亲和素特异结合，加入特异性的 Melt 洗脱溶液，温度提高到 DNA 的熔解温度以上，就可以选择性的将单链 AB 连接产物洗脱下来，得到后续 PCR 扩增和测序所使用的 DNA 模板。

c. emPCR（emulsion PCR）：在得到仅含有 A、B 衔接子单链 DNA 模板以后，此 DNA 模板和过量的 DNA 捕捉珠子退火结合，并被吸附到一种用于 PCR 反应的油-水混合物的小滴上，此油-水混合物的小滴包含了 PCR 反应所必需的各种试剂，因此在合适的条件下，以单链的 DNA 为模板进行 PCR 扩增，结果得到大量同一序列的 DNA 链。最后，打断 PCR 反应过程，对结合有大量 DNA 链的珠子进行富集，供下一步的反应使用。

d. 测序反应：454 高通量测序技术在进行测序反应时，使用了一种称为“PicoTiter Plate”的设备。整个反应体系是皮升级别的：一片平板上面有大约 160 万个孔；每平方毫米面积内有 480 个孔，大约每个孔的体积是 75 皮升，平均直径为 44μm，只含有一个上述结合有大量 DNA 链的珠子。一块平板可以得到 20 万个测序读长，每个测序读长一般为 100bp，因此，一块 PicoTiterPlate 的测序读长最终可以达到 2000 万 bp。

3）454 高通量测序技术的应用：自从 2005 年底 454 高通量测序仪器问世以来，已经相继在世界上各大测序实验室成功落户。已陆续有相应的高质量文献发表在国际顶级的科学期刊上，如《Nature》《Science》。（具体可查询 https://www.roche-applied-science.com/sis/sequencing/genome/index.jsp）

（2）ABI/SOLiD 测序技术

1）基本原理：SOLiD 全称为 supported oligo ligation detection，即寡聚物连接检测测序，其基本原理是通过荧光标记的 8 碱基单链 DNA 探针与模板配对连接，发出不同的荧光信号，从而读取目标序列的碱基排列顺序。在文库构建和 PCR 扩增方面，与 454 系统类似，微珠通过接头捕获 DNA 片段，并进行乳液 PCR。不过 SOLiD 系统的微珠直径只有 1 μm，而 454 系统采用的磁珠是 20 μm。SOLiD 的独特之处在于以连接反应取代传统的聚合酶延伸反应。通过连接法测序获得基于“双碱基编码原理”的 SOLiD 颜色编码序列，随后的数据分析比较原始颜色序列与转换成颜色编码的 reference 序列，把 SOLiD 颜色序列定位到 reference 上，同时校正测序错误，并可结合原始颜色序列的质量信息发现潜在 SNP 位点。在该方法下，目标序列的所有碱基都被读取了两遍，因此 SOLiD 最大的优势就是它的高准确率。

2）操作流程

a. SOLiD 文库构建：使用 SOLiD 测序时，可根据实际需要，制备片段文库（fragment library）或末端配对文库（mate-paired library）。简单地说，制备片段文库就是在短 DNA 片段（60~110 bp）两端加上 SOLiD 接头（P1、P2 adapter）。而制备末端配对文库，先通过 DNA 环化、Ecop15I 酶切等步骤截取长 DNA 片段（600bp 到 10kb）两末端各 25 bp 进行连接，然后在该连接产物两端加上 SOLiD 接头。两种文库的最终产物都是两端分别带有 P1、P2 adapter 的 DNA 双链，插入片段及测序接头总长为 120~180 bp。

b. 油包水 PCR：文库制备得到大量末端带 P1、P2 adapter 但内部插入序列不同的 DNA 双链模板。和普通 PCR 一样，油包水 PCR 也是在水溶液进行反应，该水相含 PCR 所需试剂、DNA 模板及可分别与 P1、P2 adapter 结合的 P1、P2 PCR 引物。但与普通 PCR 不同的是，P1 引物固定在 P1 磁珠球形表面。PCR 反应过程中磁珠表面的 P1 引物可以和变性模板的 P1 adapter 负链结合，引导模板合成，这样一来，P1 引物引导合成的 DNA 链也就被固定到 P1 磁珠表面了。

c. 含 DNA 模板 P1 磁珠的固定：SOLiD 测序反应在 SOLiD 玻片表面进行。含有 DNA 模板的 P1 磁珠共价结合在 SOLiD 玻片表面。磁珠是 SOLiD 测序的最小单元。每个磁珠 SOLiD 测序后形成一条序列。

d. SOLiD 双碱基编码原理：SOLiD“双碱基编码原理”实质上是阐明了荧光探针的颜色类型与探针编码区碱基对的对应关系。SOLiD 连接反应的底物是 8 碱基单链荧光探针混合物。连接反应中，这些探针按照碱基互补规则与单链 DNA 模板链配对。单向 SOLiD 测序包括五轮测序反应。每轮测序反应含有多次连接反应，每轮测序反应的第一次连接反应由与 P1 引物区域互补的“连接引物”介导。这五种连接引物长度相同，但在 P1 引物区域的位置相差一个碱基（分别用 n，n-1，n-2，n-3，n-4 表示），都含有 5′端磷酸，所以可以介导连接反应的进行。

e. 数据分析：SOLiD 测序完成后，获得了由颜色编码组成的 SOLiD 原始序列。理论上来说，按照“双碱基编码矩阵”，只要知道所测 DNA 序列中任何一个位置的碱基类型，就可以将 SOLiD 原始颜色序列“解码”成碱基序列。但由于双碱基编码规则中双碱基与颜色信息的兼并特性（一种颜色对应 4 种碱基对），前面碱基的颜色编码直接影响紧跟其后碱基的解码，所以一个错误颜色编码就会引起“连锁解码错误”，改变错误颜色编码之后的所有碱基。和所有其他测序仪一样，测序错误在所难免，关键是对测序错误的评价和后续处理。为避免“连锁解码错误”的发生，SOLiD 数据分析软件不直接将 SOLiD 原始颜色序列解码成碱基序列，而是依靠 reference 序列进行后续数据分析。SOLiD 序列分析软件首先根据“双碱基编码矩阵”把 reference 碱基序列转换成颜色编码序列，然后与 SOLiD 原始颜色序列进行比较，来获得 SOLiD 原始颜色序列在 reference 的位置及两者的匹配性信息。Reference 转换而成的颜色编码序列和 SOLiD 原始序列的不完全匹配主要有两种情况：“单颜色不匹配”和“两连续颜色不匹配”。由于每个碱基都被独立地检测两次，且 SNP 位点将改变连续的两个颜色编码，所以一般情况下 SOLiD 将单颜色不匹配处理成测序错误，这样一来，SOLiD 分析软件就完成了该测序错误的自动校正；而连续两颜色不匹配也可能是连续的两次测序错误，SOLiD 分析软件将综合考虑该位置颜色序列的一致性及质量值来判断该位点是否为 SNP。

3）SOLiD 测序技术的应用

a. 基因组测序：包括全基因组重测序和特定基因组区域测序。进行全基因组测序时，以基因组 DNA 为初始样本构建 SOLiD 文库，以恰当的全基因组序列为 reference，可以快速鉴定 SNP、indel 及基因组结构变化。除应用于传统的 ChIP-seq，SOLiD 技术平台还可以结合芯片技术，富集特定基因组序列进行深度测序，快速鉴定 SNP。

b. RNA-seq：目前有两种 SOLiD 试剂盒促进 SOLiD 测序仪在转录组上的应用。SOLiD small RNA 试剂盒以含 5′段磷酸及 3′段羟基的 small RNA 为初始样本，2 天就可完成与 SOLiD RNA 特异 adapter 连接，反转录，PCR 扩增等步骤，得到 SOLiD fragment 文库。

SOLiD whole transcriptome expression 试剂盒针对序列较长的 non-coding RNA 或 mRNA。该试剂盒使用 RNA H 将 mRNA 或去除 rRNA 的总 RNA 片段化并回收酶切产物，其后实验流程和 SOLiD small RNA 完全相同。这两种试剂盒以 RNA 为初始样本，并且所用的 RNA 特异 adapter 方向确定，所以最后测序所得序列的方向也就确定了。而传统方法大多以双链 cDNA 为初始样本，难以确定测序所得序列来自转录本的正义链还是反义链而干扰后续数据分析。同时，SOLiD 强大的测序能力，使得高通量发掘低拷贝转录本成为可能。

（3）Illumina/Solexa 测序技术

1）基本原理：Illumina/Solexa 测序的基本原理是边合成边测序。在 Sanger 等测序方法的基础上，通过技术创新，用不同颜色的荧光标记四种不同的 dNTP，当 DNA 聚合酶合成互补链时，每添加一种 dNTP 就会释放出不同的荧光，根据捕捉的荧光信号并经过特定的计算机软件处理，从而获得待测 DNA 的序列信息。

2）操作流程

a. 测序文库的构建：首先准备基因组 DNA（Illumina 系统所需的样品量可低至 100ng），然后将 DNA 随机片段化成几百碱基或更短的小片段，并在两头加上特定的接头（adaptor）。如果是转录组测序，则文库的构建要相对麻烦些，RNA 片段化之后需反转成 cDNA，然后加上接头，或者先将 RNA 反转成 cDNA，然后再片段化并加上接头。片段的大小（insert size）对于后面的数据分析有影响，可根据需要来选择。对于基因组测序来说，通常会选择几种不同大小的片段，以便在组装（assembly）的时候获得更多的信息。

b. 锚定桥接：solexa 测序的反应在叫做流动池（flow cell）的玻璃管中进行，流动池又被细分成 8 个 lane，每个 lane 的内表面有无数被固定的单链接头。上述步骤得到的带接头的 DNA 片段变性成单链后与测序通道上的接头引物结合形成桥状结构，以供后续的预扩增使用。

c. 预扩增：添加未标记的 dNTP 和普通 Taq 酶进行固相桥式 PCR 扩增，单链桥型待测片段被扩增成为双链桥型片段。通过变性，释放出互补的单链，锚定到附近的固相表面。通过不断循环，将会在流动池的固相表面上获得上百万条成簇分布的双链待测片段。

d. 单碱基延伸测序：在测序的流动池中加入四种荧光标记的 dNTP 、DNA 聚合酶及接头引物进行扩增，在每一个测序簇延伸互补链时，每加入一个被荧光标记的 dNTP 就能释放出相对应的荧光，测序仪通过捕获荧光信号，并通过计算机软件将光信号转化为测序峰，从而获得待测片段的序列信息。从荧光信号获取待测片段的序列信息的过程叫做 Base Calling，Illumina 公司 Base Calling 所用的软件是 Illumina's Genome Analyzer Sequencing Control Software and Pipeline Analysis Software。读长会受到多个引起信号衰减的因素所影响，如荧光标记的不完全切割。随着读长的增加，错误率也会随之上升。

e. 数据分析：这一步严格来讲不能算作测序操作流程的一部分，但是只有通过这一步前面的工作才显得有意义。测序得到的原始数据是长度只有几十个碱基的序列，要通过生物信息学工具将这些短的序列组装成长的 Contigs 甚至是整个基因组的框架，或者把这些序列比对到已有的基因组或者相近物种基因组序列上，并进一步分析得到有生物学意义的结果。

（4）新一代高通量测序技术应用：新一代高通量分析技术使人们能够以更低廉的价格，更全面、更深入地对疾病进行研究，打破了以往通量对疾病研究的限制，使得从基因组水平、转录组水平、蛋白质组水平等角度对疾病展开全方位研究成为可能（图 2-3）。

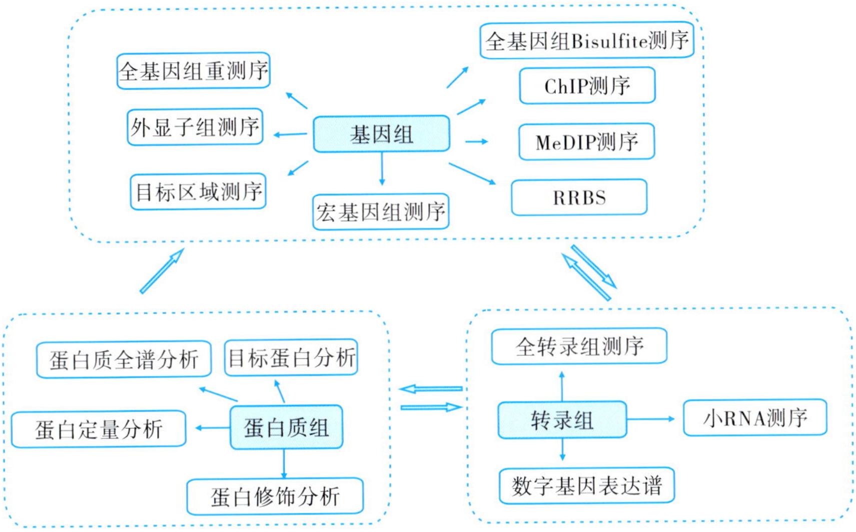

图 2-3 基于新一代高通量测序技术的疾病组学研究策略

1）在 DNA 水平的应用

a. 对未知基因组序列的全基因组从头测序：全基因组从头测序是指利用测序平台对某物种进行测序，然后从头组装数据，与数据库比对统计进行基因作图、与性状的关联分析、不同组织或材料间基因差异表达分析等，并最终完成基因组作图。全基因组测序对全面了解一个物种的分子进化、基因组成和基因调控等有着重要意义。随着新一代高通量测序技术的广泛应用，越来越多的物种基因组信息相继公布。Li 等首次完全运用高通量测序技术完成了大熊猫基因组从头测序的组装，测序深度达 73 倍，覆盖约 94%的基因组区域，组装形成了大熊猫的基因组草图。Jared 等利用全基因组测序对一家四口（父母及其孩子）进行研究，发现了影响人类自发性基因突变的平均速度，以及一些与影响兄弟姐妹疾病有关的基因。到目前为止，NCBI 上公布的已测序物种有人、小鼠、大鼠、牛等 19 种动物，拟南芥、水稻、大豆、隐藻 4 种植物及其他真菌和原生生物。

b. 对已知基因组序列的重测序：对已知基因组物种进行重新测序是新一代高通量测序技术目前应用最为广泛的领域。通过重测序，可以将测序数据与已有基因组信息进行比对，发现基因组结构变异、单链核苷酸多态性（SNPs）、群体多态性及突变位点等。我国科学家对 150 个水稻 RIL 系进行重测序，第一次利用全基因组重测序筛选水稻 SNP 位点，对群体进行表达差异分析，发现了 122 万多个 SNPs。

c. 宏基因组学研究：宏基因组学（meta-genomics）测序是近年来提出的一种新概念，

目前主要应用于微生物研究。是指直接从环境中提取所有物种的 DNA 进行全基因组测序。即不再进行分离，而是从整体上研究整个微生物种群结构的特征，研究对象从单一基因组发展到基因组集合。与传统的微生物研究相比，宏基因组不再局限于实验室培养，更真实地接近于大自然生态群落的复杂性和多样性，对人类更好地了解微生物群落有着重要的意义。目前，欧盟推出的人类肠道宏基因组计划（metaHIT），就是通过研究人类肠道中所有的微生物种类，为明确肠道微生物与肥胖等人类疾病的关系提供重要的理论依据。

2）在 RNA 水平的应用

a. 转录组测序（RNA-seq）：主要分为 4 步：①从待测组织或细胞样品中提取高质量的总 RNA，去除 rRNA；②根据测序平台读长的要求将 RNA 片段化，反转录为 cDNA；③将 cDNA 文库进一步扩增至测序需求（单分子测序不需要扩增 cDNA 文库）；④高通量测序和转录组数据分析。RNA-seq 实验流程如图 2-4 所示。

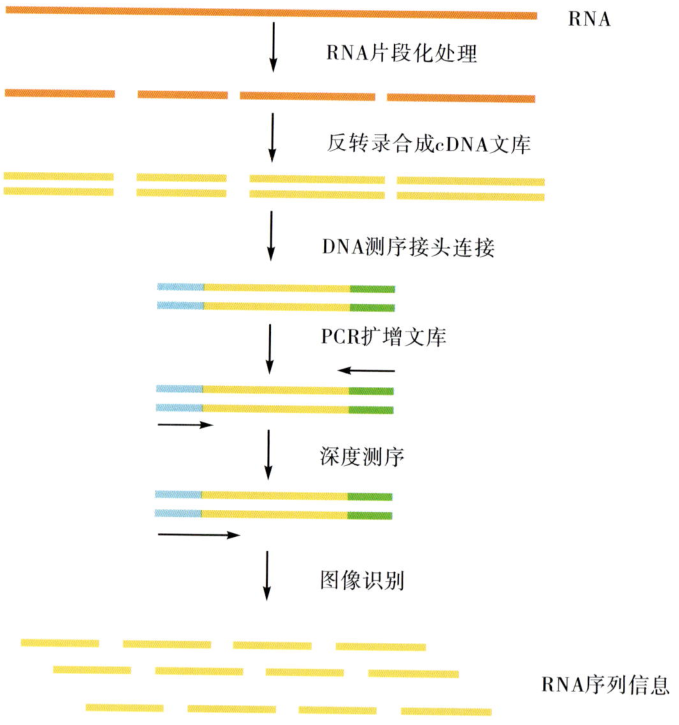

图 2-4　RNA-seq 流程

RNA-seq 能够在单核苷酸水平对特定物种的整体转录活动进行检测，从而全面快速地获得该物种在某一状态下的几乎所有转录本信息，如转录本表达丰度、转录发生位点、转录本 SNP、可变剪切等。由于转录组测序获得的信息量大、准确度高，已成功应用于新转录本检测、基因转录水平研究、基因功能注释、转录本结构变异及开发 SNPs 和 SSR 等方面。Jäger 等比较了绵羊的正常组和骨延迟愈合组的基因表达谱，与绵羊基因组比对后发现了12 431个新的转录本。李新建在其博士论文中比较了荣昌猪和长白猪的转录本，筛选出1596个差异表达显著的基因。

b. 小分子RNA（MicroRNA，MiRNA）测序：MiRNA于1993年首次在秀丽线虫（caenorhadits，elegans）中被发现，近几年受到了科学界的广泛关注。miRNA是一类20~30个核苷酸长度的具有调控功能的非编码RNA分子，主要参与基因转录后水平的调控。它介导的基因转录后调控是生物体的一种新型基因调控机制，在生物体的生长发育和适应外界各种环境胁迫的过程中起着非常重要的作用。高通量测序技术既能对已知的miRNA进行初步的定性半定量分析，也可以捕捉体内一些低表达的miRNA，还能对没有注释的小片段RNA进行预测。因此，在miRNA检测方面具有极大的优势。Morin等利用Solexa分析了人类胚胎干细胞的小分子RNA谱带，81个差异表达的小分子RNA被发现，并有23种未报道的miRNA被鉴定。杨晓玲用SOLID法对黑腹果蝇和拟果蝇雌雄个体的头部组织分别进行了miRNA测序，共产生约2800万条序列。其中约有372万条序列是可以比对到基因组的。有278万条序列是已知的miRNA，可以覆盖果蝇miRNA组约3000倍，并预测了47个未见报道的miRNA，通过保守性分析发现相同的miRNA在不同物种中的表达差异很大，在性别之间的表达差异则相对较小。

3）表观遗传学研究

a. 甲基化研究：DNA甲基化是基因表达调控的另一种重要方式。它可以通过改变染色质结构、DNA稳定性及DNA与蛋白质相互作用实现基因表达调控。利用高通量测序法在全基因组范围内检测甲基化位点是近年来发展起来的一种方法。目前已建立了至少三种依赖于高通量测序的DNA甲基化分析技术：甲基化DNA免疫共沉淀测序、甲基结合蛋白测序和亚硫酸氢盐测序。

b. 转录因子结合位点研究：转录因子是通过与DNA特定区域相结合，开启或关闭基因的表达以达到调控基因表达目的的一种生物体内常见的调控蛋白。染色质免疫共沉淀（chromatin immunoprecipitation assay，ChIP）是目前研究体内蛋白质与DNA相互作用最为经典的一种实验技术，广泛应用于组蛋白修饰、特定转录因子的基因调控作用等相关领域。将ChIP与第二代高通量测序技术相结合的ChIP-Seq技术，能够高效地在全基因组范围内检测与组蛋白、转录因子等互作的DNA区段。近年来，利用ChIP-seq技术揭示蛋白因子作用位点的文章已相继发表在Science、Nature和Cell等顶级刊物上。

（二）功能基因组学

功能基因组学研究是利用结构基因组学提供的信息，以高通量、大规模实验方法及统计与计算机分析为特征，全面系统地分析全部基因的功能。研究角度包括：生物学功能、细胞学功能、发育学功能等。功能基因组学研究核心是全基因表达和差异化基因表达网络或信号通路。因此，不仅依靠DNA微阵列检测系统，还需全自动DNA测序、PCR技术、寡核苷酸合成和标记及生物信息学等工具的支持。通过对计算机收集的检测信号以及基因形式、集落和分组等功能性特征方面的表达变化进行生物统计和生物信息学分析，可以检测营养素对整个细胞、组织甚至整个系统及作用方式上的差异。

1. 实时荧光定量 PCR（real time quantitative PCR，RT-PCR）

（1）基本原理：普通 PCR 反应是在模板、引物、4 种 dNTP 和耐热 DNA 聚合酶存在的条件下，特异扩增位于两段已知序列之间的 DNA 区段的酶促合成反应。荧光定量 PCR 是指在 PCR 反应体系中加入荧光基团，利用荧光信号积累实时监测整个 PCR 进程，最后通过标准曲线对未知模板进行定量分析的方法。

（2）实验流程（图 2-5）

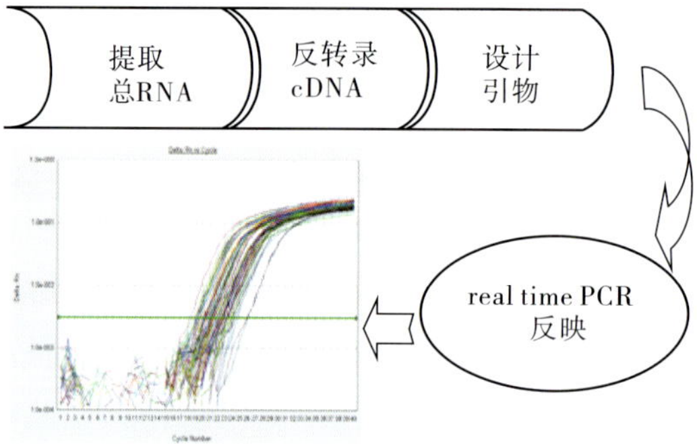

图 2-5 RT-PCR 实验流程

1）样品 RNA 的提取

a. 两相分离：取溶解好的冻存样品，加入 TRIZOL（1ml）充分裂解后，再加入 0.2ml 的氯仿。手动剧烈振荡管体 15 秒后，15~30℃孵育 2~3 分钟。4℃下 12 000r/min 离心 15 分钟。离心后混合液体将分为下层的红色氯仿相，中间层及无色水相上层。RNA 全部被分配于水相中。

b. RNA 沉淀：将水相上层转移到干净无 RNA 酶的离心管中。加等体积异丙醇混合以沉淀其中的 RNA，混匀后 15~30℃孵育 10 分钟，于 4℃下 12 000r/min 离心 10 分钟。此时离心前不可见的 RNA 沉淀将在管底部和侧壁上形成胶状沉淀块。

c. RNA 清洗：移去上清液，每 1ml TRIZOL 试剂裂解的样品中加入至少 1ml 的 75%乙醇（75%乙醇用 DEPCH_2O 配制），清洗 RNA 沉淀。混匀后，4℃下 7000r/min 离心 5 分钟。

d. RNA 干燥：小心吸去大部分乙醇溶液，使 RNA 沉淀在室温空气中干燥 5~10 分钟。

e. 溶解 RNA 沉淀：溶解 RNA 时，加入无 RNA 酶的水 40μl 用枪反复吹打几次，使其完全溶解，获得的 RNA 溶液分装保存于-80℃待用。

2）RNA 质量检测

a. 紫外吸收法鉴定：先用稀释液 TE 溶液将分光光度计调零。然后取少量 RNA 溶液用 TE 稀释，读取其在分光光度计 260nm 和 280nm 处的吸光度值，测定 RNA 的浓度和纯度。RNA 溶液的 A260/A280 比值即为 RNA 纯度，标准比值范围应在 1.8~2.0 之间。若测得的比值未在此范围内，表明提取的 RNA 纯度较低，需查找原因并重新提取。

b. SDS-PAGE 鉴定：准备好 RNA 样品后，进行上样、变性电泳。电泳结束后取凝胶在紫外透射光下观察并拍照。琼脂糖凝胶电泳可见 28S、18S 和 5S3 条亮带，且 28S 条带亮度约是 18S 的 1～2 倍，如图 2-6 所示。RNA 制备过程中如果出现 DNA 污染，将会在 28S 核糖体 RNA 带的上面出现，即更高分子量的弥散迁移物质或者带，RNA 的降解表现为核糖体 RNA 带的弥散。

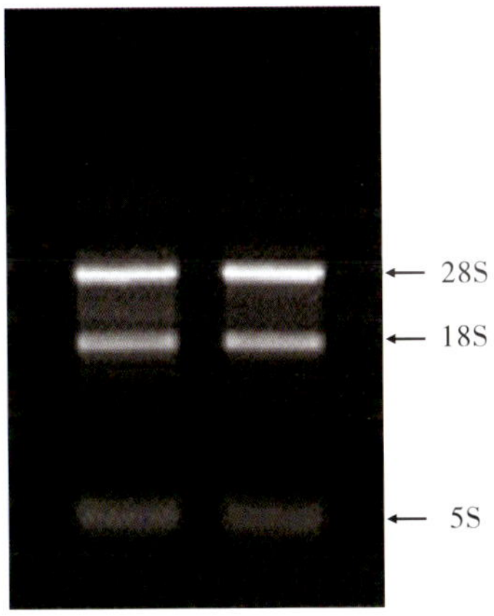

图 2-6　提取 RNA 的电泳检测

3）样品 cDNA 合成：按标准方法混合好反应体系后，6000r/min 短暂离心。混合体系在加入反转录酶 MMLV 之前先 70℃干浴 3 分钟，取出后立即冰水浴至管内外温度一致，然后加反转录酶 0.5μl，37℃水浴 60 分钟。取出后立即 95℃干浴 3 分钟，得到反转录终溶液即为 cDNA 溶液，保存于-80℃待用。

4）实时荧光定量 PCR 扩增

a. 引物设计：采用 Generunner 或 Primer Premier 5.0 软件进行引物设计，经 Blast 检索无同源性。并遵循以下原则：引物与模板的序列紧密互补；引物与引物之间避免形成稳定的二聚体或发夹结构；引物不在模板的非目的位点引发 DNA 聚合反应（即错配）。

b. 荧光定量 PCR 检测方法：常用的两种荧光检测方法包括荧光染料嵌合法和荧光探针法。荧光染料嵌合法通常选用 SYBR Green，它是一种能结合于所有 dsDNA 双螺旋小沟区域的具有绿色激发波长的染料。目前，荧光探针法已开发出三种探针，包括 TaqMan Probe、Cycling Probe 和 Molecular Beacon。其中，TaqMan 探针为一寡核苷酸，5′端标记一个报告基团（reporter），3′端标记一个淬灭基团（quencher），在探针法中选用最多。有关 SYBR Green 法与 Probe 法的比较见表 2-3。

表 2-3 SYBR Green 法与 Probe 法比较

SYBR Green 法	Probe 法
简便易行	特异性高
价格便宜	多重 PCR 检出
要求反应的特异性	Probe 设计要求高
不能进行多重 PCR	Probe 合成费用高
常用于 mRNA 表达量分析等	常用于 SNP 解析，病毒、病源菌检测

c. PCR 反应

50μl 反应体系如下：

2 ×SYBR GREEN MIX	25 μl
上下游引物（10μmol/l）各 2μl	
cDNA	2μl
ddH2O	19 μl

反应条件：

	50℃	2min
	95℃	10min
50 个循环	95℃	25s
	58/60℃45s	

PCR 产物琼脂糖电泳检测：取 5μl PCR 产物在 2%琼脂糖凝胶上电泳，100V 恒压电泳 15min，使用 DL2000 DNA Marker。凝胶成像仪上观察电泳结果。

d. 数据分析计算：Real-time PCR 反应是用 Ct（threshold cycle）值间接地表示起始模板浓度，Ct 值的含义是 PCR 反应中荧光信号达到所设定阈值时的循环数，循环数越少，Ct 值越小，表明起始模板浓度越高。刚刚进入对数期时，原始模板浓度及体系等差异尚未放大，扩增的目的片段的量可以近似地看作只与起始模板浓度与扩增效率有关。由于理论上扩增效率相同，所以起始模板浓度越高，PCR 反应中荧光信号达到所设定阈值时的循环数越少。通过分析目的基因与管家基因的 Ct 值的差值，获得待测样本中目的基因的相对表达量。计算公式为：相对表达量=利用公式 $2^{-\triangle Ct}$（$\triangle Ct = Ct1 - Ct2$，Ct1：样品待测基因的临界循环数，Ct2：样品管家基因的临界循环数）。

（3）RT-PCR 应用领域：RT-PCR 技术应用范围广泛，图 2-7 列举了定性和定量分析方面的应用。在医学领域，RT-PCR 技术已经成为快速临床诊断的重要方法。相比成像等诊断技术，RT-PCR 在肿瘤的早期诊断方面具有明显优势，可定量检测出少量样品中的特异 DNA。尤其对于多重基因表达诱发的常见恶性肿瘤，如膀胱癌、乳腺癌和直肠癌等，可以做到在早期进行精确诊断。目前，许多临床诊断试剂盒已经上市。在病原微生物检测方面，RT-PCR 既可定性，也可进行定量分析。临床上已用 TaqMan 探针诊断各种病原体，如流感病毒、结核分枝杆菌、大肠杆菌及性病病原体等。RT-PCR 还可用于定量检测肠球菌、大肠埃希菌和 O139 群霍乱弧菌等细菌病原体。传统用于检测真菌的方法多为培养、组织切片、生化检测、显微镜观察等。这些方法的时效性不高，而 RT-PCR 可以快速检测多种临床真菌，如球孢子菌属、耳霉属、隐球菌属、组织胞质菌属、肺孢子菌属和副球孢子菌属等。在食品安全领域，RT-PCR 因其定性和定量分析、特异性好、灵敏度高和快速等特点，很快便从各种检测方法中脱颖而出。欧洲标准协会建立了食物传播病原体的定量 PCR 测定方法。SYBR Green Light Cycler PCR 可实时检测 17 种经食物或水传播的病原菌。

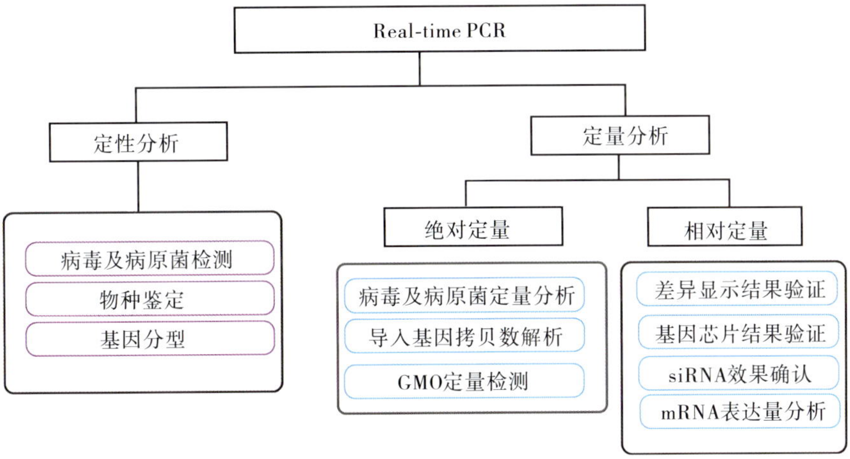

图 2-7 RT-PCR 应用

2. DNA 微阵列（DNA microarray）技术：DNA 微阵列又称基因芯片（genechip），于 1996 年问世。由于基因芯片这一专有名词已经被业界的领头羊 Affymetrix 公司注册专利，因而其他厂家的同类产品通常称为 DNA 微阵列。其技术原理是基于 DNA 碱基的配对和互补，将大量靶基因（或 DNA 片段）有序地、高密度地点在玻璃片、硅片或塑料片等载体上所形成的矩阵。待测样品用荧光染料标记制备成探针与芯片杂交，杂交信号用激光扫描仪检测，计算机分析检测结果，可获得类似于传统点杂交的杂交数据，以达到快速、高效、高通量及平行性分析生物信息的目的。该技术可用于大规模快速检测基因差异表达、基因组表达谱、DNA 序列多态性、基因诊断、药物筛选以及个体化医疗。DNA 微阵列具有不同大小，比如有全基因组和次基因组之分。前者每张芯片包含30 000个以上基因，后者为功能型 DNA 芯片，一次仅检测数百至数千个基因子集。

DNA 微阵列技术最突出的特点是可一次性检测多种样品，获得多种基因的差别表达图谱，已成功运用 cDNA 微阵列同时检测 1 万多个基因的表达。因此，DNA 微阵列是对不同材料中的多个基因表达模式进行平行对比分析的一种高产出的、新的基因分析方法。与传统研究基因差异表达的方法相比，它具有微型化、快速、准确、灵敏度高，以及在同一芯片上同时大信息量平行检测的优势。

（1）基因芯片分类

1）按所用支持物不同

无机片基芯片：玻璃片、硅片等。

有机合成片基芯片：硝酸纤维素膜、尼龙膜等。

2）按用途不同：分为基因表达谱芯片、诊断芯片和DNA测序芯片。

3）按芯片上固定的DNA种类不同：分为cDNA芯片和寡核苷酸芯片。

4）按制备方法不同：分为原位合成芯片和合成后交联芯片（合成后点样芯片）。

（2）DNA微阵列技术操作流程（图2-8）

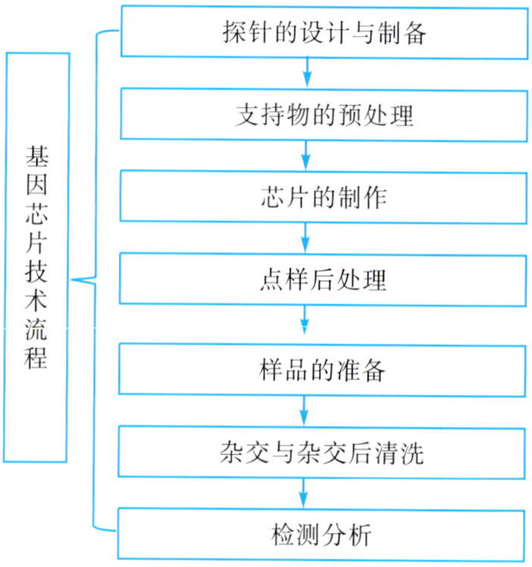

图2-8　基因芯片技术流程

1）探针的设计与制备：根据探针的来源和性质可将其分为寡核苷酸探针、cDNA探针、基因组DNA探针等。探针的设计可根据芯片应用的目的按照常规分子生物学方法中的探针设计原则进行。设计能与靶分子特异结合的探针是基因芯片检测特异性的关键。

2）支持物的预处理：最常用的支持物是玻片。常用的玻片预处理方法：采用多聚左旋赖氨酸或氨基硅烷包被的氨基化处理，以及醛基化处理等。

3）芯片的制备：主要包括点样法和原位合成法。

点样法：通过机械将合成的寡核苷酸探针或扩增的cDNA逐点有序固定在玻片上，适合于制备中、低密度基因芯片。其特点是成本较低，但特异性受到一定的影响，不能满足基因多态性检测及高精度基因表达谱检测的需求。

原位合成法：按精确设计的分布和顺序，运用现代高精度仪器和DNA合成技术在玻片上直接并行定点合成DNA探针，制成的高集成度的DNA微阵列通称为“高密度基因芯片”。其特点是支持物上集成了成千上万的密集排列的基因探针，能够在同一时间内分析大量的基因，使人们迅速地读取遗传密码。可实现大批量、低成本的集约化生产，制作成本将远低于点样法制作的寡核苷酸基因芯片，并且重复性好。

4）点样后处理：第一步是把探针固定在玻璃表面；第二步是封闭玻片未点样的区域，防止杂交时与样品DNA非特异性结合。

5）样品的准备：包括从组织、细胞中分离纯化核酸样品，以及对待测样品中的靶基因进行特异性扩增。在扩增过程中，将偶联了荧光染料（Cy3、Cy5等）的核苷酸掺入到扩增产物中，对靶基因进行标记。

6）杂交反应：先预杂交，再加入含靶基因的杂交液杂交，然后洗脱、干燥，以待检测。预杂交目的有两方面：首先，可将玻片上的自由氨基或醛基等活性基团封闭或失活，以防标记的样品靶DNA与玻片上探针外的其他位点发生非特异性结合而消耗靶DNA并产生强的背景。其次，洗掉未结合的探针，以防它们与结合到玻片上的探针竞争性地结合样品中的靶DNA。芯片杂交属固-液相杂交，影响杂交有诸多因素。具体包括：靶标浓度、探针浓度、杂交双方的序列组成、盐浓度、温度和洗涤条件。

7）芯片信号的检测与分析：样品中靶基因与固定在芯片上的探针发生特异性杂交而结合在芯片上的不同点，荧光素分子受特定波长的激发光照射出特定波长的荧光，通过特定的扫描仪获取杂交后的信号。目前用于芯片扫描的扫描仪有：激光共聚焦扫描芯片和CCD芯片扫描仪，得到的数据用一个专门处理系统来对其进行处理，包括芯片数据的统计分析和生物学分析、芯片数据库积累和管理、芯片表达基因的国际互联网上检索和表达基因数据库分析等。

（3）DNA微阵列技术应用：过去几十年来，DNA芯片技术已广泛应用于功能基因组学、系统生物学和药物基因组学研究。DNA芯片技术是评价不同组织基因表达特点的强有力工具，尤其在检测影响基因表达相关因子方面。此外，DNA芯片技术结合生物信息学手段已应用于营养基因组学研究，可以分析营养素和饮食中的生物活性成分与基因组之间的相互作用，有助于揭示营养物质如何影响基因表达。由基因组得到的信息可以指导人们进一步改善饮食结构和方式，为预防和治疗疾病（包括癌症）发现新的治疗剂。例如，热量限制是减少实验诱发的癌症率最常用的方法之一。最近，Wheatley等针对饮食介导的肥胖型雌鼠，采用DNA芯片技术检测了内脏白色脂肪组织对热量限制和跑步机练习干预后的基因表达，显示了209个基因的变化。有趣的是，热量限制改变了其他496个基因的表达，其中有17个基因与碳水化合物代谢和葡萄糖转运相关，包括葡萄糖转运子4。研究显示适量摄入大豆能有效降低患乳腺癌的风险。最近，Satih等采用染料木素和大豆苷这两种大豆成分分别干预雌激素阳性（MCF-7）和阴性（MDA-MB-231，MCF-10a）细胞系，证实了几百个基因表达差异性变化。分层数据聚类分析揭示了多个有意义的分子途径变化，涉及细胞通讯、外源性物质的生物降解、脂质代谢、信号转导以及细胞生长和死亡。

目前，营养学领域的大多数研究着重关注不同营养干预后几种遗传变异体导致的疾病风险。近来，DNA微阵列已发展至包含50万个单核苷酸多态性，因此，对于遗传变异就有了更多了解。例如，肿瘤易感性遗传标志（CGEMS）项目目前正在使用这些芯片识别癌症候选基因。一旦疾病相关性研究证实了特异性SNPs，将会更完整地获得营养和SNPs之间相互作用的信息，最终针对不同人群采取营养干预。

3. 基因表达系列分析（serialanalysisofgeneexpression，SAGE）技术　1995年Velculescu等建立了SAGE技术，它是一种以DNA序列测定为基础定量分析全基因组表达模式的技术，可以直接读出任何一种细胞类型或组织的基因表达信息，能同时对上千个转录物进行研究。该技术以转录子（cDNA）特定区域9~11bp的寡核苷酸序列为标签，特异性代表该转录子，然后通过连接酶将20~60个标签随机串联并克隆到载体中，建立SAGE文库。通过对标签的序列分析，可获得基因转录的分布及表达丰度情况，从而充分了解基因表达的全貌。SAGE 的研究对象是整个基因组的转录产物，从而为全基因组基因表达进行整体研究提供了可能。该技术的优点是避免了 PCR 扩增中产生的序列与序列间的差异，与微阵列技术相比更具有定量性。利用 SAGE 可以在短期内得到丰富的表达信息，与直接测定 cDNA 克隆序列方法相比，减少了大量的重复测序，大大节省了研究时间。

（1）SAGE 技术原理：mRNA3′末端部位存在可标识其特异性的标签，长度为 9~14bp，检测标签可获得该 mRNA 的表达信息。标签通过串联连接于克隆载体上，便于测序，同时根据同一标签重复次数，可计算其对应基因表达频率。

SAGE 技术原理的主要依据有两个。第一，一个 9~10 碱基的短核苷酸序列标签包含有足够的信息，能够唯一确认一种转录物。例如，一个 9 碱基顺序能够分辨262 144个不同的转录物，而人类基因组估计仅能编码80 000种转录物，所以理论上每一个 9 碱基标签能够代表一种转录物的特征序列。第二，如果能将 9 碱基的标签集中于一个克隆中进行测序，并将得到的短序列核苷酸顺序以连续的数据形式输入计算机中进行处理，就能对数以千计的 mRNA 转录物进行分析。

（2）SAGE 技术实验流程（图 2-9）

1）以 biotinylated oligo（dT）为引物反转录合成 cDNA，以一种限制性内切酶（锚定酶，anchoring enzyme，AE）酶切。锚定酶要求至少在每一种转录物上有一个酶切位点，一般 4 碱基限制性内切酶能达到这种要求，因为大多数 mRNA 要长于 256 碱基。通过链霉抗生物素蛋白珠收集 cDNA3′端部分。对每一个 mRNA 只收集其 polyA 尾与最近的酶切位点之间的片段。

2）将 cDNA 等分为 A 和 B 两部分，分别连接接头 A 或接头 B。每一种接头都含有标签酶（tagging enzyme，TE）酶切位点序列（标签酶是一种Ⅱ类限制酶，它能在距识别位点约

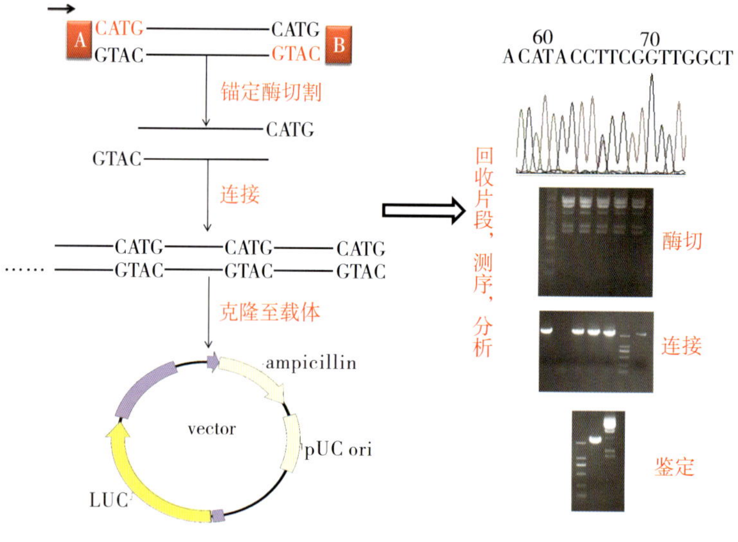

图 2-9　SAGE 技术实验流程

20 碱基的位置切割 DNA 双链）。接头的结构为引物 A/B 序列+标签酶识别位点+锚定酶识别位点。

3）用标签酶酶切产生连有接头的短 cDNA 片段（9~10 碱基），混合并连接两个 cDNA 池的短 cDNA 片段，构成双标签后，以引物 A 和 B 扩增。

4）用锚定酶切割扩增产物，抽提双标签（Ditga）片段并克隆、测序。一般每一个克隆最少有 10 个标签序列，克隆的标签数处于 10~50 之间。

5）对标签数据进行处理。在所测序列中的每个标签间以锚定酶序列间隔，锚定酶采用 NiaⅢ限制性内切酶，则以 CATG/GTAC 序列确定标签的起始位置和方向。

（3）SAGE 技术优点和应用：SAGE 是一项快捷、有效的基因表达研究技术，任何具备 PCR 和手动测序的实验室都能使用这项技术，结合自动测序技术能够在 3 个小时内完成 1000 个转录物的分析。另外使用不同的锚定酶（识别 5~20 碱基的Ⅱ类核酸内切酶），使这项技术更具灵活性。

首先 SAGE 技术可应用于人类基因组研究。1995 年 Velculescu 等选择 BsmI 酶和 NiaⅢ酶分别作为标签酶和锚定酶，使用计算机对 9 碱基标签数据进行分析并用 GenBank 检索。在分析的 1000 个标签中，95%以上的标签能够代表唯一的转录物。转录水平依标签出现频率分为 4 类：①超过三次共 380 个，占 45.2%；②出现三次共 45 个，占 5.4%；③出现两次共 351 个，占 7.6%；④仅出现过一次共 840 个，占 41.8%。所以 SAGE 能够快速、全范围提取生物体基因表达信息，对已知基因进行量化分析。SAGE 也能应用于寻找新基因。虽然 SAGE 的标签仅包括 9 个碱基，但加上锚定酶的位点序列（4 个碱基）共可确认 13 碱基序列。如果一个标签检索已知序列时没有同源序列，13 碱基片段就可作为探针筛选 cDNA 文库得到 cDNA 克隆。

其次，SAGE 技术可用于定量比较不同状态下组织细胞的特异基因表达。Zhang 等比较正常细胞和肿瘤细胞基因表达的300 000个转录物发现：在分析的4 500种转录物中，至少有 500 种在两种细胞组织中的表达有显著差异。

第三，由于 SAGE 技术能够同时最大限度地收集一种基因组的基因表达信息，转录物的分析数据可用来构建染色体表达图谱（chromosomal expression map）。利用基因的表达信息与基因组图谱融合绘制的染色体表达图谱，使基因表达与物理结构联系起来，更利于基因表达模式的研究。

SAGE 技术是基因表达定性和定量研究的一种有效工具，非常适合于比较不同发育状态或疾病状态的生物基因表达。另外 SAGE 技术能够接近完整地获得基因组表达信息，能够直接读出任何一种类型细胞或组织的基因表达信息。

SAGE 技术的应用将大大加快基因组研究的进展，但必须和其他技术相互融合、互为补充，才能最大可能地进行基因组基因表达的全面研究。

4. 全基因组关联分析技术（GWAS）　GWAS 是指在人类全基因组范围内找出存在的序列变异，即单核苷酸多态性（SNP），从中筛选出与疾病相关的 SNPs。GWAS 是对大量分析样本建立病例-对照关系，并在全基因组水平上进行分析扫描，最终找出与某一特定表型（疾病）紧密相关的基因标记。GWAS 对于复杂的多基因疾病研究有很好的效果，还避免了像候选基因策略一样需要预先假设致病基因。2005 年，Science 杂志报道了第一项具有年龄相关性的黄斑变性 GWAS 研究。之后陆续出现了有关冠心病、肥胖及 2 型糖尿病的全基因组关联分析研究。GWAS 研究的主要进展体现在确定了这些疾病的致病基因、相关基因、易感区域和 SNP 变异。通过 GWAS 已经发现许多以前未知的与性状或疾病相关的位点和染色体区域，从而为了解人类复杂性疾病的分子发病机制提供了更多的线索。

（1）GWAS 分类

1）基于芯片的 GWAS

a. Affymetrix 公司针对人类全基因组 SNP 检测推出多种检测芯片，2007 年 5 月份，Affymetrix 公司发布了人全基因组 SNP 6.0 芯片，包含 90 多万个用于单核苷酸多态性（SNP）检测探针和更多数量的用于拷贝数变化（CNV）检测的非多态性探针。因此这种芯片可检测超过 180 万个位点基因组序列变异，即可用于全基因组 SNP 分析，又可用于 CNV 分析，真正实现了一种芯片两种用途，方便研究者挖掘基因组序列变异信息。

b. Illumina 激光共聚焦微珠芯片平台为全世界的科研用户提供了最为先进的 SNP 研究平台。Illumina 的 SNP 芯片有两类，一类是基于 infinium 技术的全基因组 SNP 检测芯片（Infinium™ Whole Genome Genotyping），适用于全基因组 SNP 分型研究及基因拷贝数变化研究，一张芯片检测几十万标签 SNP 位点，提供大规模疾病基因扫描（Hap660，1M）。另一类是基于 GoldenGate™特定 SNP 位点检测芯片，根据研究需要挑选 SNP 位点制作成芯片（48~1536 位点），是复杂疾病基因定位的最佳工具。

c. 罗氏 NimbleGen 根据人类基因组序列信息设计的 2.1M 超高密度 CGH 芯片，可以在 1.1kb 分辨率下完成全基因组检测，可有效检测人基因组中低至约 5kb 大小的拷贝数变异。

2）基于高通量测序的 GWAS：传统的基于芯片的 GWAS 取得了不少成功，但仍存在诸多局限，如发现的疾病相关变异多为非直接致病因素，对表型效应或遗传力的贡献微弱，对 SNP 以外的其他变异检测效力低等。随着高通量测序技术的出现和不断发展，一种广义的 GWAS 概念开始出现，即在全基因组范围内，利用关联分析的原理和方法进行各种组学研究，不仅包括 SNP，还包括插入缺失、结构变异（包括 CNV）、基因表达、表观遗传修饰等。

（2）GWAS 原理：目前，GWAS 主要采用两阶段（two-stage design）或多阶段研究（multiple-stage design）。在第 1 阶段（stage1），用覆盖全基因组范围的 SNP 进行病例对照关联分析，统计分析后筛选出较少数量的阳性 SNP；对其中与疾病显著关联的阳性 SNP。在第 2 阶段（stage2）或随后多阶段中采用更大样本的病例对照样本人群进行基因分型，然后结合两阶段或多阶段的结果进行分析。这种设计策略需要保证第 1 阶段筛选与疾病或者表型关联 SNP 的敏感性和特异性，尽量减少假阳性和假阴性的发生。并在第 2 阶段应用大样本人群，甚至在多种族人群中进行基因分型验证。

确定研究对象的表型是 GWAS 设计中的重要问题。疾病的遗传度（heritibility）表示疾病或表型在多大程度上受遗传因素的影响，较低遗传度的表型会降低遗传学关联研究的检验效能。因此，GWAS 中应尽量选择遗传度较高的疾病或表型。进行 GWAS 研究时，应尽可能选择那些可定量反映疾病危险程度的指标，可用于分析疾病临床亚型的特征，或可用于诊断和鉴别诊断疾病的表型特征。GWAS 最主要的特点是应用覆盖人类全基因组的 SNP 进行研究。GWAS 多选择覆盖全基因组的500 000~1 000 000个 SNP 作为标志进行研究。

（3）GWAS 实验流程：①经过处理的 DNA 样品与高通量 SNP 分型芯片进行杂交；②通过特定的扫描仪对芯片进行扫描，将每个样品所有的 SNP 分型信息以数字形式储存于计算机中；③对原始数据进行质控，检测分型样本和位点的得率（call rate）、病例对照的匹配程度、人群结构的分层情况等；④对经过各种严格质控的数据进行关联分析；⑤根据关联分析结果，综合考虑基因功能多方面因素后，筛选出最有意义的一批 SNP 位点；⑥根据需要验证 SNP 的数量选择合适通量的基因分型技术在独立样本中进行验证；⑦合并分析 GWAS 两阶段数据。

5. 基因打靶技术（Gene targeting）　基因打靶技术是指通过 DNA 定点同源重组，改变基因组中的某一特定基因，从而在生物活体内研究此基因的功能。通过对生物活体遗传信息的定向修饰（包括基因敲除、基因敲入、点突变、缺失突变、染色体组大片段删除等），并使修饰后的遗传信息在生物活体内遗传，表达突变的性状，从而可以研究基因功能等生命科学的重大问题，提供相关的疾病治疗、新药筛选评价模型等。

基因打靶将产生三种结局：基因敲除（gene knock-out）、基因敲入（gene knock-in）和基因替代（gene replacement）。基因敲除是通过同源重组使特定靶基因失活，以研究该基因的功能，是基因打靶最常用的一种策略。基因敲入是通过同源重组，用一种基因替换另一种基因，以便在体内测定它们是否具有相同的功能，或将正常基因引入基因组中置换突变基因以达到靶向基因治疗的目的。继 2006 年诺贝尔生理学或医学奖授予让致病基因沉默的 RNA 干扰技术之后，2007 年诺贝尔生理学或医学奖颁发给基因敲除技术，以表彰美国遗传学家马里奥・卡佩基安德（Mario RCapechiand）、奥利弗・史密塞斯（Oliver Smithies）和英国遗传学家马丁・埃文斯（Martin JEvans）在胚胎干细胞和基因打靶研究方面所作的贡献。

（1）基因打靶技术原理　基因打靶技术是一种定向改变生物活体遗传信息的实验手段，它的产生和发展建立在胚胎干细胞（embryonic stem cell，ES）技术和同源重组技术的基础之上。生物界同源重组现象的发现，为基因打靶奠定了坚实的理论基础，而胚胎干细胞技术的发展，促进了基因打靶的广泛应用。同源重组（homologous recombination）又称一般性重组或非特异性重组（general recombination），是指相似的 DNA 交换遗传信息的过程，外源 DNA 片段可与宿主基因组的相应片段发生交换（即重组）。ES 细胞是一类具有在体外培养条件下保持未分化状态的增殖能力及分化为多种细胞类型的细胞。

进行基因打靶，首先要设计和合成一个将要导入靶细胞的靶载体。该载体不仅含有需要插入的 DNA 序列，其两端还含有与靶基因座上的序列相同的核苷酸片段，即同源重组指导序列。将此载体导入靶细胞，通过外源载体和内源靶位点相同的核苷酸序列之间的同源重组，使外源 DNA 定点整合到靶细胞的特定基因座上。

（2）基因打靶技术流程（图 2-10）

1）打靶载体的构建：根据 DNA 同源重组的原理，导入的外源基因必须和靶基因有一定的同源序列。因此，外源基因导入前必须经过精巧的构建，经构建的外源基因称为打靶载体（targeting vector）。基因打靶载体包括载体骨架、靶基因同源序列和突变序列及选择性

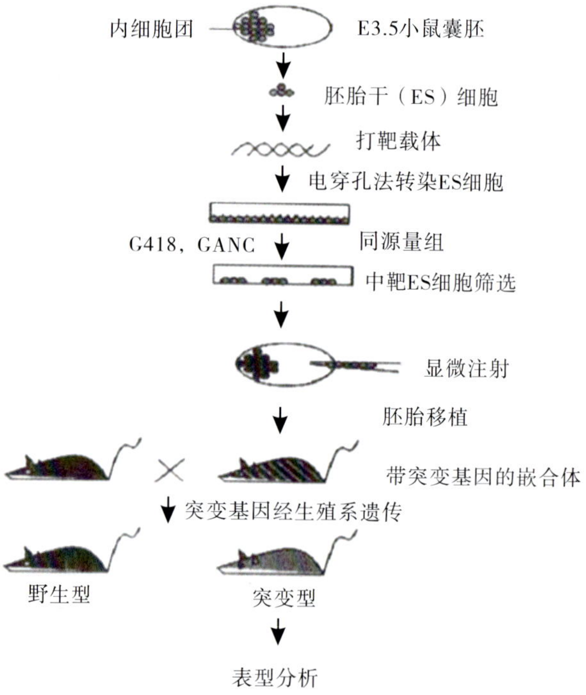

图 2-10 基因打靶技术流程

标记基因等非同源序列，其中同源序列是同源重组效率的关键因素，基因打靶载体的同源重组序列一般可通过特异性探针从基因组 DNA 文库中分离得到，也可以利用 PCR 对基因组目标 DNA 序列进行扩增得到。

2）打靶载体导入受体细胞（常用 ES 细胞）：外源 DNA 导入的方式主要有显微注射法、电穿孔法、反转录病毒法和脂质体沉淀法。目前应用最广泛的是显微注射法。反转录病毒载体法利用某些病毒与组织细胞有特异的亲和力，可用于时空特异性的基因打靶，在人类疾病的基因治疗方面具有较大的发展潜力。①显微注射法：每次只能注射一个细胞；②电穿孔法：可同时使许多细胞得到转染。研究发现电穿孔可使 1%的 ES 细胞稳定转染；③反转录病毒法：利用某些病毒与组织细胞有特异的亲和力，可用于时空特异性基因打靶，在人类疾病的基因治疗方面具有较大的发展潜力。

3）筛选：由于真核细胞内发生同源重组的概率非常低，因此要把发生定点整合的细胞从大量随机整合的细胞中筛选出来，就成了基因打靶要解决的关键技术问题。为了便于筛选重组阳性的细胞克隆，目前普遍采用正负双向选择策略（positive and negative selection，PNS）。此外，也可用 PCR 技术鉴定筛选基因打靶阳性的细胞。

a. 正负筛选法：是目前最为常用的方法。

正负筛选法的基本原理（图 2-11）：构建一种特殊载体，该载体含有一段与靶基因同源

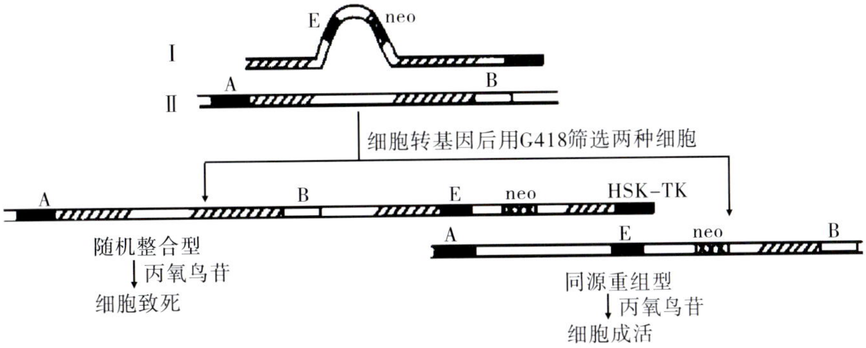

图 2-11　正负筛选法示意

的序列，在这段序列的某一外显子中插入 Neo 基因作为正选择标志；在同源序列之外的 3′末端，或 3′、5′两个末端接上单纯疱疹病毒的胸腺嘧啶激酶 HSV-TK 基因的序列作为负筛选标志。经酶切后使载体线性化，然后导入细胞中，进行体外培养，并以药物 G418 和 GANC（丙氧鸟苷）作双重筛选。用 G418 作正筛选，选出含有 Neo 基因的细胞株，再用 GANC 作负筛选淘汰含有 tk 基因的细胞株，保留未含有 tk 基因的同源重组细胞株。经过正负筛选，对 G418 和 GANC 都有抗性的同源重组细胞会存活下来；随机整合细胞对 G418 有抗性，但对 GANC 敏感，细胞将被杀死；无整合细胞被 G418 杀死（表 2-4）。

表 2-4　胚胎干细胞筛选结果

筛选结果 / 抗性筛选试剂	ES 细胞		
	同源重组	随机整合	无整合
G418	+*	+	−△
GANC	+	−	+

*表示对筛选试剂有抗性；△表示对筛选试剂没有抗性

b. PCR 筛选法：选择性扩增发生同源重组的 DNA 片段。发生同源重组时，由于两个引物分别从相对的两个方向同时扩增，结果是 DNA 片段的拷贝数以指数形式增加，得到已知长度的 DNA 双链片段。与之相反的是，在随机整合中，由于只有一个引物且为单方向，所以扩增的片段拷贝数呈线性比例，片段为单链，长度不定。运用 PCR 法进行筛选时，必须对每个细胞克隆分别进行扩增，因此较费时费力。

4）鉴定：筛选出 $G418^R/GANC^R$ 的细胞克隆后再用 PCR 方法进一步鉴定，鉴定后的 ES 细胞克隆在体外培养扩增。PCR 引物一端以基因组 DNA 的特定基因座为模板，另一端以导入的外源基因为模板，这样保证扩增后的片段为同源重组产生的特殊片段。对经 PCR 鉴定的克隆用 Southern 杂交产生特殊带谱的方法来进一步确定同源重组克隆。

5）打靶 ES 细胞导入囊胚：扩增后的 ES 细胞用显微注射的方法注入囊胚的胚泡中，再将囊胚植入假孕母鼠的子宫中发育。经过遗传修饰的胚胎干细胞仍然保持分化全能性，可以发育为嵌合体动物的生殖细胞。这样经过修饰的遗传信息经生殖系统遗传，最终获得带有特定修饰的突变体动物，为研究者提供了一个特殊的研究体系，可以在生物活体中研究特定基因的功能。

（3）基因打靶效率的影响因素：基因打靶的效率可以用相对效率和绝对效率来表示。所谓绝对效率是指发生同源重组的细胞数与处理的细胞数之比；相对效率是指发生同源重组的细胞数与发生随机整合的细胞数之比。影响打靶效率的因素很多，归纳起来，主要有以下几种：①同源片段来源及长度；②调控元件；③外源 DNA 导入方法；④靶基因位点。

（4）基因打靶技术应用

a. 基因功能和基础理论研究方面：新基因功能的研究是当前分子生物学蓬勃发展的一个重要领域。基因靶位操作技术通过定点改造基因组中特定基因，有可能在细胞水平上研究特定基因的功能和调控机制，从定点突变的干细胞获得突变基因型个体，而在生物体水平了解基因的胚胎发育和生理功能。定点突变细胞和基因突变型个体的获得，为阐明基因的功能提供了最直接的途径。

b. 分子免疫方面：可以利用基因打靶观察某一基因对免疫细胞发生发展的影响。有人利用干扰素调节因子 1 或 2 作为靶基因，打靶终止其活性后，导致了 I 型干扰素的异常，并且致使淋巴细胞发育异常。另外，还可以用基因打靶的方法去观察一些免疫机制。例如，Manjunath 等用基因打靶技术破坏了 CD43 基因，结果提高了 T 淋巴细胞的黏附性，为进一步观察和探讨一些免疫机制奠定了基础。

c. 病理模型和基因治疗方面：目前，越来越多的人类疾病被证实是由基因缺陷所致，人类疾病的动物模型对病理学研究和临床治疗都非常重要。自发或诱变病理模型需要漫长的时间；应用转基因技术，外源基因在基因组中的随机整合可能带来不确定的表型。而基因靶位操作技术在很大程度上克服了上述局限，它通过胚胎干细胞的体外转染、筛选和胚胎嵌合体途径，获得含特定突变基因的模型小鼠，得到多种病理模型。

基因靶位操作技术还为人类遗传疾病的基因治疗提供了有力手段。所谓基因治疗，即通过对缺陷基因的修复，使病灶细胞重新获得正常功能。靶位操作技术对缺陷基因结构进行精确改正，与功能弥补性基因治疗不同，修复后的细胞表达正常蛋白，不表达错误产物，因此它是一种理想的基因治疗策略。

d. 转基因动植物和生物反应器方面：转基因技术就是将体外重组的结构基因导入动植物体内，使外源基因与动植物本身的基因整合在一起，实现体内表达，从而培养出转基因动植物的技术。基因靶位操作技术的出现，使转基因动植物和生物反应器研制更为精确。如果应用基因打靶技术把外源基因准确地插入受体细胞的基因组中，定点改造原有基因的功能，使转基因动植物和生物反应器的研制更为精确。

第三节　基因组学在营养学中的应用

一、探讨营养相关性疾病机制

食物中的营养成分会影响基因表达，其作用方式可以通过调控基因构型或代谢产物和代谢状态（如激素状况、细胞氧化还原状况等），继而导致 mRNA 水平或蛋白质水平甚至其功能的改变。营养基因组学研究营养素和食物化学物质在人体中的分子生物学过程，以探讨其对人体基因转录、翻译表达以及代谢的影响机制。

几十年来，遗传学的飞速发展已证实基因与疾病的相关性。我们也已了解到各种环境刺激可以引起基因表达的变化，形成基因-环境相互作用，最终导致各种疾病的发生。例如，全基因组 DNA 甲基化减少会导致疾病相关基因上调，如肿瘤促进基因，从而增加罹患癌症的风险。营养和饮食是输入性环境的主要来源，人类饮食变化及其对基因组的影响是近年来代谢性疾病增加的主要因素。随着社会不断发展，现代人类饮食构成发生了很大变化，最明显的特征是增加了能量、饱和脂肪酸、反式脂肪酸和 ω-6 脂肪酸的摄入，而减少了水果、蔬菜、蛋白质和不饱和脂肪酸的摄入。其次，现代人类比他们的祖先消耗更多的碳水化合物，摄入的 ω-6 和 ω-3 脂肪酸比例也有所改变，甚至高达 20∶1。ω-6 脂肪酸是主要的炎症促进因子，而 ω-3 脂肪酸能有效抑制炎症，这一比率变化导致我们的身体处于发生炎症的高危环境。而炎症与一系列疾病的发生息息相关，如肿瘤、心血管疾病和代谢性紊乱。因此，特定的饮食环境对于全球性慢性疾病预防至关重要。营养基因组学描述饮食如何影响基因表达和稳定，从基因角度为饮食规范化提供合理建议，从而减少疾病发生和帮助恢复疾病，并促进持续性健康。

（一）ω3-多不饱和脂肪酸的营养基因组学

ω3-多不饱和脂肪酸（ω3-polyunsaturated fatty acids，ω3-PUFAs）中对人体最重要的两种不饱和脂肪酸是二十二碳六烯酸（docosahexaenoic acid，DHA）和二十碳五烯酸（eicosapentaenoic acid，EPA）。DHA 具有软化血管、健脑益智、改善视力的功效，俗称“脑黄金”；EPA 具有清理血管中的垃圾（胆固醇和三酰甘油）的功能，俗称“血管清道夫”。动物和人体实验均显示ω3-PUFAs 可以调节脂肪和外周血单核细胞等不同组织的基因表达，有关ω3-PUFAs 的基因调节作用已有多篇文章发表。例如，给大鼠进食高 PUFAs 饮食后会导致线粒体相关基因表达上调并诱导白色脂肪组织的 β-氧化；给予鱼油类富含ω3-PUFAs 的补充剂后将引起人外周血单核细胞中的抗氧化基因表达；Hammamieh 等比较了 ω-3 和 ω-6 脂肪酸对乳腺癌细胞基因表达的不同影响。这些实验还证实了 DHA 和 EPA 的转录调节作用类似。它们的基因调节作用主要体现在三个方面：抗炎症反应、调节脂质和胆固醇代谢及促进细胞分化。早期临床研究表明炎症反应是许多疾病的根源，包括心血管疾病、糖尿病和癌症。而ω3-PUFAs，尤其是 EPA 和 DHA 能抑制炎症反应或增加细胞抵御氧化损伤的能力。它们发挥此种作用的潜在机制包括：核受体的激活、NF-κB 活性的降低、抗炎介质 resolvins 和 protectins 的生成。其次，ω3-PUFAs 对于维持细胞膜完整性也至关重要，还能提供前体以合成具有生物学活性的前列腺素，后者具有调节炎症反应、血凝和脂质代谢的作用。

（二）癌症的营养基因组学研究

代谢和营养看起来像一个复杂的系统，需要应用遗传学和基因组学的知识和方法进行研究。饮食是人类最重要的环境暴露因素。因此，营养被认为是 30%~60%肿瘤形成的直接因素，类似于吸烟和肺癌之间的关系。2007 年，世界癌症研究基金会/美国癌症研究所（WCRF/AICR）得出结论：水果蔬菜和淀粉可以预防某些类型的癌症，包括口腔、喉、咽、食管和胃癌。葱属类和大蒜可以预防胃癌，而水果有抗肺癌效果。

癌症形成过程中，几乎所有主要信号通路都无法正常调节，如细胞增殖和凋亡、DNA 修复、致癌物质代谢、炎症、免疫、分化及血管形成等。寻找癌症预防措施的有效途径是找到相关分子靶标。这些位点通常会受到多种饮食成分调节，因此，梳理营养物质相互作用为促进健康制订理想饮食是富有挑战性的。例如，凋亡或其他程序性细胞死亡现象在抗癌过程中必不可少，线粒体介导的外在途径和死亡受体介导的内在途径均可导致细胞凋亡或其他程序性死亡。这两种途径可以为饮食中的生物活性成分（如染料木素、姜黄素、白藜芦醇、木樨草素、羽扇豆醇，吲哚 3 甲醇等）提供发现新治疗靶标的可能。饮食成分可以通过调节机体基因表达变化影响凋亡过程。然而，生物系统是非常复杂的，并不是通过某一个细胞反应过程发挥其生理特性。因此，同时评价肿瘤相关的多个途径是至关重要的。

（三）2 型糖尿病的营养基因组学

随着我国居民的饮食结构和生活方式的快速转型，近年来 2 型糖尿病的患病率激增，已成为继心脑血管和肿瘤之后另一个严重危害我国居民健康的重大疾病。糖尿病是一种营养代谢紊乱性疾病，目前已经报道的 2 型糖尿病基因易感位点有近 60 个，但是绝大多数都是在欧美和其他亚洲人群中发现的。现有研究表明包括中国汉族人群在内的东亚人群对 2 型糖尿病的易感性显著高于西方人群，但是其遗传学基础尚不清楚。

为深入研究 2 型糖尿病相关易感基因，制订以基因型为基础的糖尿病个体化药物治疗方案，我国科技部批准了由中科院营养所林旭研究小组联合国内其他 5 所科研院校申请的 863 计划重点项目课题“中国汉族人群 2 型糖尿病全基因组关联研究”。该项目旨在通过全基因组关联研究（GWAS），发现各种与 2 型糖尿病及其相关性状关联的遗传因子，阐明中国汉族人群 2 型糖尿病的遗传学基础，并通过药物基因组学研究，明确影响 2 型糖尿病药物疗效和人毒副作用的基因，为我国 2 型糖尿病的合理用药和新药开发提供科学依据。项目的近期研究发现：①在已报道的 58 个 2 型糖尿病基因易感位点中，有 52 个位点与 2 型糖尿病的关联关系与本研究结果是一致的，其中的 23 个位点被本研究证实为中国汉族人群的 2 型糖尿病基因易感位点；②首次发现了两个新的 2 型糖尿病基因易感位点 RASGRP1-rs7403531 和 G 蛋白偶联受体激酶 5（GRK5）-rs10886471，而且后者为东亚人群所特有。这两个基因易感位点所在基因区域的遗传结构在中国汉族人群和欧美人群之间存在着显著的差异。该研究结果已发表在国际糖尿病研究领域权威杂志 Diabetes《糖尿病学》，是迄今为止在中国汉族人群中所开展的最大规模的 2 型糖尿病全基因组关联研究，研究样本达到 43 000多人。

该项目相关研究结果还在亚洲（AGEN-T2D）和欧洲（DIAGRAM）两个最大的全基因组关联研究合作联盟的人群数据中进行了验证。这些研究成果不仅为解析与 2 型糖尿病易感性相关的致病基因的结构、基因功能和生物学机制、种族间的差异奠定了坚实的基础；而且该项目所建立的人群数据库和生物样本库也将为揭示调控致病基因的主要营养和其他环境因素，发展和建立对高危个体的预测模型提供了研究平台。本项目的完成对建立符合中国人特点的 2 型糖尿病的早期风险评估体系和个体化干预策略，推动我国在该领域的研究进入国际前沿，具有重要意义。

二、寻找营养素生理需要量的生物标志物

传统用来检测营养素需要量的方法，如平衡实验或因子分析并非适用于所有营养素，尤其是那些具有较强稳态作用、涉及复杂分子调控的营养素。而对于营养学家来讲，寻找合适的用于反映营养状态的指标一直是此类研究的难题。在 1998 ~ 2001 年美国发布的膳食参考摄入量（dietary reference intakes，DRIs）中，营养素需要量的测定全部或部分依赖于生化指标，而没有一个营养素需求量的测定涉及基因表达水平的分析。组学技术（基因组学、蛋白质组学、代谢组学、转录组学、脂质组学等）将有助于发现大批分子水平上可特异性反映营养素水平的指标，从而大大推动这方面的工作，而且可使营养需要量的建立基于更科学的分子机制基础之上。

南加利福尼亚大学凯克医学院和洛杉矶加利福尼亚大学格劳医学院的研究表明：基因突变与动脉硬化有关。研究指出：体内有 5-脂肪氧合酶（5-lipoxygenase，ALOX5）突变体的人患动脉硬化的风险较高。动脉硬化是指胆固醇在动脉壁上积聚而导致心脏病。洛杉矶加利福尼亚大学动脉硬化研究的参与者中有 5%体内出现这种 ALOX5 变体。这种基因突变体会因摄入 ω-6 多不饱和脂肪酸而增强，但摄入含 ω-3 多不饱和脂肪酸则可使其受到阻碍。因此，对携带 ALOX5 突变体的人应少食含有 ω-6 多不饱和脂肪酸的肉类和植物油，多食用富含 ω-3 不饱和脂肪酸的鱼类如鲑鱼，还应适当补充含 EPA 和 DHA 的深海鱼油制剂和维生素 E。其次，与饱和性脂肪酸相比，植物起酥油和油炸食品中的反式脂肪酸能提高 LDL/HDL 比例至更高水平，从而增加 CVD 风险。该风险的潜在机制是：反式脂肪酸影响了胰岛素抵抗、糖尿病和心血管疾病的风险是通过抑制必需脂肪酸代谢。

叶酸是一种水溶性 B 族维生素，孕妇对叶酸的需求量比正常人高 4 倍，孕早期缺乏叶酸会导致胎儿发生畸形的概率增大。叶酸缺乏还可引起高同型半胱氨酸血症，从而增加心血管病的危险性。近年研究表明，高半胱氨酸或同型半胱氨酸（homocysteine，Hcy）血症是动脉粥样硬化的一项独立危险因素，血浆 Hcy 浓度受年龄、性别、营养和遗传等多种因素影响。亚甲基四氧叶酸还原酶（MTHFR）是同型半胱氨酸代谢中的关键酶之一，这种酶的活性和热稳定性都较低。MTHFR 基因 677 位点的碱基 C 被碱基 T 置换，其编码的丙氨酸被缬氨酸取代，导致酶活性下降，血浆 Hcy 水平增高。MTHFR 基因的遗传变异体在叶酸水

平较低时易造成中度的高半胱氨酸血症，这种遗传与营养的交互作用，增加了心血管疾病和神经管缺陷的危险性。而实验和临床资料表明，大剂量补充叶酸可以增加体内5-甲基四氢叶酸生成，从而降低血浆同型半胱氨酸水平，减少心血管疾病的发病和神经管畸形儿童的出生率。由此推断，就 MTHFR 基因突变的个体而言，他们对叶酸的需求要高于普通人群。

三、发现个性化营养途径

营养基因组学是一门研究特异性基因和生物活性食物成分相互作用的学科，旨在探讨饮食行为如何影响个体健康。建立营养基因组学概念需具备以下条件：①饮食和饮食成分可以改变疾病的调节过程，从而影响发病率及疾病进展和严重程度；②食物成分可以直接或间接影响人类基因组，从而改变基因表达及其产物；③饮食导致的健康结果依赖于健康和疾病的平衡状态及个体的基因遗传背景。

目前，越来越多的研究关注于遗传变异的重要性及基因和营养之间的相互作用，从而为减少慢性病患病率建立预防和治疗方面的营养需求策略。类似于药物遗传学，营养遗传学致力于寻找基于个体遗传背景量身定制的健康干预措施。个体之间遗传基因组方面的巨大差异会影响营养的生物利用度和代谢，除此之外，食物的实用性依赖于文化、经济、地理和个人口味的不同，其次，不合适的营养（营养不良或过剩）会影响基因组稳定性，导致突变或染色体不稳定，从而影响基因表达并导致生命体基因型别变化。总之，营养基因组学研究及蛋白质组和代谢组的相关变化终将证实营养学前沿的分子靶标。这些信息对于发展个性化营养方法必不可少，最终可以检测饮食干预策略中的阳性反应、无反应和阴性反应。个性化饮食途径不仅需要个体的遗传背景资料，还需基于人群的年龄、体成分、工作和体力活动的健康和营养状况及营养需求。基因组学、蛋白质组学和代谢组学的完整分析数据对于定义营养基因型别和制订营养干预策略至关重要。

人类代谢相关疾病需要进行营养和非营养性饮食成分的效果检测，这些疾病包括冠状动脉性心脏病（CHD）、高血压、糖尿病和癌症。食物成分多样，包括必需营养素、植物化合物、动物性化合物、真菌类化合物和细菌类化合物等。显然，多种饮食组分均能改变、增加或减少罹患癌症的风险和肿瘤行为。这些具有生物活性的食物成分可以来自植物（植物化合物）、动物（动物化合物）、菌类或者来自由肠道益生菌群消化得到的食物代谢物（细菌性化合物）。这些饮食成分通常会导致多种与健康相关的结果发生，表明不同个体对同一饮食的反应并不相同。

人类基因组计划的完成和单链核苷酸多态性（SNPs）的证实揭示了个体对饮食中营养物质吸收、代谢和利用的不同，也是“个体化营养”意识形成的基础。基因差异除了碱基对及少量基因缺失、复制或插入等定性方面的变化，还可表现为大规模基因复制或缺失等定量变化。前者会影响基因调节区域（如启动子）、编码和非编码序列，而后者直接影响基因表达水平。个体基因差异会导致表型变异，以及对环境和饮食等外在因素形成的疾病风险敏感性不同。

营养基因组学的关键作用之一在于探讨特殊基因多态性和营养素个体化反应之间的联

系。随着对人类单核苷酸多态性认识的不断深入，其目标就是基于患者个体的基因型特征，预测其对营养素的反应，以提供个性化膳食营养建议，而非基于群体做出一般建议，最终达到基因治疗的目的。营养基因组学的目的不是改变用于消费的各种食品以提高它们的营养成分，而是在于食用哪些食品，如何让基因更好地适应，如何改变基因的作用和结构。同时，如何根据每个人自己的基因特点制订食谱，补充特定的营养成分，以弥补由于基因变异造成对健康的影响。有的还可以防止某些基因突变或改变基因的活动情况，从而达到预防疾病、延缓衰老、促进健康的目的。

应用基因组学技术将阐明与营养相关的单核苷酸多态性（SNPs），并用来研究人体对某些疾病易感性及对营养素（食物）需求的个体间差异。营养素的推荐膳食供给量或膳食参考摄入量都是对群体而言的，然而人与人的基因是有差异的。人的基因组中有 140 万~200 万个 SNPs，其中 6 万多个存在于外显子中，这可能是人体对营养素需求及响应差异的重要分子基础。因此，将来的营养学研究将逐渐趋向个体化，通过对基因构成及代谢型的鉴定，给出每个人的最佳食谱。

四、研究食物基因组和宿主基因组相互作用

对食物基因组、肠道微生物和宿主基因组之间相互作用的充分理解有助于从分子水平综合研究营养产生的健康效果。食物基因组研究用于发现宏量和微量营养素及特异的生物活性物质，并研究具有生物活性的蛋白质和肽类的编码基因。人类肠道微生物群包含复杂的肠道微生态，其对宿主代谢有着重要影响。对于肠道微生态已经开展基因组方面的研究，最近，蛋白质组和代谢组研究也已展开。人类本身具有遗传和个体差异方面的一些特性，表现为：①对营养干预的反应和健康轨迹方向；②特定生命阶段的代谢程序，对于老年阶段甚至下一代都具有健康方面的影响；③对饮食产生整体反应的急性基因组表达，从基因转录、蛋白和代谢物水平进行监控。现代营养科学对生物活性食物成分进行了健康相关研究，因此推动了健康和疾病预防、延缓疾病发作、优化性能并评估个体和亚人群的潜在益处和风险。个性化营养意味着根据个体需要，即依据人所处的生命阶段、生活方式和环境提供饮食。传统来说，营养基因组学和营养遗传学被认为是理解人类行为差异和饮食需要及营养反应的关键科学。

除了空气和医用药物，食物、饮料和水同样是人体必不可少的部分，可见，营养是影响人类健康最主要的因素。现代营养研究注重于推进健康、预防疾病和延缓疾病发作，以及优化行为并评估个体和亚人群的潜在益处和风险。实现这一目标，需要认识到以下两点：①食物成分不仅和我们身体的某一个系统产生相互作用，还在器官、细胞和分子水平产生作用；②人类保持健康不仅通过营养改善，还需要其他各方面的维护。营养基因组学和营养遗传学为理解人类基因组对于饮食行为、饮食需要量和饮食反应的贡献建立了科学框架，未来还会建立一套评估消费者健康和营养状态的标准方法。

五、构建营养学相关数据库

目前，营养基因组学的研究还处在起步阶段，如何能够高效地利用营养基因组学的技

术进行人类和动物营养需要的研究成为紧迫的问题。因此，建立一个集中积累和管理信息的营养基因组学数据库必不可少。在此过程中还要依赖计算生物学的发展，包括芯片数据库和生物信息学的相关方法。Saito 等建立了一套营养基因组学领域的集成数据库。其中的数据来自 200 多个出版刊物的相关信息，这些数据还可以链接到其他相关数据库，如提供生物技术信息的 NCBI 中的 PubMed（来自 NCBI 的公共域 www.ncbi.nlm.nih.gov），以及提供相关芯片试验数据的公共芯片数据库。此数据库里提供的所有信息都是免费的且实时进行更新。有研究者还提出一种能够在一个类似基因表达模式的基础上预测食物和营养素功能的方法。

第四节　营养基因组学发展前景及面临挑战

营养基因组学是一门新兴学科，该领域科学家面临的首要挑战在于，如何利用基因组学领域的新技术来推进营养学的发展。为此，营养学家需要学习遗传基因知识，遗传学家需要掌握营养代谢的复杂性，生物信息学家需要学习遗传和营养语言。营养学的未来发展趋势是建立个性化营养途径，而掌握个体基因组信息是实现个性化营养的基础，因此，必须充分理解营养学和基因组学之间的交互作用。

目前，基因组学和表观基因组学技术日新月异。新一代高通量基因测序技术已诞生，这些新技术提高了大规模人群基因变异和表观遗传学标记方面的研究能力。未来的挑战在于，设计出一套能一次性完成大规模人群样本的基因测序方法，以减少基因测序费用。在营养基因组学研究领域，条码技术为基因组测序提供了经济有效的基础。将已知核苷酸序列连接到每个 DNA 上，然后依据条码将该核苷酸序列与许多目标 DNA 混合、测序和分类，这样独立的基因测序得以实现。将这些技术应用于营养基因组学研究，为实现高通量甲基化基因测序提供了可能。

已知有成千上万个 SNPs 与代谢相关，然而，目前文献涉及的仅有 200 多个，其中只有少量 SNPs 显著改变了部分人群的营养需要量，例如，rs1801133 MTHFR SNP 与 15%~30% 人群的叶酸需要量相关，rs12325817 PEMT SNP 与 20%~45% 人群的胆碱需要量相关，有些 SNPs 直接改变了机体对营养素的代谢反应，而不是改变其对该营养素的需要量。例如，APOA5 中的 rs3135506 SNP 改变了高脂肪饮食对血压的影响效果。正因为 SNP 与饮食反应之间的相互作用研究尚不完全，关于饮食怎样改变 DNA 和组蛋白等表观遗传标志方面的研究信息也报道较少。目前发表的文章主要关注于饮食中的甲基化受体和脂肪 microRNA（微小核糖核酸）表达可能受饮食影响。然而，从 miRNA 水平研究代谢基因调节的相关文献较少。研究者们认为基因变异会影响饮食行为，但是其中的影响机制还未被系统性研究，这也提示营养基因组学和行为科学之间存在着令人兴奋的潜在联系。不足之处在于，营养基因组学方法相对昂贵，尤其是应用于大规模人群研究时，而营养流行病学研究通常未结合遗传学和代谢组学方法。至今，仍有成千上万个基因的功能未知。许多基因与代谢密切相关，需要系统性的方法发现这些基因的功能。针对 9000 个以上的基因，美国国立卫生研究院开展的基因敲除小鼠项目及分布在欧洲的 18 个实验室，正致力于描述基因敲除小鼠的基因型别功能，他们有望全面评估与代谢有关的基因表型。

目前，检测饮食对基因的影响效果面临的主要挑战在于：相对于遗传学和生物化学检测技术，饮食摄入量的检测方法非常不准确。目前很缺乏检测饮食暴露的新方法和技术，为了更好地研究饮食和基因之间的相互作用，迫切需要改进目前的研究工具。

虽然说方法学的发展是营养基因组学研究的重点，营养基因组学科学家面临的更大挑战不仅是改进研究技术，而且需要将这些技术和基因组学方法联合应用，只有这样，营养-基因相互作用关系研究才会得以长足发展。成千上万个基因，以及数以百万个基因变异，包括其中的有些基因对上百或上千个小分子代谢有影响（也可能是参与代谢的多肽或蛋白质）需要新的生物信息学和统计学方法。相对代谢组学分析工具，基因组学研究中的生物信息学工具目前发展也不成熟。这就导致优化分析联合性数据时会有困难，甚至更难同时分析多基因和多饮食之间的相互作用。目前，欧洲的 NUGO 计划已启动针对此类复杂分析的研究。然而，仍然还有很长的路要走。最大的挑战在于开发出一种包罗万象的集成性框架，用于研究基因-营养之间的相互作用。为完成这一挑战，营养基因组学迫切需要培养一批多学科科学家，他们能彼此沟通，从而发展出更好的方法，并建立起一个全面的数据集让这一领域的科学家们提出新的理论。这些任务足够让我们忙上十几年或更长时间。

营养基因组学将会改变营养科学家和健康倡导者对于饮食作为癌症预防工具的认识，并导致个性化饮食的发展，而一种饮食适于所有人的时代即将结束。然而，当前我们并未掌握设计个性化饮食需要的所有知识。营养基因组学、转录组学、蛋白质组学和代谢组学的发展将有助于更好地了解正常和肿瘤细胞中的关键调节位点，也有助于证实饮食调整是否能让个体从中受益并降低患病风险，从而促进个性化饮食发展。

参 考 文 献

[1] World Health Organization. Global Health Risks：Mortality and Burden of Disease Attributable to Selected Major Risks. Geneva，WHO Press，2009.

[2] Lobstein T，Jackson-Leach R，Moodie ML，et al. Child and adolescent obesity：part of a bigger picture. Lancet，2015，Feb 18. pii：S0140-6736（14）61746-3.

[3] Cayuela Sánchez JA，Elamrani A. Nutrigenomics of essential oils and their potential domestic use for improving health. Nat Prod Commun，2014，9（11）：1641-1648.

[4] International Human Genome Sequencing Consortium：Finishing the euchromatic sequence of the human genome. Nature，2004，431（7011）：931-945.

[5] Tefferi A. Genomics basics：DNA structure，gene expression，cloning，genetic mapping，and molecular tests. Semin Cardiothorac Vasc Anesth. 2006，10（4）：282-290.

[6] Li R，Fan W，Tian G，et al. The sequence and de novo assembly of the giant panda genome. Nature，2010，463（7279）：311-317.

[7] Roach JC，Glusman G，Smit AF，et al. Analysis of genetic inheritance in a family quartet by whole-genome sequencing. Science，2010，328（5978）：636-639.

[8] Lee W，Jiang Z，Liu J，et al. The mutation spectrum revealed by paired genome sequences from a lung

cancer patient. Nature, 2010, 465 (7297) : 473-477.

[9] Qin J, Li R, Raes J, et Al. A human gut microbial gene catalogue established by metagenomic sequencing. Nature, 2010, 464 (7285) : 59-65.

[10] Westermann AJ, Gorski SA, Vogel J. Dual RNA-seq ofpathogen and host. Nat Rev Microbiol, 2012, 10 (9) : 618-630.

[11] Jäger M, Ott CE, Grünhagen J, et al. Composite transcriptome assembly of RNA-seq data in a sheep model for delayed bone healing. BMC Genomics, 2011, 12 : 158.

[12] 李新建. 猪脂肪沉积关键基因筛选及 TCTP 基因功能研究 [C]. 陕西：西北农林科技大学，2011.

[13] Morin RD, O'Connor MD, Griffith M, et al. Application of massively parallel sequencing to microRNA profiling and discovery in human embryonic stem cells. Genome Res, 2008, 18 (4) : 610-621.

[14] 杨晓玲. SOLID 测序技术在果蝇 MicroRNA 与转录本表达相关性研究中的应用 [D]. 广州：中山大学，2010.

[15] Chua PJ, Chin J, Chee S, et al. P6. 15peroxiredoxin 3 as a molecular therapeutic target in breast cancer. Ann Oncol, 2015, Suppl 2: ii30.

[16] Bebb G, Elegbede A, Petersen L, et al. P6. 10Identifying ATMic non-small cell lung cancer cell lines: Implications for designing clinical trials. Ann Oncol, 2015, Suppl 2: ii29.

[17] Larrinaga G, Perez I, Sanz B, et al. Dipeptidyl-peptidase IV activity is correlated with colorectal cancer prognosis. PLoS One, 2015, 10 (3) : e0119436.

[18] Marti R, Zhang Y, Tien YC, et al. Assessment of a new Bacteroidales marker targeting North American beaver (Castor canadensis) fecal pollution by real-time PCR. J Microbiol Methods, 2013, 95 (2) : 201-6.

[19] Ishii S, Segawa T, Okabe S. Simultaneous quantification of multiple food-and waterborne pathogens by use of microfluidic quantitative PCR. Appl Environ Microbiol, 2013, 79 (9) : 2891-2898.

[20] Teng X, Xiao H. Perspectives of DNA microarray and next-generation DNA sequencing technologies. Sci China C Life Sci, 2009, 52 (1) : 7-16.

[21] Masotti A, Da Sacco L, Bottazzo GF, et al. Microarray technology: a promising tool in nutrigenomics. Crit Rev Food Sci Nutr, 2010, 50 (7) : 693-698.

[22] Wheatley KE, Nogueira LM, Perkins SN, et al. Differential effects of calorie restriction and exercise on the adipose transcriptome in diet-induced obese mice. J Obes, 2011, 2011 : 265417.

[23] Satih S, Chalabi N, Rabiau N, et al. Gene expression profiling of breast cancer cell lines in response to soy isoflavones using a pangenomic microarray approach. OMICS, 2010, 14 (3) : 231-238.

[24] Riscuta G, Dumitrescu RG. Nutrigenomics: implications for breast and colon cancer prevention. Methods Mol Biol, 2012, 863 : 343-58.

[25] Velculescu VE, Zhang L, Vogelstein B, et al. Serial analysis of gene expression. Science, 1995, 270 (5235) : 484-487.

[26] Zhang L, Zhou W, Velculescu VE, et al. Gene expression profiles in normal and cancer cells. Science, 1997, 276 (5316) : 1268-1272.

[27] Velculescu VE, Zhang L, Zhou W, et al. Characterization of the yeast transcriptome. Cell, 1997, 88 (2) : 243-251.

[28] Klein RJ, Zeiss C, Chew EY, et al. Complement factor H polymorphism in age-related macular degeneration. Science, 2005, 308 (5720) : 385-389.

[29] Samani NJ, Erdmann J, Hall AS, et al. Genomewide association analysis of coronary artery disease. N Engl J Med, 2007, 357 (5): 443-453.

[30] Herbert A, Gerry NP, McQueen MB, et al. A common genetic variant is associated with adult and childhood obesity. Science, 2006, 312 (5771): 279-283.

[31] Locke AE, Kahali B, Berndt SI. Genetic studies of body mass index yield new insights for obesity biology. Nature, 2015, 518 (7538): 197-206.

[32] Saxena R, Voight BF, Lyssenko V, et al. Genome-wide association analysis identifies loci for type 2 diabetes and triglyceride levels. Science, 2007, 316 (5829): 1331-1336.

[33] 杨晓，黄培堂，黄翠芬. 基因打靶技术. 北京：科学出版社，2003.

[34] Fenech M, El-Sohemy A, Cahill L, et al. Nutrigenetics and nutrigenomics: viewpoints on the current status and applications in nutrition research and practice. J Nutrigenet Nutrigenomics, 2011, 4 (2): 69-89.

[35] Sharma S, Kelly TK, Jones PA. Epigenetics in cancer. Carcinogenesis, 2010, 31 (1): 27-36.

[36] Eaton SB, Konner M. Paleolithic nutrition. A consideration of its nature and current implications. N Engl J Med, 1985, 312 (5): 283-289.

[37] Leaf A, Weber PC. A new era for science in nutrition. Am J Clin Nutr, 1987, 45 (5 Suppl): 1048-1053.

[38] Simopoulos AP. Evolutionary aspects of diet: the omega-6/omega-3 ratio and the brain. Mol Neurobiol, 2011, 44 (2): 203-215.

[39] Flachs P, Horakova O, Brauner P, et al. Polyunsaturated fatty acids of marine origin upregulate mitochondrial biogenesis and induce beta-oxidation in white fat. Diabetologia. 2005, 48 (11): 2365-2375.

[40] Bouwens M, van de Rest O, Dellschaft N, et al. Fish-oil supplementation induces anti-inflammatory gene expression profiles in human blood mononuclear cells. Am J Clin Nutr, 2009, 90 (2): 415-424.

[41] Hammamieh R, Chakraborty N, Miller SA, et al. Differential effects of omega-3 and omega-6 Fatty acids on gene expression in breast cancer cells. Breast Cancer Res Treat, 2007, 101 (1): 7-16.

[42] World Cancer Research Fund/American Institute for Cancer Research. Food, Nutrition, Physical Activity, and the Prevention of Cancer: A Global Perspective. 2007. American Institute for Cancer Research, Washington, DC. Retrieved February 20, 2009, from: http://www.dietandcancerreport.org.

[43] Martin KR. Using nutrigenomics to evaluate apoptosis as a preemptive target in cancer prevention. Curr Cancer Drug Targets, 2007, 7 (5): 438-446.

[44] Davis CD, Emenaker NJ, Milner JA. Cellular proliferation, apoptosis and angiogenesis: molecular targets for nutritional preemption of cancer. Semin Oncol, 2010, 37 (3): 243-257.

[45] Yu DX, Sun Q, Ye XW, et al. Erythrocyte trans-fatty acids, type 2 diabetes and cardiovascular risk factors in middle-aged and older Chinese individuals. Diabetologia, 2012, 55 (11): 2954-2962.

[46] Corella D, Ordovás JM. Biomarkers: background, classification and guidelines for applications in nutritional epidemiology. Nutr Hosp, 2015, 31 (s03): 177-188.

[47] Frosst P, Blom HJ, Milos R, et al. A candidate genetic risk factor for vascular disease: a common mutation in methylenetetrahydrofolate reductase. Nat Genet, 1995, 10 (1): 111-113.

[48] Fenech M, El-Sohemy A, Cahill L, et al. Nutrigenetics and nutrigenomics: viewpoints on the current status and applications in nutrition research and practice. J Nutrigenet Nutrigenomics, 2011, 4 (2): 69-89.

[49] Ross SA. Evidence for the relationship between diet and cancer. Exp Oncol, 2010, 32 (3): 137-142.

[50] Trujillo E, Davis C, Milner J. Nutrigenomics, proteomics, metabolomics, and the practice of dietetics. J

Am Diet Assoc, 2006, 106 (3): 403-413.
[51] Milner JA. Molecular targets for bioactive food components. J Nutr, 2004, 134 (9): 2492S-2498S.
[52] Tan AC, Konczak I, Sze DM, et al. Molecular pathways for cancer chemoprevention by dietary phytochemicals. Nutr Cancer, 2011, 63 (4): 495-505.
[53] Newman DJ, Cragg GM. Microbial antitumor drugs: natural products of microbial origin as anticancer agents. Curr Opin Investig Drugs, 2009, 10 (12): 1280-1296.
[54] Subbiah MT. Nutrigenetics and nutraceuticals: the next wave riding on personalized medicine. Transl Res, 2007, 149 (2): 55-61.
[55] Michail S, Lin M, Frey MR, et al. Altered gut microbial energy and metabolism in children with non-alcoholic fatty liver disease. FEMS Microbiol Ecol, 2015, 91 (2): 1-9.
[56] Kussmann M, Raymond F, Affolter M. OMICS-driven biomarker discovery in nutrition and health. J Biotechnol, 2006, 124 (4): 758-787.
[57] Kussmann M, Rezzi S, Daniel H. Profiling techniques in nutrition and health research. Curr Opin Biotechnol, 2008, 19 (2): 83-99.
[58] Saito K, Arai S, Kato H. A nutrigenomics database-integrated repository for publications and associated microarray data in nutrigenomics research. Br J Nutr, 2005, 94 (4): 493-495.
[59] Solis C, Veenema K, Ivanov AA, et al. Folate intake at RDA levels is inadequate for Mexican American men with the methylenetetrahydrofolate reductase 677TT genotype. J Nutr, 2008, 138 (1): 67-72.
[60] da Costa KA, Kozyreva OG, Song J, et al. Common genetic polymorphisms affect the human requirement for the nutrient choline. FASEB J, 2006, 20 (9): 1336-1344.
[61] Mattei J, Demissie S, Tucker KL, et al. Apolipoprotein A5 polymorphisms interact with total dietary fat intake in association with markers of metabolic syndrome in Puerto Rican older adults. J Nutr, 2009, 139 (12): 2301-2308.
[62] Mehedint MG, Niculescu MD, Craciunescu CN, et al. Choline deficiency alters global histone methylation and epigenetic marking at the Re1 site of the calbindin 1 gene. FASEB J, 2010, 24 (1): 184-195.
[63] Vucetic Z, Kimmel J, Totoki K, et al. Maternal high-fat diet alters methylation and gene expression of dopamine and opioid-related genes. Endocrinology, 2010, 151 (10): 4756-4764.
[64] Dotson CD, Shaw HL, Mitchell BD, et al. Variation in the gene TAS2R38 is associated with the eating behavior disinhibition in Old Order Amish women. Appetite, 2010, 54 (1): 93-99.
[65] Penn L, Boeing H, Boushey CJ, et al. Assessment of dietary intake: NuGO symposium report. Genes Nutr, 2010, 5 (3): 205-213.
[66] Coort SL, van Iersel MP, van Erk M, et al. Bioinformatics for the NuGO proof of principle study: analysis of gene expression in muscle of ApoE3* Leiden mice on a high-fat diet using PathVisio. Genes Nutr, 2008, 3 (3-4): 185-191.

第三章　转录组学

第一节　引　　言

一、基本概念

基因表达是指将基因携带的遗传信息转变为可辨别表型的整个过程，其中以DNA为模板合成RNA的转录过程是基因表达的第一步。转录组（transcriptome）是指生物体或细胞在某种状态下所有基因转录产物的总和，它不仅包含细胞在该特定时间和环境下所需的蛋白质编码RNA，而且包含表达调控基因衍生而来的RNA分子集合。转录组具有与状态（发育阶段、组织和细胞类型、应激状态等）对应的特异性，其组成类型反映了该特定状态下细胞在转录水平的基因表达情况。

转录组研究是对转录水平上发生的事件及其相互关系和意义进行整体研究的一门科学，是功能基因组学研究的重要组成部分，破解生命信息传递奥秘的重要环节，是联系基因组（遗传信息源）与蛋白组（生物功能）的纽带和桥梁。

二、研究内容

早期的转录组研究主要关注的是蛋白编码RNA（mRNA），而随着研究的发展，越来越多种类的RNA被揭示出多样而重要的生物学作用与意义，转录组的研究内容也在不断地深入和扩大。相应地，狭义转录组只包含编码蛋白质的mRNA（coding RNA），而广义的转录组则包含细胞中所有的RNA，既包括coding RNA也包括不编码蛋白质的RNA（non-coding RNA，ncRNA）。mRNA在细胞整体RNA中所占比例很小（一般都少于4%）且寿命很短（几分钟到数小时），随细胞状态的改变其种类和数量变化很大。非编码RNA的种类繁多，他们负担的功能也非常多样，主要有转运RNA（tRNA）、核糖体RNA（rRNA）、核小RNA（snRNA，又称U-RNA）、核仁小RNA（snoRNA）、微小RNA（miRNA）、短干扰RNA（siRNA）及近些年研究较多的piRNA、long non-codingRNA（*Xist*、*Evf*、*Air*、*CTN*与*PINK*等）等。

转录组研究是功能基因组学研究的基础和出发点，其研究内容主要包括以下几个部分：转录组的组成（RNA代表的基因种类鉴定）；转录产物的表达丰度与动态变化（基因表达量的量度与差异表达分析）；转录本的结构（可变剪切、cSNP等）；转录本功能（基因功能注释、GO分类，代谢通路定位、相互作用网络等）；转录的调节；转录组与其他组学（基因组、表观遗传组、蛋白组等）间的关系等。转录组学的研究与应用范围十分广泛，几乎覆盖生命科学研究的各个领域（生物学、医学、农学、营养学等），在生物相关产业中的应用也越来越广泛。

三、营养转录组学

人类对生命活动的现象和本质的认识经历了从机体、器官、组织、细胞、分子的逐渐深入和细化的过程。分子营养学的研究主要包含两个方面，一方面研究营养素对基因表达的调控作用，以及其对基因组结构、稳定性的影响；另一方面是研究遗传因素对营养素的消化、吸收、分布、代谢及生理功能的决定作用。目前一般认为，营养素对基因表达的调控作用主要体现在转录水平上，营养转录组学作为营养组学研究的重要层次，对于筛选和鉴定机体对营养素做出应答的基因，明确受营养素调节的基因的功能，研究营养素对基因表达的影响及作用分子机制等均发挥十分重要的作用。

第二节 研究技术及发展历史

转录是遗传信息传递的重要环节，对转录组的系统研究可以反映基因表达及调控的规律，对解读基因组与蛋白质组信息都有非常重要的意义。因此，转录组学的发展与基因组学及后基因组学时代对解读基因组信息、研究多层次功能基因组关系等需求密切相关。转录组学研究技术的进步大大推动了转录组学研究内容的深入和其在生物、医学与农学等领域的广泛应用。

转录组研究主要基于两种技术——杂交与测序。各种表达芯片是基于杂交技术的转录组研究分析工具；随着测序技术的发展，基于测序的技术又可分为基于一代 Sanger 测序的 EST、SAGE、MPSS，基于二代测序的 RNA-Seq，以及正在开发完善阶段并初步投入使用的三代测序技术。

一、基于杂交的微阵列技术

基于杂交的微阵列技术或芯片技术开始运用到转录组学研究源于 20 世纪 90 年代中期，其基本技术原理是把已知的所有或感兴趣的基因序列片段固定到固体介质上形成微阵列。首先提取特定状态样品的 RNA，经反转录获得 cDNA（用荧光标记），然后与微阵列进行杂交（通过序列互补，表达片段与固体介质上的探针杂交），然后对微阵列进行扫描，最后根据荧光信号的强度计算微阵列上对应位置基因的表达强度。可以对不同的样品标记不同的荧光信号，使其在同一张芯片上竞争性地与探针结合，最后通过扫描和比较两种荧光信号，对样品间基因的表达强度进行比较分析。同样，也可以一种样品使用一张芯片，最后比较两张芯片上的基因表达差异。芯片技术的优势在于可以将不同的 cDNA 样品杂交到同一个的微阵列上比较他们的杂交信号谱，从而对两个或多个转录组之间的差异做出快速地评估。主要的劣势在于只适用于检测已知基因，而无法捕获新基因。同时，由于杂交技术灵敏度有限，芯片技术不仅难以检测低丰度的 mRNA，也无法捕获到 mRNA 表达水平的微小变化。

二、基于 Sanger 测序的转录组研究技术

基于测序的转录组研究有一定的共同性，都是用转录本上的一段序列来代表该转录本，通过测序和序列比对，对转录本种类和表达量进行研究。基于 Sanger 法开发的第一代全自动测序仪的出现使得大规模的测序成为可能。早期基于 Sanger 测序法应用于大规模转录组研究的各种技术（EST、SAGE、MPSS 等）在转录组研究历史上曾发挥过重要作用，积累了大量数据。

EST（expressed sequence tag）是曾经应用的比较成熟的转录组研究技术，其实验技术路线简单分为以下几步：提取 Total RNA、分离 mRNA；反转录为 cDNA；酶切、加接头；连接入载体、转化大肠杆菌；细菌培养、质粒提取和测序（5′，3′或双向）。每条 EST 序列代表一个转录本，经过拼接后获得 unigene，通过序列比对进行基因功能注释。在 cDNA 文库中，每个 unigene 所包含的序列条数代表该基因的表达丰度。EST 方法获得的序列长度较长，准确率较高（通过几十年的逐步改进，第一代测序仪的读长可以超过 1000 bp，原始数据的准确率可以高达 99.999%），可用于发现新基因，后续的数据分析也较简单。但是，由于其对电泳分离技术的依赖，难以进一步提升实验速度和提高并行化程度，并且难以通过微型化降低测序成本。而且，受测序深度的影响，表达丰度低的基因很难被探测到。在现在的研究中，高质量的长 EST 序列常被用作 reference 序列，辅助基于二代测序的转录组学研究。

SAGE（serial analysis of gene expression）技术也是基于一代测序的转录组研究手段。不同于 EST 的是该技术只选取每个转录本上一段 12bp 长的序列来代表这个转录本并串连成串，最终对标签串连序列进行测序。该技术不仅提高了检测深度，也降低了测序成本。其主要通过锚定酶及标签酶的酶切切割获得 SAGE 标签，连接标签后对其测序。这种方法虽然提高了测序深度，但由于文库构建的步骤繁琐，由此引入的干扰较多，同时，由于标签长度太短，对后续分析造成了很大难度，导致 SAGE 技术没有得到广泛的应用。

MPSS（massively parallel signature sequencing）可视为对 SAGE 的改进和发展。MPSS 技术同样也是获取 3′末端的一段序列标签，但长度可达 20bp。另一方面，测序通量大幅提升，一次实验大约可测得1 000 000个标签序列。MPSS 技术对于功能基因组研究非常有效，能在短时间内捕获细胞或组织内全部基因的表达特征。MPSS 技术对于鉴定致病基因并揭示该基因在疾病中的作用机制等发挥了重要作用。

三、基于二代测序的转录组研究技术

基于 Sanger 方法的一代测序技术步骤繁琐，周期长，代价高，限制了转录组学研究的大规模开展与广泛应用。基于二代测序方法的 RNA-Seq 技术大大缩短了测序周期，降低了测序成本，尤其是在测序深度方面有了显著的提高，已经逐渐取代基于一代测序技术的各种研究手段。使用基于二代测序的 RNA-Seq 技术可以有效地进行新基因发掘、低丰度转录本发现、转录图谱绘制、转录本结构研究（基因边界鉴定、可变剪接研究等）、转录本变异研究（如基因融合、编码区 SNP 研究）、非编码区域功能研究（Non-coding RNA 研究、microRNA 前体研究等）。由于测序深度的增加和成本的降低，使得转录组研究中提供的数据量呈现爆炸式扩增，极大拓宽了转录组研究解决科学问题的范围。目前，诸如“单细胞转录组研究”“个体化研究”，把生命科学的研究推入到更加细微的水平。被广泛应用的二代测序技术平台主要有三种：罗氏 454 基因组测序仪，Illumina 的 Genome Analyzer（后期推出的 HiSeq 也是同样的测序原理），AB Life Technologies SOLiD 系统。它们都是在 20 世纪 90 年代末被开发出来，在 2005 年前后实现商业化。这些仪器都采用了合成测序法，只是在 DNA 阵列的排布、DNA 簇扩增、基于酶的测序生化反应方面存在差异。

454 测序平台运用微乳滴 PCR（emulsion PCR，emPCR）来生成扩增产物，碱基测定采用边合成边测序，利用焦磷酸法产生的光学信号进行检测。焦磷酸测序的主要优势是它的速度和读长将近 500bp，但在测定同核苷酸聚合物区域时容易产生插入-缺失错误，并且与其他二代测序技术相比，其试剂价格相对较高。对于没有参考基因组的物种来说，454 测序可以快速积累高质量的转录组信息，后续的转录组拼接和注释，表达量与功能分析等也相对较简单。

Illumina Genome Analyzer 单链文库片段的扩增是通过所谓“桥式扩增”过程实现的。也是采用合成测序法，使用荧光标记的核苷酸及可逆的终止子。在每一轮测序循环中，标记不同荧光基团的 4 种核苷酸及 DNA 聚合酶同时加入流通池通道中，按照碱基互补配对的原则进行 DNA 链的延伸。每个核苷酸的 3′羟基是被封闭起来，以防止额外的延伸。采集荧光图像，碱基特异的荧光标记揭示了这一轮中新加入的核苷酸是什么，也就获得模板中这一位置的 DNA 序列。然后打开 3′端，继续进行下一轮反应。其主要缺点是由于光信号衰减和移相的原因使得序列读长较短。目前，Illumina 公司的 HiSeq 测序平台（目前读长可达 100~200bp）是转录组研究中应用最多的测序平台，它较好地平衡了序列读长、错误率与测序的成本。

Life Technologies SOLiD 系统也采用了微乳滴 PCR 与微球相结合的策略来扩增测序片段。微球被富集并固定在一个平的玻璃基板上形成一个无规则的阵列。它的边合成边测序采用的是连接反应而不是聚合反应。另外，它采用了双碱基编码策略来协助检测错误，每个碱基都在两个独立的连接反应中总共测定了两遍，碱基准确率较高，识别 SNP 准确率高。但由于同一簇扩增产物中存在移相造成其序列读长相对较短（50bp），目前在转录组研究中应用较少。

四、展望

二代测序技术大大降低了测序时间与成本。以一个人的基因组大小的数据为例，一代测序技术需要约 3 年，花费 3 亿美元，而二代技术只需一周或几天，花费仅需几万美元或更低。同时，读长增加的小通量或中等通量的测序平台，如 Ion Torrent 将会解决小规模的测序问题。然而二代技术序列过短，无法进行 RNA 直接测序。三代测序技术将在增加读长、RNA 直接测序方面取得突破。三代测序技术主要通过纳米级的孔隙只允许单个 DNA 序列通过，边合成边采集信号，如 Complete Genomics、Pacific Biosciences。三代测序技术的发展也遇到了一些新的挑战，主要是集中在单分子水平光学信号的检测方面。主要问题是要降低非特异性的背景干扰。更高效的测序技术的发展和数据的积累，分析方法和工具的逐渐开发，将把转录组研究推向更加细致深入的层次。随着研究手段与技术的进步，营养转录组学的研究也将更加深入和细致，对于深入研究营养素对机体健康影响的规律与机制，个体化营养方案的制订，促进健康、预防和控制营养相关疾病方面提供科学的依据。

第三节 数据库与软件介绍

一、数据库介绍

转录组数据库主要用于存储芯片、EST、SAGE、MPSS、RNA-Seq 等实验获得的转录组数据信息（序列、分类、表达量、功能注释等），并为用户提供查询、浏览、下载和在线分析等服务。

NCBI 的 GEO（gene expression omnibus，http://www.ncbi.nlm.nih.gov/geo/）数据库是目前存储数据量最大，应用最为广泛的转录组数据库。GEO 于 2000 年建立，主要用于全基因组水平表达数据的存储与下载。最初以芯片数据为主，之后逐渐应用于存储测序获得的表达数据。用户提交转录组数据时需提供数据获取的实验平台、样本来源与处理方式、表达数据及研究设计与结果。之后 GEO 针对某一研究产生的表达数据进行整合及聚类等分析，同时展示基因在该研究的不同样本中表达丰度的比较结果。GEO 中存储的数据按研究平台，样本类型及物种等进行分类。用户可方便查询及获取针对某种样本，某种实验平台，或某个基因的表达数据用于后续研究。目前，GEO 中收录的研究平台已超过12 000个，样本量超过100 000 000，涉及的研究超过40 000项。由于研究手段的丰富及用户需求的增加，GEO 除存储表达数据之外，还拓展了 SNP，甲基化等实验结果，但仍以全基因组转录组数据为主。在全基因组转录组数据中，芯片数据目前占了所有转录组研究的 90%以上，其次是高通量转录组测序数据（目前约占 6%）。由于转录组中 miRNA 及 lncRNA 具有十分重要的调控功能，目前也存储了相应的芯片及二代测序数据。

随着二代测序技术在转录组研究中的广泛应用，产生了大量短序列测序结果。GEO 只存储芯片及测序获得的表达量信息，而不存储测序直接获得的短序列。在研究过程中，我们往往需要获得这些测序产生的原始序列，根据新的基因组信息注释版本或新的研究目的，重新进行序列比对、基因注释、表达量计算等操作。NCBI 于 2007 年开发了 SRA（sequence read archive，http://www.ncbi.nlm.nih.gov/sra/）数据库，用于供用户上传及下载新一代测序技术平台（如 454、Ion Torrent、Illumina、SOLiD、Helicos、PacBio、Complete Genomics）所获得的原始测序序列。SRA 与欧洲 EBI 开发的 European read archive（ERA，http://www.ebi.ac.uk/embl/Documentation/ENA-Reads.html）及日本 DDBJ 开发的 DDBJ read archive（DRA，http://www.ddbj.nig.ac.jp/sub/trace_ sra-e.html）之间可进行数据共享。

除了转录组实验相关的数据库之外，进行转录组数据分析需要用到关于 RNA 的注释与分类等信息，这些信息也以数据库的形式存储与展示。mRNA 的序列、分类、功能等信息注释已经相对完善。NCBI 的 RefSeq 基于人工校正的方法对 mRNA 的相关信息都做了详细注释，可信度高。Ensembl 数据库则倾向于注释所有可能的 mRNA，其中包含了大量预测产生的 mRNA。UCSC 数据库主要对人、小鼠、大鼠等有限物种（主要是模式动物）进行详细注释。UCSC 数据库开发了 Genome Browser、Table Browser、Gene Sorter 等多种工具，用户可方便浏览及下载某个基因或转录本位置上的表达、变异、进化、启动子调控等信息，应用十分广泛。

非编码 RNA 的研究时间较短，但也产生了许多专门的数据库。MiRBase（http://www.mirbase.org/）是 miRNA 的主要存储与分析数据库。MiRBase 中存储了目前研究获得的所有物种的 miRNA 信息，包括其命名、前体和成熟体序列、家族分类、预测靶位点。Rfam（http://rfam.sanger.ac.uk/）则对 miRNA 在内的多种非编码 RNA 进行了分类与序列存储。其他小的 ncRNA，如 piRNA 也有专门的数据库，piRNABank（http://pirnabank.ibab.ac.in/）。为了区别包括 miRNA、piRNA、snoRNA、siRNA、tRNA、rRNA 等已知尤其是一些小的 ncRNA，笼统地将细胞内的其余 ncRNA（这些 ncRNA 长度通常大于 200nt）称为长非编码 RNA（lncRNA）。目前 lncRNA 相关的数据库也有很多。Gencode 计划（http://www.gencodegenes.org/）提供了包含 lncRNA 基因、转录本、exon 与 intron 位置的详细注释信息。LNCipedia 数据库（http://www.lncipedia.org/）对 lncRNA 转录本、RNA 二级结构、miRNA target 等信息进行了注释。NONCODE（http://www.noncode.org）提供了目前文献报道与 raw reads 注释所获得的所有可能 lncRNA 序列。LncRNAdb（http://www.lncrnadb.org/）提供文献挖掘获得的 lncRNA 表达、进化、功能、序列等信息。LncRNAWiki（http://lncrna.big.ac.cn/）则整合了以上 lncRNA 数据库的所有关于人的 lncRNA 序列与注释信息并基于 Wiki 平台允许用户随时提交新的 lncRNA 序列及功能等相关注释信息。

二、算法与软件

目前应用于转录组数据处理与分析的软件很多。根据研究平台、研究目的的不同，数据分析处理的具体流程差别很大，但是其基本的组成部分是相同的，主要包括表达基因鉴定、表达丰度统计、表达量比较、功能分析四个主要部分。由于目前转录组研究中主要运用的是芯片及 RNA-Seq 技术，在此将着重介绍这两种技术用到的算法与软件。

（一）芯片分析的算法与软件

表达芯片的结果最初以光密度信号展示，需先用图像处理软件将光强度转化为表达量信息。来源于不同芯片的数据需要进行平均数或者中位数的标准化，同一个样本的不同重复之间则要进行 Quantile Normalization。为了去除荧光染色，点样机及杂交实验产生的误差，有时需要使用局部加权回归分析进行芯片内的标准化。数据标准化后方可进行差异表达等分析。

芯片差异表达分析的方法分为参数方法和非参数方法两类。参数方法（如贝叶斯模型、T-检验、B-统计量）假设芯片数据符合正态分布，非参数的方法（如 SAM、Samroc、Wilcoxon 秩和检验）则直接估计检验统计量的分布情况，不对数据的分布做任何假设。通过比较，SAM 软件所使用的算法针对不同分布均可取得较好的结果，因此运用较为广泛。

SAM 于 2000 年为斯坦福大学开发，作为插件在 Office Excel 软件中使用，对不少于三组重复的样本之间进行成对的或非成对的比较分析。通过设定 FDR 的大小获得差异表达基因。除了进行芯片表达数据的差异表达分析外，SAM 软件于 2011 开发的版本 4 可用于 RNA-Seq 数据的差异表达分析。

聚类分析是芯片数据分析的重要形式，通过对差异表达基因分类进一步阐述差异表达背后的生物学意义。聚类既包括对基因分类也包括对样本分类。聚类方法分为监督型与非监督型，包括分层聚类（hierarchical clustering）、K 均值聚类（K-means clustering）、自组织图谱 SOM（self organizing map）、PCA（principle componet analysis）等。分层聚类是最早也是最普遍应用在基因芯片数据分析研究中的聚类算法。通过计算 gene-gene 之间的表达模式距离矩阵构建系统发育树进而生成表达图谱。芯片数据的聚类分析常用软件为 Cluster（也可使用 R 软件中的聚类分析函数，如 heatmap. 2）。Cluster 3. 0 可依次对数据进行过滤、log2 转化、芯片间平均数或中位数 center 处理、标准化，之后选择不同的方法进行基因及样本的聚类。聚类后产生的树状图及表达热图可通过 TreeView 软件显示。通过调节不同的参数优化显示结果最终输出聚类分析图。

（二）测序数据分析算法与软件

1. 一代数据　一代测序仪产出的直接结果是峰图文件，要经过一系列处理才能用于后续分析。首先通过 Basecalling 将峰图转换成碱基序列并去除低质量区域，然后用 Cross_match 软件屏蔽序列中含有的载体序列，再过滤掉过短（<100bp）的序列。以 EST 数据为例，分析过程需要先运用拼接软件（phrap，cap3 等）对这些初始序列进行拼接，进而基于拼接结果筛选 unigene，以获得完整的开放读码框或蛋白编码序列。对于已有基因组序列的物种可直接将 unigene 与 reference 基因 blast，无基因组数据的物种则可选择 NCBI 的非冗余核苷酸（nt）或蛋白库（nr）、swissProt 蛋白库、Interpro 蛋白家族与功能结构库、COG（clusters of orthologous groups of proteins）、KEGG 库、GO 库中的序列进行 blast 比对以对 unigene 的功能进行注释。EST 数据分布等特征与芯片数据差异较大，需开发专用的差异表达分析软件，常用是 IDEG6。

2. 二代测序数据　新一代测序数据最主要的特点就是序列较短，通量高。针对这一特点，二代数据的分析方法和一代数据有所差别，根据有没有参考序列，方法也有所不同。对于有参考序列的研究，首先要将短序列对应或比对到基因组中，这一步称为 mapping，是新一代测序分析过程中最基础也是最关键的步骤。目前的 mapping 软件有 MAQ、Bowtie/Bowtie2、BWA、GSNAP、ZOOM、ELAND、SOAP2、BFAST、RazerS、Novoalign、SHRiMP、Mosaik 等。这些软件所使用的算法包括空位种子索引法（spaced-seed indexing）、Burrows-Wheeler 转换（Burrows-Wheeler Transform，BWT）的算法、Smith-Waterman 算法、q-grams 过滤、Needleman-Wunsch 算法等，但以前两种为主。其中采用空位种子片段索引法的代表是 Maq，而采用 Burrows-Wheeler 转换的代表是 Bowtie。综合评价，采用 BWT 的定位算法在时间效率上优于空位种子片段索引法。随着读长的增加，序列中可能存在插入删除（indel）。由于以上两类方法对序列中插入删除的处理较为困难，之后相继开发了一些改进的 Smith-Waterman 动态规划算法的序列比对工具，如 BFAST、SHRiMP、Mosaik（http://bioinformatics.bc.edu/marthlab/Mosaik）等，但算法速度较慢，一般需采用计算机并行编程技术来解决运行时间的问题。对于没有参考序列的研究，首先需要对测序得到的序列进行拼接，以获得 unigene，进行后续功能研究。用于转录组数据拼接的软件用得比较多的有 SOAPdenovo、trinity 等。拼接后结果需要通过与已知数据库（nr、nt、uniprot 等）比对来进行基因注释。

真核生物由于存在可变剪切现象使得 mapping 过程变得更加复杂。Mapping 到两个外显子剪接位点的序列（junction reads）由于在基因组中处于分散状态而无法进行直接的基因组 mapping。一般根据已知基因外显子注释，构建所有可能的外显子接合区序列，这个库称为 junction 库（例如将外显子一的 3′末端 50bp 与外显子二的 5′末端 50bp 连接，依次将外显子二与外显子三，外显子三与外显子四连接并截取序列）。junction 库与基因组序列一起作为 mapping 的参考基因组。Illumina/Solexa 平台提供的 RNA-Seq 软件分析包 GApipeline 采用了这种策略。但这样也会丢失一些未知的可变剪切信息。所以后来推出了不依赖基因注释的方法。该方法最后会将不能完整定位的序列分段定位到两个外显子可能的结合区域。采用这种策略的软件有 Tophat、GSNAP 和 G-Mo. R-Se 等。

Mapping 之后需要对基因或转录本的表达量进行统计。传统测序技术例如 EST 技术通常用 Oligo（dT）为引物反转得到 cDNA，这样获得的序列多处于基因或转录本的同一位置，即 3′末端，因此可用实际获得的 reads 数目来代表表达量。但新一代测序技术获得的 reads 随机分布于基因或转录本的任意区域，reads 数目的多少不仅与表达量相关，与基因的长度也相关。为了比较不同基因和不同实验的基因表达值，人们提出了 RPKM 的概念。RPKM（reads per kilo bases per million reads）是每百万读段中来自于某基因每千碱基长度的读段数。这种算法对测序深度及基因长度均作了归一化，使得不同长度的基因在不同测序深度下得到的基因表达水平估计值具有了可比性，是目前最常用的基因表达估计方法。软件 rSeq、DEGseq 软件包和 Cufflinks 等都提供了用上述方法进行基因表达水平计算的功能。对于源自双末端（paire-end）建库获得的序列，表达量的统计不再基于 reads 数目，而是以两个 reads 来源的 cDNA 片段（fragment）为单位进行统计，得到 FPKM（fragments per kilo bases per million reads）。RPKM 与 FPKM 一定程度上具有相同的意义。

RNA-Seq 数据的差异表达可通过似然比检验、Fisher 精确检验及基于 MA 图的统计等检验方法来分析。常见的软件有 DEGseq、Useq、DESeq、Cufflinks 中的 Cuffdiff 模块、edgeR 等。用户可根据实验设计选择合适的方法，例如没有设计生物学或实验重复的比较可选择 DEGseq 与 edgeR 软件包。差异表达之后涉及的聚类分析可参照芯片的分析流程。

随着人们对非编码 RNA 功能研究的深入，miRNA 及近期兴起的 lncRNA 受到了高度关注。这两类非编码 RNA 由于主要参与基因表达调控、个体发育、环境应激、疾病产生等重要生命过程而获得了广泛研究。miRNA 种类相对较少，目前发现的人类 miRNA 约 2000 余种，非常适合芯片研究。但为了不断发现新的 miRNA 种类，大量运用新一代测序技术的研究也陆续开展。其中关键的一步就是 miRNA 的注释。测序获得的序列可与 miRBase、Rfam、piRNABank 等非编码 RNA 数据库比对。去除比对上的已知 miRNA 的 reads，将没有比对上任何非编码 RNA 的 reads 进一步进行基因组比对。若比对上基因组某个位置，将在该位置截取 100bp 左右的序列，对潜在前体进行二级结构预测（如软件 Vienna RNAfold、mirdeep2、Mfold、miRscan、MiRPara、miRFinder，用户可参考多个软件的预测结果）是否含有茎环结构，并判断潜在成熟 miRNA 是否可能出现在茎臂处。2008 年由马克斯德尔布吕克分子医学中心开发的软件 miRDeep（2011 年更新至 miRDeep2）则将 miRNA 测序数据的 mapping 及 miRNA 预测进行流程化，用户可方便快捷地获得已知以及新的 miRNA 的表达情况。下一步则是进行靶基因预测。目前 miRNA 靶基因预测软件主要对 5′端种子序列（针对动物）与靶基因匹配情况、热力学稳定性、靶位点在物种间保守性这些方面进行考虑。常用软件有 TargetScan、miRanda、RNAhybrid、DIANA-microT、PicTar、RNA22、MicroInspector。植物可采用 psRNATarget 等进行预测。用户可参考多种软件预测结果，根据研究目的取交集或并集。

然而 lncRNA 种类繁多、功能复杂、缺乏显著序列特征、细胞或组织特异性高、物种间保守性差，尚没有合适的分类及功能预测的算法与软件。目前对 lncRNA 的研究仅限于单个基因的功能实验研究或通过大规模芯片或测序的方法发现新的 lncRNA。Tiling array 的方法使用了大量重叠探针，能够非常准确地鉴别完整的 lncRNA 转录本。同时 RNA-Seq 技术也适于全基因组水平比较与发现 lncRNA。无论是基于 ploy（A）的建库方法［因为一些 lncRNA 与 mRNA 一样 3′端具有 ploy（A）尾］还是 RiboMinus 的方法均可。Ensembl、Gencode 计划、LNCipedia 数据库、NONCODE、LncRNAdb、LncRNAWiki 等 lncRNA 数据库提供了基因序列、位置、剪切位点、功能、进化等信息。用户可利用这些数据库中的相关信息对测序后的 reads 进行 lncRNA 注释与分析。

（三）功能分析软件

转录组常常用于比较来源于不同环境或刺激，疾病与正常，或者不同发育阶段的组织或细胞的基因表达变化。在获得了差异表达基因之后需要对这些基因的功能进行进一步分析以揭示基因表达差异背后的生物学意义。常见功能分析有 GO（gene ontology）分析，KEGG（kyoto encyclopedia of genes and genomes）代谢通路分析，蛋白相互作用网络分析等。现在有很多软件或平台进行这些分析。例如在线分析软件 WEGO（web gene ontology annotation plot，http://wego.genomics.org.cn/cgi-bin/wego/index.pl）可进行单组或不同组的数据之间的 GO 注释与比较。用户提交基因的 GO 号之后，选择感兴趣的细胞组分，功能类或生命过程查看及绘图。对于两组比较的数据则可以设定 *P* 值的大小筛选有显著差异的功能项最终以图形展示。KAAS（http://www.genome.jp/tools/kaas/）是一个在线的代谢通路分析软件，只要上传序列文件，就可以对整个数据的代谢通路进行全面的分析。Web Gestalt 在线分析平台（WEB-based GeneSeTAnaLysis Toolkit，http://bioinfo.vanderbilt.edu/webgestalt/）及 DAVID 在线分析平台（the database for annotation，visualization and integrated discovery，http://david.abcc.ncifcrf.gov/）则可以帮助用户发现有哪些细胞组分，功能类或生命过程在差异表达基因中显著富集。Web Gestalt 与 DAVID 在线分析平台还提供 KEGG 代谢通路的富集情况，疾病相关基因，miRNA 结合等多种功能分析。蛋白相互作用网络可以使用户认识到哪些差异表达基因之间存在相互作用，对于选择重要靶标分子进行后续功能实验具有十分重要的意义。较常用的基因网络分析软件有 cytoscape，IPA 等。除了在基因的层次，这些软件的很多功能插件还提供其他层次的网络分析，如在 cytoscape 基础上进行 GO 网络分析的 BinGO 等。这种在线平台的分析只需用户提交基因时选择不同的 ID 类型，无需进行 ID 转换即可实现多种分析，方便快捷，应用广泛。

第四节　实 验 方 案

根据每个项目研究目标物种和研究目的的不同，实验与分析方案的设计有着灵活多变的方式。要考虑到的因素主要包括：目标物种有无参考基因组序列、研究目的是针对某一类 RNA 分子还是全表达谱、更关注基因表达还是转录本结构研究等等，这些关系到建库方式与测序平台的选择（芯片选择）、参考数据库的选择、数据分析软件的选择等。

一、芯片技术

虽然新一代测序技术具有高通量、高灵敏度等特点，但表达芯片价格低廉，操作简单，分析便捷的优势使得许多大样本的研究依然使用芯片作为研究手段。

首先介绍芯片的实验方法。芯片试验主要涉及两个方面：一方面是芯片准备，另一方面是样品准备。可以根据自己的研究目的选择已有的商业化芯片，也可以定制自己的芯片（把自己感兴趣的基因设计探针固定下来）。只需要提供感兴趣基因的序列，探针的设计、合成及固定化都可以通过商业的手段完成。关于样品的制备，第一步是提取总 RNA，这一点没有特别之处，按照常规方法提取即可（一般 2×10^6 个细胞或 50～100mg 组织加入 1ml TRIzol）。利用随机引物或者 Oligo（dT）作为引物反转录获得双链 cDNA。生物素（或其他标志物）标记 cDNA 后进行杂交实验。杂交一般在杂交炉中 45℃，60r/min 条件下 16 小时。继而进行洗脱、染色、扫描。不同类型的芯片在具体操作过程有所差异，可具体参考各芯片的实验手册。

二、表达文库构建

基于测序的转录组研究，首先需要构建表达文库（第三代单分子测序可以直接对 RNA 进行测序）。后续测序平台的不同决定了文库构建方法的不同。

（一）EST 或 454 测序文库

EST 实验与芯片实验开始之前同样需提取总 RNA 并制备 cDNA。之后在 cDNA 两端加入接头并连接到质粒载体中，转化细菌，涂平板。挑取大肠杆菌并扩增，提取质粒。最后 PCR 扩增插入的片段，纯化并进行 Sanger 测序。由于操作繁琐，易引入实验误差，且耗时长，EST 测序等一代测序方法已经被二代测序方法中可获得较长读长的 454 测序所取代。在此对于一代测序的相关实验不再赘述。454 测序无需构建大肠杆菌克隆库，实验周期大大缩短，且通量高，80%以上的序列读长可达 500bp 以上。尤其对于没有基因组参考的物种，

454 测序是目前进行转录组测序的最佳选择。454 系统在建库过程中，不同于其他测序平台的是要将 cDNA 打断为 400~800bp 长度的片段。

（二）RNA-Seq 文库构建

RNA-Seq 实验关于总 RNA 提取也无特别之处，但之后会将 RNA 打断成小片段连接接头反转并扩增（图 3-1）。根据研究目的主要采用两种建库方法，基于 Poly（A）尾的方法和去除 rRNA 的方法（RiboMinus 方法）。如果主要研究 mRNA，则根据 mRNA 具有 Poly（A）尾的特征，可用 Poly（T）寡聚核苷酸从总 RNA 中抽取全部带 Poly（A）尾的 RNA。其中的主要部分为蛋白编码基因所转录的 mRNA，但大量 lncRNA 也含有 Poly（A）尾，因此也可用此方法研究该类型的 lncRNA。提取目标 RNA 后进行打断操作，使用随机引物反转后两端连接接头，或者先在打断后的片段两端连接测序接头，继而用转录酶从 RNA 片段合成 cDNA 片段（图 3-1）。为了保证 RNA 上各个区域均能被反转录，使用先加接头后反转的策略较好。为提高测序效率，需要用电泳切胶法获取长度范围在 200 bp（±25 bp）的 cDNA 片段（454 要求片段长度在 400~800bp）。合成后的 cDNA 片段再通过 PCR 扩增，得到最终的 cDNA 文库。

由于转录组的大量转录本不含有 Poly（A）尾，如果想研究更多的转录本则要使用 RiboMinus 的方法。rRNA 占据了细胞中 RNA 总量的约 95%。将 rRNA 去除后（主要去除 28S 与 18S 的 rRNA）的样本中将会包含具有 Poly（A）尾的 RNA、不带有 Poly（A）尾的 RNA、miRNA 前体、tRNA、小的 rRNAs（5S rRNA，5. 8S rRNA），同时也可能含有 miRNA、siRNA、snRNA、piRNA，以及目前我们尚不清楚的 RNA 种类。根据样本中 rRNA 的序列设计带有锁核苷酸（locked nucleic acid）标记的特异探针，带有这种修饰的特异探针通过提高退火温度而保证探针与 rRNA 的稳定结合。探针通过其 5′端连有的生物素吸附在磁珠上从而将 rRNA 富集并去除，去除效率可达 95%以上。对于人和小鼠等基因组得到较好注释的模式物种都会有设计好的 rRNA 探针，如果对一个新的物种使用该方法需先提供该物种的 rRNA 序列。这种建库方法一般需要 1~10μg 总 RNA（液体体积小于 10μl）。但如果样本获取比较难无法达到较大量的总 RNA，也可考虑 100~500ng（液体体积 1~2μl）的小量反应流程。去除 rRNA 后剩余的 RNA 量不到初始总量的 1/10。提取后的 RNA 将按照与提取 Poly（A）RNA 后的方法一样建库或储存在-80℃条件下供以后使用。如果从总 RNA 中只提取长度为 21~23 个碱基左右的 RNA，则得到全部的 miRNA 转录本，相应的方法也称作 miRNA-Seq。

RNA-Seq 样品制备最终得到的是双链 cDNA 文库。在后续测序中，测得的每个读段（read）随机地来自双链 cDNA 的某一条链，从读段序列本身无法得知它是与 RNA 方向相同还是倒转互补，在后续的读段定位时需要两个方向都考虑。在某些情况下，例如正负链上的不同 mRNA 基因存在重叠或 mRNA 与 lncRNA 存在重叠，这样就无法统计重叠区域的 reads 的归属。同时也不利于新发现的 lncRNA 定位。研究显示，基因组中存在大量的 sense-antisense 的 mRNA 对及 mRNA-lncRNA 对。这种成对出现的关系具有极其重要的生物学意义。因此，转录本的方向对基因注释尤为重要，需要在文库制备和测序中保留 RNA 的方向信息。通过在反转录之前的 RNA 5′与 3′两端加入不同测序接头等方法可在后续的测序过程保留转录本的方向信息（图 3-1），提高转录本注释的准确性。

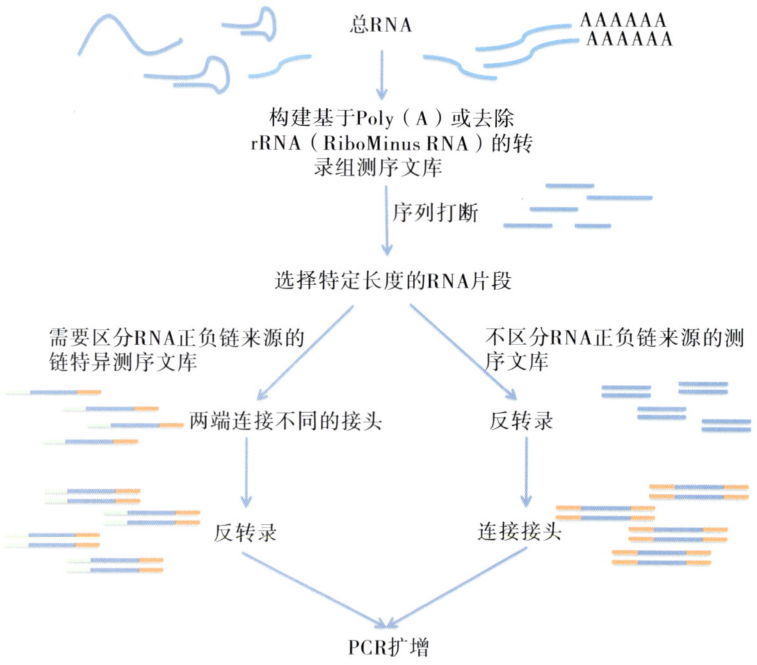

图 3-1　RNA-Seq 实验流程

第五节　应用与举例

一、椰枣果实发育过程糖分积累的分子机制研究

棕榈科植物在单子叶植物中是仅次于禾本科的重要经济作物，其重要性在所有植物中也位列第三。椰枣（海枣）与椰子，油棕是世界上种植最为广泛的棕榈科植物。其中椰枣富含糖分且果实产量高，是中东一些国家的重要出口农作物。椰枣的成分组成几乎都是单纯的果糖，非常易于消化，甚至可以是糖尿病患者的代糖。椰枣果实既可作粮食和果品，又是制糖、酿酒的原料。可以制成各种糖果、高级糖浆、饼干、菜肴，以及制醋和酒精。

椰枣的果实是浆果，发育需数月之久。当皮质开始从绿色变成黄色和红色时，果实开始成熟。在此期间糖分积累。最后果实通过裂缝皮层失水。从果实形成开始至 105 天，此时主要进行淀粉合成以及光合作用，100 天左右至 135 天主要进行蔗糖与淀粉水解以及固碳，之后大量积累果糖（图 3-2）。为了研究果实发育与成熟过程中重要转折点的糖代谢变化，阐述糖分积累的分子机制，研究者选取了 7 个不同发育时期的果实，分别为授粉后 0、

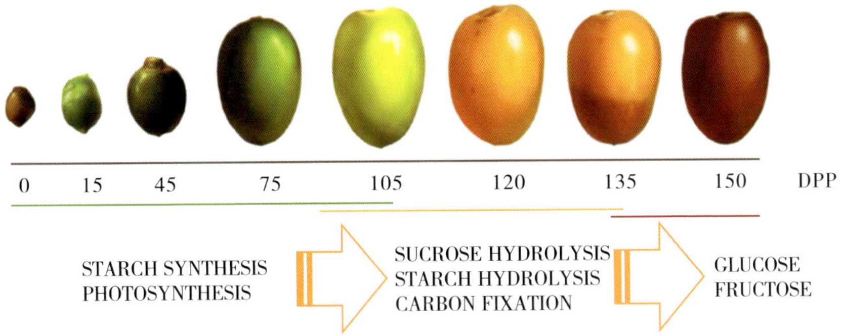

图 3-2　椰枣果实的发育与成熟过程

图中显示的是椰枣果实成熟的三个过程，即进行淀粉合成与光合作用的过程（starch synthesis photosynthesis），进行蔗糖水解，淀粉水解，固碳的过程（sucrose hydrolysis，starch hydrolysis，carbon fixation），以及葡萄糖与果糖积累的过程（glucose fructose）。

15、30、60、90、120 及 135 天的果实作为样本通过 RNA-Seq 的方法进行转录组研究。

首先使用 RNA-Seq 专用的 RiboMinus Plant Kit（Life Technologies）去除 rRNA。约 7μg 总 RNA，去除 rRNA 后获得 700ng RiboMinus RNA（rmRNA）。最终约 200ng rmRNA 用于 SOLiD 转录组测序。获得的 RNA-Seq 短序列使用 Bioscope v1.3 软件 map 到椰枣基因组中，使用默认参数。Map 后的 reads 分为两类，一类 map 到基因组的多个区域（multiple reads），一类只 map 到唯一的区域（unique reads）。由于目前没有很好的办法基于 multiple reads 统计基因表达，后续分析主要使用 unique reads。进一步统计每个基因或转录本的 RPKM 值。

研究者使用 edgeR 软件包基于 RPKM 值进行差异表达分析。然后使用 KAAS（KAAS，http://www.genome.ad.jp/tools/kaas/）基于水稻、高粱、拟南芥、毛果杨、葡萄的基因注释获得椰枣中参与能量与糖代谢相关的基因。共注释到 148 个不同的直系同源基因（ortholog），涉及 390 个基因拷贝。通过比较发现椰枣中参与糖代谢的核糖-5-磷酸异构酶 A（ribose-5-phosphate isomerase A）及丙酮酸激酶（pyruvate kinase）基因相比于水稻跟高粱都发生了明显的扩增，丙酮酸磷酸二激酶（pyruvate orthophosphate dikinase）也比玉米中的基因拷贝数多。最终研究者选取了 30 个参与糖代谢的基因进行表达谱分析（图 3-3）。通过聚类鉴定了 8 个早期表达基因（果实发育早期表达量高，随后降低）与 22 个晚期表达基因（果实发育早期表达量低，随后升高）。C4-碳固定化酶（C4-carbon fixation enzyme）与磷酸烯醇式丙酮酸羧化酶（phosphoenolpyruvatecarboxylase）在果实发育过程中表达逐渐增高，为果实发育后期提供碳来源。通过对蔗糖代谢过程的三个重要基因，*sps*（蔗糖磷酸合成酶，sucrose phosphate synthase），*inv*（蔗糖转化酶，invertase）与 *sus*（蔗糖合成酶，sucrose synthase）研究发现，*sps* 与 *inv* 在果实发育后期表达升高，而 *sus* 的表达则表现为前期高后期降低。这一结果与椰枣糖分变化是一致的，并且与 *sps* 基因在其他高糖分作物如柑橘、甘蔗、香蕉的糖分积累中的重要作用是一致的。*Inv* 表达的增高显示通过蔗糖酶将蔗糖分解成为果

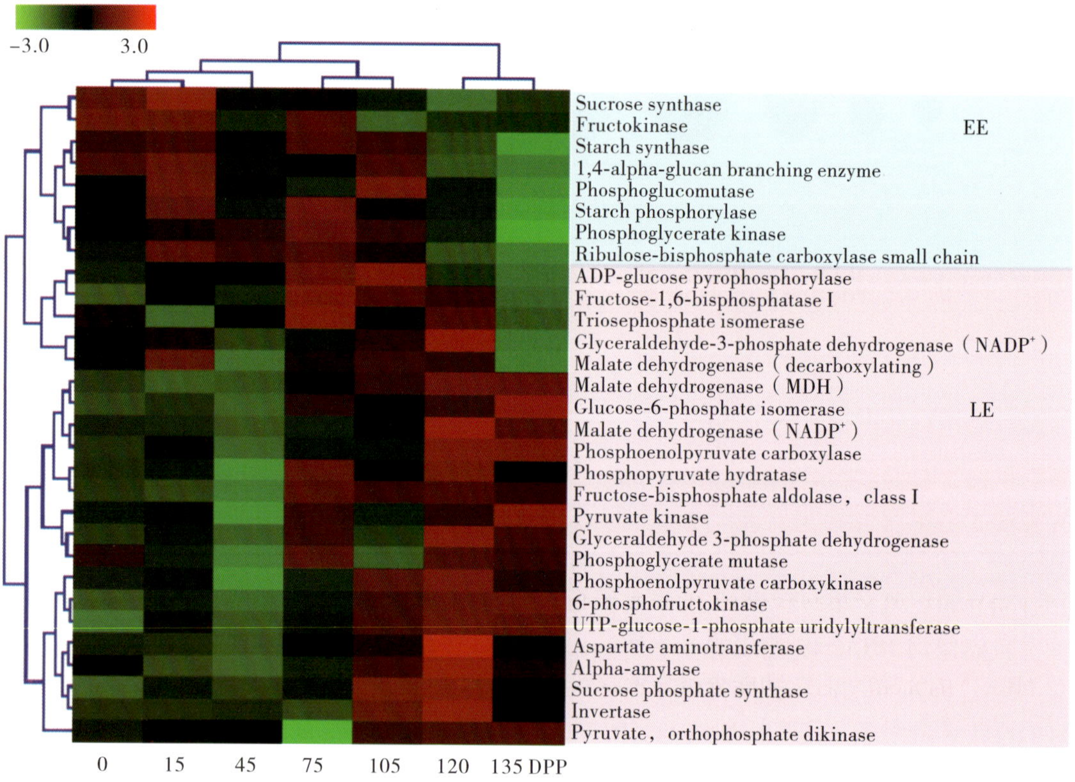

图 3-3 糖代谢相关基因在椰枣果实发育过程的表达图谱

糖与葡萄糖是椰枣果实糖分积累的主要机制。

二、衣藻铜营养与多种代谢通路的关系

铜作为氧化还原反应的辅酶在所有进行有氧生活的生物中都具有十分重要的地位，尤其是在涉及氧的化学反应，如呼吸与光合作用中的电子转移，超氧中和，以及有机分子的氧合过程。铜的缺乏将会导致人的门克斯综合征，羊肉产量降低等后果。在铜元素缺乏的条件下，一些依赖铜离子发挥作用的酶的功能将会受到严重影响。衣藻由于遗传与基因组背景研究清楚且培养条件易改变，是研究缺铜状态下代谢驯化的良好模式生物。衣藻中的铜离子在质体蓝素（plastocyanin）、过氧化酶（ferroxidase）、细胞色素氧化酶（cytochrome oxydase）这三个酶中大量富集。

基于 UCSC browser view 显示在衣藻 scaffold 11 从114 500～1 150 500bp 的数据 map 情况。A. DGE-TAG 数据在 *CTH*1 位点的 map 情况。转录本用绿色显示。黑色箭头显示的是 NlaⅢ的酶切位点。竖线展示的是 17-bp DGE-TAGs 的数据 map 情况。其中竖线的长短代表相对丰度大小。蓝色表示铜缺乏，红色表示铜富有。深色表示 5′-3′方向，浅色表示互补链。

*CTH*1 位于互补链方向，因此浅色的丰度高于深色。B. RNA-Seq 数据在 *CTH*1 位点的 map 情况。灰色表示铜富集样本，蓝色表示铜缺乏样本，黑色是所有样本的综合情况

质体蓝素位于类囊体膜内表面发挥传递电子的作用，是光合作用链中的重要成员。当铜离子缺乏时，质体蓝素被细胞色素 c6（*CYC*6 基因编码）替代。CRR1 转录因子通过结合在 *CYC*6 基因 5′端的铜离子反应元件（CuREs）上激活转录。同时 CRR1 转录因子还可以通过提高 CPX1、CRD1、CTRs 的表达而抑制质体蓝素，因此 CRR1 转录因子在调控衣藻铜离子水平中具有关键的作用。研究者通过比较野生型与 *CRR*1 基因突变后的衣藻转录组数据［Illumina 测序平台，ploy（A）建库方法］，研究受到 CRR1 直接调控的下游基因，同时揭示铜相关的代谢机制。

基于 RNA-Seq 数据在 *CTH*1 位点的序列比对情况发现铜富集条件下 *CTH*1 基因的表达量明显高于铜缺乏状态下该基因的表达量。此外，*CTH*1 基因的长转录本在铜富集状态下不表达，但在铜缺乏状态下开始表达（图 3-4）。研究者共使用了 *crr*1 突变型与 *crr*1 恢复型进行不同培养条件的比较。*crr*1 突变型在铜富集与铜缺乏培养条件下共产生了 149 个差异表达基因（差异大于两倍，RPKM≥10，FDR<0. 05）。149 个差异表达基因中 128 个基因在铜缺乏状态下表达升高。*crr*1 突变型与 *crr*1 恢复型在缺铜状态下共产生 821 个差异表达基因。将这两种差异表达取交集共获得 63 个差异表达基因。这 63 个基因被认为是直接受铜离子调控的差异表达基因，而非间接调控基因。用这 63 个基因分析获得 copper-responsive elements（CuRes）的 motif。后续功能分析显示这 63 个基因中，41%参与氧化还原反应，相比于全基因组水平的 6%，氧化还原功能在这 63 个基因中显著富集。

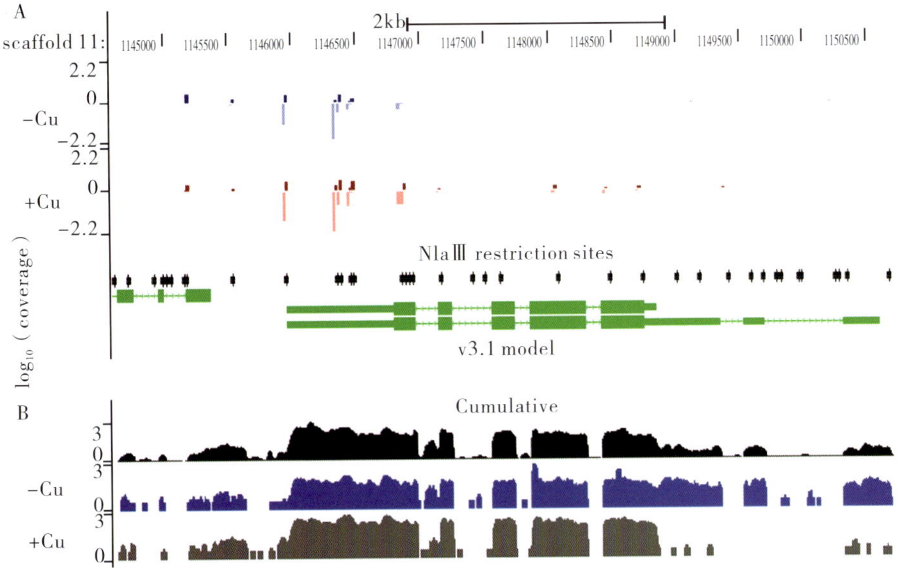

图 3-4 衣藻 *CTH*1 位点的 DGE-TAG 与 RNA-Seq 数据比对情况

对与铜缺乏相关的差异表达基因进行代谢通路分析发现这些基因参与厌氧代谢、氧依赖代谢、酯类代谢、铜同化、铁同化等通路。在四吡咯通路中（图 3-5），四个重要基因的 RNA，*CPX*1、*CRD*1、*CAO*、*CTH*1 表现出显著的差异表达，且其中 *CPX*1，*CRD*1 与 *CTH*1 均受 *crr*1 基因的直接调控。

A

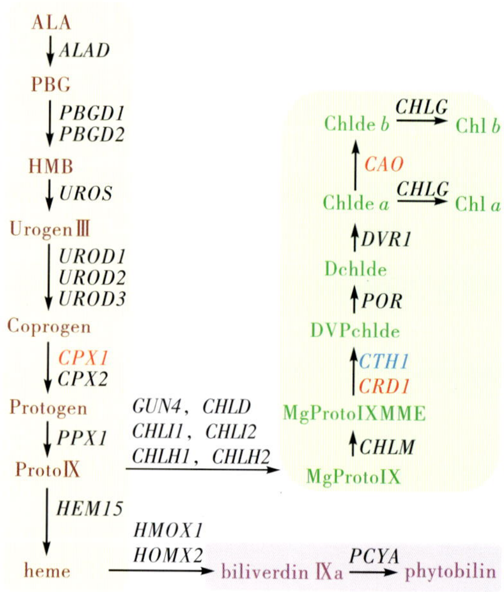

B

Gene	Gene Product	RPKM acetate +Cu	RPKM acetate −Cu	RPKM CO_2 +Cu	RPKM CO_2 −Cu
ALAD	5-aminolevulinic acid dehydratase	320	240	160	130
PBGD1	porphobilinogen deaminase	250	190	160	130
PBGD2	porphobilinogen deaminase	0. 96	1. 7	1. 0	2. 4
UROS	uroporphyrinogen III synthase	75	65	22	22
UROD1	uroporphyrinogen III decarboxylase	280	260	280	210
UROD2	uroporphyrinogen III decarboxylase	130	140	67	51
UROD3	uroporphyrinogen III decarboxylase	95	110	63	58
CPX1	coproporphyrinogen III oxidase	250	3800	130	10000
CPX2	coproporphyrinogen III oxidase	20	21	16	14
PPX1	coproporphyrinogen IX oxidase	88	70	42	38
GUN4	tetrapyrrole-binding protein	95	71	69	64
CHLD	protoporphyrin IX Mg-chelatase subunit D	130	100	72	63
CHLI1	protoporphyrin IX Mg-chelatase subunit I	230	180	150	120
CHLI2	protoporphyrin IX Mg-chelatase subunit I	120	130	68	55
CHLH1	protoporphyrin IX Mg-chelatase subunit H	220	200	160	180
CHLH2	protoporphyrin IX Mg-chelatase subunit H	8. 8	5. 7	6. 2	5. 6
CHLM	Mg-protoporphyrin IX methyltran sferase	170	160	150	100
CTH1	Mg-protoporphyrin IX monomethyl ester cyclase	490	120	370	72
CRD1	Mg-protoporphyrin IX monomethyl ester cyclase	180	2200	38	740
POR	protochlorophyllide oxidoreductase	230	184	180	160
DVR1	divinyl-protochlorophyllide reductase	83	65	47	35
CAO	chlorophyllide a oxygenase	94	270	66	120
CHLG	chlorophyll synthase	120	99	72	59
HEM15	ferrochelatase	52	45	43	39
HMOX1	heme oxygenase	140	130	110	97
HMOX2	heme oxygenase	2. 1	3. 3	1. 9	3. 5
PCYA	phycocyanobilin：ferredoxin oxidoreductase-like	26	24	14	12

图 3-5 四吡咯通路中基因表达变化

A. 四吡咯通路图。米色区域为血红素代谢通路，绿色为叶绿素代谢通路。红色字体表示在铜富集培养条件下表达升高，蓝色字体表示在铜缺乏培养状态下表达升高。B. 参与四吡咯通路的基因在不同培养条件下的铜缺乏及铜富集状态下的表达丰度（RPKM）

参 考 文 献

[1] Edgar R，Domrachev M，Lash AE. Gene Expression Omnibus：NCBI gene expression and hybridization array data repository. Nucleic Acids Res，2002，30（1）：207-210.

[2] Wheeler DL，Barrett T，Benson DA，et al. Database resources of the National Center for Biotechnology Information. Nucleic Acids Res，2008，36：D13-21.

[3] Zou D，Ma L，Yu J，et al. Biological Databases for Human Research. Genomics Proteomics Bioinformatics，2015，13（1）：55-63.

[4] Nawrocki EP, Burge SW, Bateman A, et al. Rfam 12.0: updates to the RNA families database. Nucleic Acids Res, 2015, 43: D130-137.

[5] Kozomara A, Griffiths-Jones S. (2014) miRBase: annotating high confidence microRNAs using deep sequencing data. Nucleic Acids Res, 42: D68-73.

[6] Sai Lakshmi S, Agrawal S. piRNABank: a web resource on classified and clustered Piwi-interacting RNAs. Nucleic Acids Res, 2008, 36: D173-177.

[7] Ma L, Bajic VB, Zhang Z. On the classification of long non-coding RNAs. RNA Biol, 2013, 10 (6), 925-933.

[8] Volders PJ, Verheggen K, Menschaert G, et al. An update on LNCipedia: a database for annotated human lncRNA sequences. Nucleic Acids Res, 2015, 43: D174-180.

[9] Xie C, Yuan J, Li H, et al. NONCODEv4: exploring the world of long non-coding RNA genes. Nucleic Acids Res, 2014, 42: D98-103.

[10] Quek XC, Thomson DW, Maag JL, et al. lncRNAdb v2.0: expanding the reference database for functional long noncoding RNAs. Nucleic Acids Res, 2015, 43: D168-173.

[11] Ma L, Li A, Zou D, et al. LncRNAWiki: harnessing community knowledge in collaborative curation of human long non-coding RNAs. Nucleic Acids Res, 2015, 43: D187-192.

[12] Harrow J, Frankish A, Gonzalez JM, et al. GENCODE: the reference human genome annotation for The ENCODE Project. Genome Res, 2012, 22 (9): 1760-1774.

[13] 单文娟, 童春发, 施季森. 基因芯片筛选差异表达基因方法比较. 遗传, 2008, 30 (12): 1640-1646.

[14] Wang X, Wang X, Wang L, et al. A review on theprocessing and analysis of next-generation RNA-Seq data. ProgBiochemBiophys, 2010, 37 (8): 834-846.

[15] Trapnell C, Roberts A, Goff L, et al. Differential gene and transcript expression analysis of RNA-seq experiments with TopHat and Cufflinks. Nat Protoc, 2012, 7 (3): 562-578.

[16] Trapnell C, Williams BA, Pertea G, et al. Transcript assembly and quantification by RNA-Seq reveals unannotated transcripts and isoform switching during cell differentiation. Nat Biotechnol, 2010, 28 (5): 511-515.

[17] Friedländer MR, Mackowiak SD, Li N, et al. miRDeep2 accurately identifies known and hundreds of novel microRNA genes in seven animal clades. Nucleic Acids Res, 2012, 40 (1): 37-52.

[18] Al-Mssallem IS, Hu S, Zhang X, et al. Genome sequence of the date palm Phoenix dactylifera L. Nat Commun, 2013, 4: 2274.

[19] Castruita M, Casero D, Karpowicz SJ, et al. Systems biology approach in Chlamydomonas reveals connections between copper nutrition and multiple metabolic steps. Plant Cell, 2011, 23 (4): 1273-1292.

第四章　蛋白质组学

第一节　概　　述

人类基因组计划（human genome project，HGP）由美国科学家 1985 年率先提出，于 1990 年正式启动，旨在为 30 多亿个碱基对构成的人类基因组精确测序，发现所有人类基因并搞清其在染色体上的位置，破译人类全部遗传信息。HGP 的顺利实施对解码生命、了解生命体生长发育的规律、认识种属之间和个体之间存在差异的起因、认识疾病产生的机制及长寿与衰老等生命现象及疾病的诊治提供了科学依据。随着人类基因组计划的完成，科学家们又提出了后基因组计划（post genome project），即对基因组的结构、表达、修复、功能等进行研究的计划，包括功能基因组、结构基因组和蛋白质组等研究的国际合作计划。其中蛋白质组（proteome）研究是后基因组计划的一个重要内容。蛋白质组是指一种组织或细胞表达的所有蛋白质。目前在蛋白质功能方面的研究是极其缺乏的，大部分通过基因组测序而新发现的基因编码的蛋白质的功能都是未知的，而对已知功能的蛋白而言，它们的功能也大多是通过同源基因功能类推等方法推测出来的。有人预测，人类基因组编码的蛋白至少有一半是功能未知的。因此，在后基因组时代，人们研究的重点已经转移到蛋白质功能方面，而蛋白质组学（proteomics）的研究正可以实现这样的目标。

蛋白质组学是以蛋白质组为研究对象的一个新的研究领域。蛋白质组学一词，源于蛋白质（protein）与基因组学（genomics）两个词的组合，意指“一种基因组所表达的全套蛋白质”。蛋白质组学以蛋白质组为研究对象，以三大核心技术——双向凝胶电泳技术、质谱技术和生物信息学为支撑，它克服了传统技术的局限性，能够从整体水平对蛋白质进行高通量分析，因而被应用于生命科学的不同领域。近几年来，蛋白质组学在营养学领域的应用得到了突飞猛进的发展，在食物营养成分的分析，营养物质代谢与调控及营养相关疾病的检测等方面发挥了巨大作用。因此本章就蛋白质组和蛋白质组学的概念、相关研究技术及近年来蛋白质组学技术在营养学研究中的应用作简要概述。

第二节　蛋白质组学相关概念、研究内容及意义

一、蛋白质组的概念及特点

蛋白质组概念的起源：蛋白质组研究作为后基因组计划的一个重要内容，其概念的提出最早可以追溯到 90 年代初，由澳大利亚 Macquarie 大学的 Marc Wilkins 和 Keith Williams

等人于1994年提出此概念，随后1995年7月由Wasinger等首次公开发表在Electrophoresis杂志上。

蛋白质组的概念：蛋白质组早期定义为：微生物基因组表达的整套蛋白质，在多细胞微生物中，整套蛋白质指一种组织或细胞表达的蛋白质。后来定义为：一个基因组所表达的蛋白质。现在蛋白质组的概念是指在一种细胞内存在的全部蛋白质。

蛋白质组的特点：蛋白质组是个动态的变化中的概念，具有时空性、可调节性和多样性。同一生物中不同细胞表达的蛋白质组不同，同一细胞在不同发育时期表达的蛋白质组也不同。另外正常情况与疾病、运动或外界环境发生变化时细胞所表达的蛋白质组也会有所差异。同时蛋白质组还存在转录后的翻译调控及翻译后的加工修饰等过程，因此具有时空性、可调节性和多样性。

二、蛋白质组学的概念、特点及分类

（一）蛋白质组学的概念

蛋白质组学的概念最早由两位澳大利亚科学家Wilkins和Williams于1994年在意大利锡耶纳（Siena）召开的第一次国际蛋白质组学专题研讨会上提出。

蛋白质组学是以蛋白质组为研究对象，从蛋白质整体水平上来认识生命活动规律的科学。蛋白质组学可以根据蛋白质种类、数量、局部存在的时间、空间上的变化来研究表达于细胞、组织及个体中的全部蛋白质，并从其结构和功能的角度来综合分析生命活动。

（二）蛋白质组学研究的目的

蛋白质组学研究直接定位于蛋白质水平，从整体、动态、定量的角度去研究基因的功能，是后基因组计划的一个重要组成部分。蛋白质组学研究的目的在于阐明生物体内全部蛋白质的表达模式和功能模式，其内容包括蛋白质的表达，翻译后的修饰，结构与功能，以及各个蛋白质之间相互作用等。

（三）蛋白质组学研究的特点

蛋白质组学研究是对特定时间或特定环境条件下，细胞内完整表达状况的研究，代表了正在工作的基因组的情况，是一个动态过程，具体包括：动态描述基因调节，对基因表达的蛋白质水平进行定量的测定，鉴定疾病、药物对生命过程的影响，以及解释基因表达调控的机制等。

（四）蛋白质组学研究的分类

蛋白质组学研究是一门以全面的蛋白质研究为基础，在蛋白质水平对疾病机制、细胞模式、功能联系等方面进行探索的科学。根据研究的目的和手段不同，蛋白质组学可以分为表达蛋白质组学，结构蛋白质组学及功能蛋白质组学。

1. 表达蛋白质组学　表达蛋白质组学（expression proteomics）对细胞内蛋白样品表达进行定量研究，因此又称为定量调节蛋白质组学（quantitative regulation proteomics）。表达蛋白质组学通过将细胞、组织中的蛋白建立蛋白定量表达图谱或扫描表达序列标签EST图，监测一个细胞或组织内大多数蛋白质的表达状况，在蛋白质组水平上研究蛋白质表达水平的变化，研究细胞转导通路、疾病、药物作用和一些生物刺激引起的功能紊乱等，是对细胞或组织中蛋白质表达量化谱的反映。其研究技术为经典的蛋白质组学技术即双向凝胶电泳（2-DE）和图像分析。

表达蛋白质组学的研究目标和意义在于：通过研究细胞或组织不同条件下蛋白质的表达和功能，识别疾病特异蛋白、药物作用靶点、药物功效和毒性标记，对寻找疾病诊断标志、筛选药物靶点、毒理学研究等具有重要作用。

表达蛋白质组学是目前应用最为广泛的蛋白质组学研究模式。

2. 结构蛋白质组学　以绘制出蛋白复合物的结构或存在于一个特殊的细胞器中的蛋白为研究目标的蛋白质组学称为结构蛋白质组学（structural proteomics）或细胞图谱蛋白质组学（cell-map proteomics）。结构蛋白质组学旨在研究蛋白质在细胞内的行为、运输和相互作用，用于建立细胞内信号转导的网络图谱并解释某些特定蛋白的表达对细胞产生的特定作用。

结构蛋白质组学的研究目标和意义在于：①确定蛋白质在亚细胞结构中的位置；②明确细胞的组成情况，系统地鉴定蛋白质复合物；③通过纯化细胞器或分离蛋白质复合物，来系统研究蛋白质-蛋白质的相互作用；④建立各种细胞类型和状态的“物理图谱”；⑤确定蛋白质功能和新的疾病诊疗的作用靶点。

3. 功能蛋白质组学　功能蛋白质组学（functional proteomics）是介于传统蛋白质研究（针对个别蛋白质）和蛋白质组研究（以全部蛋白质为对象）之间的层次，是以功能蛋白质组为对象的研究。

功能蛋白质组学研究细胞内与某个功能有关或在某种条件下的一群蛋白质，又指特定时间、特定环境和实验条件下基因组活跃表达的蛋白质，是总蛋白质组的一部分。

功能蛋白质组学以细胞内蛋白质的功能及其蛋白质之间的相互作用为研究目的，对选定的蛋白质组进行研究和描述，能够提供有关蛋白的糖基化、磷酸化，蛋白信号转导通路，疾病机制或蛋白-药物之间的相互作用的重要信息。

三、蛋白质组学的研究内容及意义

（一）蛋白质组学的研究内容

蛋白质组学在本质上指的是在大规模水平上研究蛋白质的特征，包括蛋白质的表达水平，翻译后的修饰，蛋白与蛋白相互作用等，由此获得蛋白质水平上的关于疾病发生，细胞代谢等过程的整体而全面的认识。

早期蛋白质组学的研究范围主要是蛋白质的表达模式（expression profile）。随着蛋白质组学研究的发展，蛋白质翻译后修饰研究已成为蛋白质组研究中的重要部分和巨大挑战。蛋白质-蛋白质相互作用的研究也已被纳入蛋白质组学的研究范畴。在此基础之上的蛋白质功能的研究也成为蛋白质组学研究的热点。具体包括：

1. 蛋白质表达及鉴定　采用一维电泳和二维电泳，结合蛋白图像分析软件、Western

blot 或质谱等技术，利用蛋白质芯片和抗体芯片及免疫共沉淀等技术对蛋白质进行鉴定研究。

2. 蛋白质的翻译后修饰　翻译后修饰是蛋白质调节功能的重要方式，很多 mRNA 表达产生的蛋白质要经历翻译后加工及修饰如磷酸化，糖基化，酶原激活等过程才能具有生物学活性。采用蛋白质组学的方法对蛋白质翻译后修饰的研究对阐明蛋白质的功能具有重要作用。

3. 蛋白质功能的确定　可以利用过表达技术或基因敲除及 RNA 干扰技术分析基因表达产物——蛋白质的功能。如分析酶活性和确定酶底物，细胞因子的生物分析及配基-受体结合分析。另外通过对蛋白质表达出来后在细胞内的定位研究也可以在一定程度上帮助了解蛋白质的功能。

4. 疾病机制的研究　蛋白质组学的研究最终要服务于人类健康，促进分子医学和基础医学的发展。在基础医学和疾病机制研究中，蛋白质组学技术可以用来研究人体不同生长发育阶段和不同生理、病理条件下及不同细胞类型中基因表达的特点，通过这些研究可能找到直接与特定生理或病理状态相关的分子，为进一步设计作用于特定靶分子的药物奠定基础。

5. 其他方面的研究　细胞及亚细胞的研究：不同生长发育阶段和不同生理、病理条件下不同的细胞类型的基因表达是不一致的，因此对蛋白质表达的研究应该精确到细胞甚至亚细胞水平。激光捕获显微切割 LCM（laser capture microdissection）技术可以精确地从组织切片中取出研究者感兴趣的细胞类型。取出的细胞用于蛋白质样品的制备，结合抗体芯片或二维电泳-质谱的技术路线，可以对蛋白质的表达进行原位的高通量的研究。因此蛋白质组学的研究内容还包括对细胞甚至亚细胞的研究。

基于二维电泳的蛋白质分离：蛋白质样品中的不同类型的蛋白质可以通过二维电泳进行分离。二维电泳可以将不同种类的蛋白质按照等电点和分子量差异进行高分辨率的分离。

（二）蛋白质组学研究的意义

蛋白质组学研究的主要意义是研究生命现象和促进人类健康。基因组仅给出了人类及其他生物基因的数量，而没有给出基因的功能。蛋白质组研究可实现与基因组的对接与确认，解释重要生命活动包括细胞周期、细胞分化与发育、细胞凋亡、肿瘤发生发展、物种进化等的分子机制，直接揭示生命活动规律和本质。蛋白质组学还可以通过研究正常情况和非正常情况细胞表达蛋白的差异，阐明人类重大疾患（病原体等）致病的物质基础及发生与发展的病理机制。另外，蛋白质组学可以根据蛋白表达的差异及统计学的分析结果，寻找生物标志物，对疾病进行诊断，提出治疗方案，发现药物靶点，设计新药等。在此基础上，蛋白质组学研究将推动生命科学领域基础学科以及分析、信息等领域应用学科的发展。

第三节 蛋白质组学技术

蛋白质组学是当今生命科学领域的前沿学科，其研究范围从细菌、微生物、植物到高等动物，研究方法和手段也越来越多。蛋白质组学的研究依赖于强有力的、高通量的技术，即蛋白质组的研究技术。自 1975 年 O′Farrell 建立双向凝胶电泳技术以来，蛋白质组学的研究得到了突飞猛进的发展，改进和衍生出许多新技术。到目前为止，蛋白质组学已形成了以三大核心技术——双向凝胶电泳技术、质谱分析技术和生物信息学为支撑，以蛋白质芯片技术、差异凝胶电泳、同位素标记亲和标签、酵母双杂交系统、噬菌体展示技术、质谱显像技术等技术为补充的新的研究领域。现将相关的蛋白质组学研究技术介绍如下：

一、双向凝胶电泳

双向凝胶电泳（two-dimensional electrophoresis，2-DE）是目前可将数千种蛋白质同时分离的主要方法，是基于蛋白质的等电点和分子量的不同而对蛋白质进行分离的。

双向凝胶电泳最早由 Smithies 和 Poulik 于 1956 年提出。1959 年 Raymond 发明了聚丙烯酰胺凝胶电泳。1969 年双向电泳的支持介质转向聚丙烯酰胺凝胶，即双向聚丙烯酰胺凝胶电泳（two-dimensional polyacrylamide gel electrophoresis，2D-PAGE）。1969 年，以第一向为蛋白质等电聚焦（isoelectric focusing，IEF）的双向凝胶电泳技术建立起来，即 IEF-PAGE。20 世纪 70 年代初，在第二向电泳中使用了十二烷基磺酸钠（SDS），从而奠定了现代双向凝胶电泳的基础，即 IEF-SDS-PAGE。1975 年，O′Farrell、Klose 和 Scheele 分别对双向凝胶电泳做进一步的优化，建立了高分辨率的双向凝胶电泳。

（一）双向凝胶电泳的原理

双向凝胶电泳的原理是基于蛋白质的等电点和分子量的不同对蛋白质进行分离。其中第一向是按照蛋白质的等电点不同用等电聚焦分离，第二向则按蛋白质的分子量的不同用 SDS-PAGE 分离。经过双向分离，把复杂蛋白混合物中的蛋白质在二维平面上分开（图 4-1）。具体如下：

第一向：等电聚焦（isoelectric focusing，IEF），蛋白质具有两性解离和等电点（pI）特性，因此将蛋白质样品加载至 pH 梯度介质上进行电泳时，会向着与其所带电荷相反的电极方向移动。当蛋白迁移至其等电点对应的 pH 位置时，其净电荷数为零，在电场中不再移动。当蛋白迁移到低于其等电点 pH 区域时，带正电荷，在电场的影响下重新向负极移动。同样，如果蛋白质迁移到高于其等电点的 pH 区域时，则带负电，在电场的作用下会向阳极移动。根据各自不同的等电点，蛋白质最终被聚焦在一个很窄的 pH 梯度介质区域内。因此 IEF 是指在高压电场下将蛋白质按不同的 pH 梯度分离至各自等电点，即根据蛋白质的等电点（pI）不同进行分离。

第二向：SDS-PAGE，即十二烷基磺酸钠-聚丙烯酰胺凝胶电泳，是根据蛋白质分子量

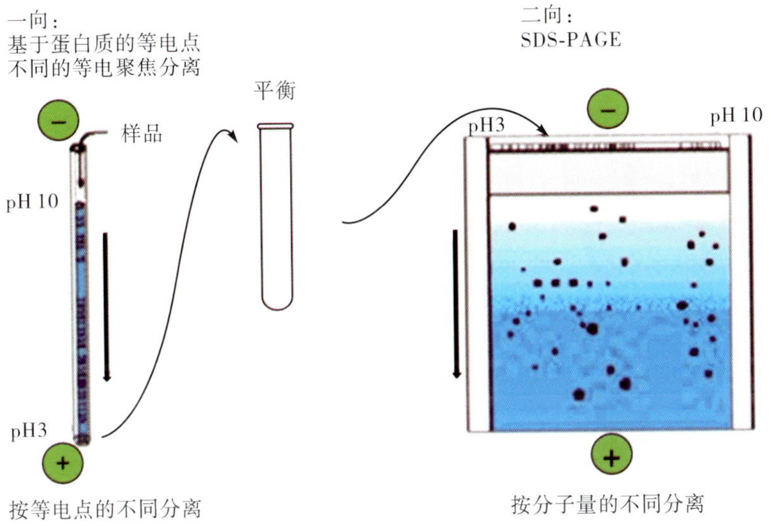

图 4-1　双向凝胶电泳的工作原理

不同进行分离的。

SDS 是一种阴离子去污剂，它能缠绕在多肽骨架上使蛋白质带的负电荷大大超过自身所带的负电荷，消除不同蛋白分子间的电荷差异和结构差异，使蛋白质所带的电荷只与蛋白质的分子量成正比。在 SDS-PAGE 中蛋白质分子量的对数与它在胶中移动的距离基本呈线性关系。将在 IPG（immobilized pH gradient）胶条中经过第一向分离的蛋白质转移到 SDS-PAGE 凝胶上，沿垂直的方向进行 SDS-PAGE 电泳，蛋白质就会按分子量大小进行分离。这样样品经过电荷和质量两次分离后，得到等电点和分子量的信息。通过 2-DE 可以把复杂蛋白混合物中的蛋白质在二维平面上分开。

2-DE 目前在蛋白质组学研究中得到了广泛的应用。近年来经过多方改进，2-DE 已成为分析复杂组分蛋白质分辨率最高的工具和研究蛋白质组的最有使用价值的核心方法。它不仅能分离不同等电点和分子量的蛋白质，还能分离相同分子量的同分异构体及经过翻译后修饰的蛋白质。例如，蛋白质经过磷酸化后，电荷数量发生改变，磷酸化形式可以与未磷酸化的对应物分离开，在双向电泳胶上出现一串水平斑点，进而进行有效的分离。

（二）双向凝胶电泳技术主要流程详解

双向凝胶电泳是目前蛋白质组学研究中可将数千种蛋白质同时分离的主要方法，其主要的技术流程包括：样品制备—等电聚焦—SDS-PAGE—染色—图像分析，见图 4-2。

1. 样品制备

（1）样品制备原则：样品制备目前并没有一个通用的方法，但基本的步骤均包括：样品预处理—破碎—沉淀—溶解。样品制备是双向电泳中最为关键的一步，这一步处理得好坏将直接影响 2-DE 结果，因此需遵循几个基本的原则：①样品制备过程中需减少对蛋白质

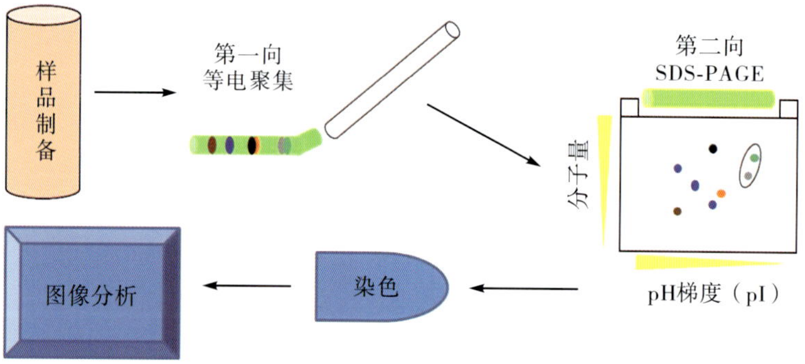

图 4-2 双向凝胶电泳的主要流程示意

的人为修饰；②样品的来源不同，其裂解的缓冲液也各不相同，可以使用不同的试剂进行合理组合；③尽可能地提高样品蛋白的溶解度，以达到对样品蛋白的最大抽提，减少蛋白质的损失；④破坏蛋白质与其他生物大分子的相互作用，并使蛋白质处于完全变性状态；⑤完全去除样品中的核酸，尽量去除起干扰作用的高丰度蛋白，从而保证待研究蛋白的可检测性。

（2）样品制备所需试剂及作用

1）变性剂（denaturant）：通过改变溶液中的氢键结构使蛋白质充分伸展，将其疏水中心完全暴露，降低接近疏水残基的能量域。主要包括尿素（urea）和硫脲（thiourea）。

2）表面活性剂（surfactants）：也称去垢剂，其作用是溶解经过变性剂处理而暴露的蛋白质的疏水基团。常用的表面活性剂有离子去污剂 SDS、非离子去污剂 Triton X-100 和 NP-40、两性离子去污剂 CHAPS、OBG 等。其中 CHAPS 和 SB3-10 最常用。

3）还原剂（reducing agent）：在变性剂和表面活性剂联用条件下，加还原剂可使已变性的蛋白质展开更完全，溶解更彻底。最常用的是二硫苏糖醇（DTT），其次为二硫赤藓糖醇（DTE）和磷酸三丁酯（TBP）等。

4）载体两性电解质（carrier ampholytes）：在变性剂和表面活性剂存在的情况下，某些蛋白质还需要在盐离子的作用下才能保持其处于溶解状态，否则这些蛋白质在其处于 pI 点时会发生沉淀。载体两性电解质的作用在于捕获样品中的少量盐分，从而保证蛋白质的溶解性。应用时，两性电解质的浓度应小于 0.2%（W/V）。浓度过高会使 IEF 的速度降低。另外，为了保证实验的精确性，在选择不同 pH 范围的 IPG 胶条时，也应使两性电解质的 pH 值与之相符合。

5）其他的试剂：Tris-base，核酸酶及蛋白酶抑制剂（如 EDTA、PMSF 或 protease inhibitor cocktails）等试剂，在样品制备时可以根据需要选择性地加入。

（3）样品制备的注意事项

1）样品的溶解：是 2-DE 成功分离蛋白质的关键因素之一。样品溶解的目标是：破坏样品中非共价结合的蛋白质复合物和聚集体，从而形成各个多肽的溶解液，否则样品中结合牢固的蛋白复合物可能使 2-DE 中出现新的蛋白点。样品溶解的方法必须允许可能干扰 2-DE 分离的盐、脂类、多糖和核酸等物质的去除，并且保证样品在电泳过程中保持溶解状态。

2）样品的提取：在对样品蛋白质提取的过程中，必须考虑到去除影响蛋白质可溶性和 2-DE 重复性的物质，比如核酸、脂、多糖等大分子及盐类小分子。大分子的存在会阻塞凝胶孔径，盐浓度过高会降低等电聚焦的电压，甚至会损坏 IPG 胶条；这样都会造成 2-DE 的失败。样品制备的失败很难通过后续工作的完善或改进获得补偿。

3）样品的分级处理：通过采用亚细胞分级、液相电泳和选择性沉淀等方法对蛋白质样品进行分级处理，可降低样品的复杂性并富集低丰度蛋白质。

4）非蛋白成分的去除：核酸的去除可采用超声或核酸酶处理，超声处理应控制好条件，并防止产生泡沫，而加入的外源核酸酶则会出现在最终的 2-DE 胶上。脂类和多糖都可以通过超速离心除去。脱盐可以采取凝胶过滤或沉淀/重悬法，但均会造成蛋白质的部分损失。

（4）特殊样品的制备：不能用常规方法分离的样品通常称为特殊样品，通常包括低丰度蛋白和强碱性蛋白质。低丰度蛋白的制备常用预分级加窄 pH 胶条的微制备技术进行分离。即将总蛋白组分成蛋白质组亚群，再用 pH 梯度小于 2 个 pH 单位的 IPG 胶条进行窄 pH 范围的分离。强碱性蛋白质（如核糖体）的制备通常先将蛋白预处理以富集，再用特殊 pH 梯度的 IPG 胶条（如 pH3~12、4~12 或 10~12）进行等电聚焦。

2. 等电聚焦　等电聚焦（IEF）是 2-DE 的第一向，是根据蛋白的等电点不同进行分离的。等电聚焦电泳就是在凝胶中加入两性电解质，从而构成从正极到负极 pH 逐渐增加的 pH 梯度，处在其中的蛋白分子在电场的作用下运动，最后各自停留在其等电点的位置上，测出蛋白分子聚焦位置的 pH 值，便可以得到它的等电点，见图 4-3。

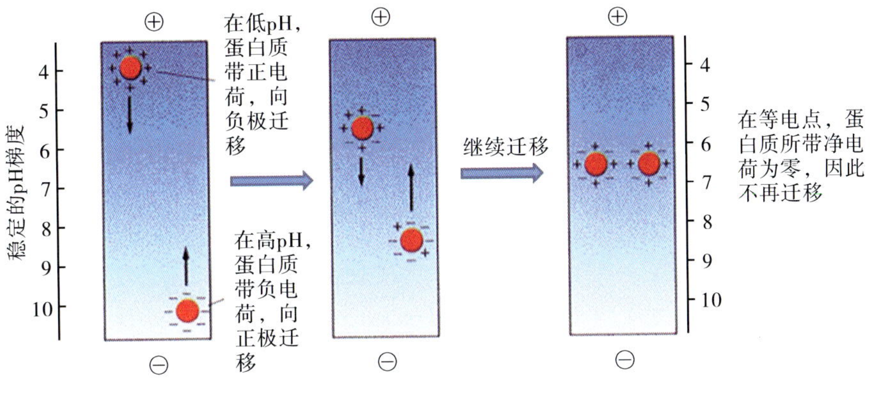

图 4-3　蛋白质等电聚焦原理

等电聚焦（IEF）过程包括IPG胶条的水化和等电聚焦电泳。

（1）IPG胶条的水化：IPG（immobilized pH gradient）胶条是双向凝胶电泳中第一向分离的载体，用于蛋白质的等电聚焦分离。IPG胶是Bjellqvist等1982年发明的，其pH梯度的形成依赖于不同pK值的一种合成的化合物immobiline，该化合物是丙烯酰胺的衍生物，在凝胶聚合过程中，能与聚丙烯酰胺共价结合，因此，IPG胶的pH梯度是稳定的，不依赖于外加电场。

2）IPG胶条的种类及选择原则：目前商品化的IPG胶条有很多种类。根据长度的不同，IPG胶条可以分为7cm，11cm和17cm胶条。根据pH分布不同，IPG胶条可以分为线性和非线性胶条。根据pH的不同，IPG胶条可以分为宽pH梯度胶条（pH3~11）及窄pH梯度胶条（pH3~5，pH4~7，pH7~11等）。宽pH梯度胶条适用于全部蛋白的分离；窄pH梯度胶条可以提高分辨率，适用于低丰度蛋白及偏酸性或偏碱性蛋白的分离。IPG胶条的选择原则是：先宽后窄，先线性后非线性，先短后长。具体依据预实验确定。

3）IPG胶条的水化：IPG胶条的水化方法分为加样品水化和不加样品水化。加样品水化是指将适量的含有样品的水化液放入标准型胶条槽中水化。不加样品水化通常采用水化盘或标准型胶条槽加入适量的水化液进行水化。水化的目的是使样品能完全以可溶形式进入IPG胶条内。

水化的条件：由于低电压水化有利于高分子量蛋白进入胶中，并减少蛋白形成聚集体。因此样品水化的条件通常是室温，30V，10~12h。

（2）等电聚焦电泳：等电聚焦电泳通常采用梯度电压。一般程序设定为：200V，1.5h；500V，1.5h；1000V，梯度上升至1500vh；8000V，梯度上升至36 000vh。

3. SDS-PAGE 该步骤的原理与方法同普通SDS-PAGE类似，区别在于在垂直电泳系统中无需浓缩胶，因为在IPG胶条中蛋白质区域已得到浓缩，所以只需使用分离胶。等电聚焦后的IPG胶条进行SDS-PAGE前需要先进行平衡，然后把平衡好的IPG胶条转移到SDS-PAGE胶上，进行电泳。因此双向电泳中的SDS-PAGE具体包括：胶条平衡—胶条转移—SDS-PAGE三步。

（1）胶条的平衡：分为两步。第一步加DTT，目的是使变性的非烷基化蛋白处于还原状态；第二步加碘乙酰胺，目的是使蛋白质巯基烷基化，防止其在电泳过程中重新氧化。

（2）IPG胶条转移：有两种方式。一种方式是先将IPG胶条放到SDS-PAGE胶上，再加入熔化的琼脂糖溶液；另一种方式是先加入熔化的琼脂糖溶液，再将IPG胶条放到SDS-PAGE胶上。

两种方法各有优缺点。前者图谱不易变形，但在两块胶之间容易有小气泡发生；后者非常好地解决了胶之间的气泡问题，但琼脂糖容易凝固，插入IPG胶时会造成图谱变形。

（3）SDS-PAGE：SDS-PAGE胶通常采用12%浓度的均一胶，也可采用9%~16%的线性梯度胶。电泳过程中温度一般控制在10~15℃。电泳条件一般为：5mA/胶，20min；10mA/胶，3~4h。

4. 染色 2-DE分离后的蛋白质需要染色才能进行质谱鉴定。2-DE胶蛋白质染色的方法通常包括考马斯亮蓝染色，硝酸银染色及荧光染料等方法。其中，考马斯亮蓝染色（简称考染）和硝酸银染色（简称银染）是目前最为常用的两种蛋白质染色方法。

（1）考马斯亮蓝染色：考马斯亮蓝染色（coomassie brilliant blue，CBB）（考染）是常用蛋白质染色方法之一，其原理是考马斯亮蓝 R250 可以和蛋白结合，使蛋白形成染色带。考马斯亮蓝染色灵敏度比较高，通常可以检测出 0.2～0.5μg（200～500ng）的蛋白，最低可检出 0.1μg 蛋白。

近年来，在经典的考马斯亮蓝染色的基础上又发展出了 Neuhoff 胶体考染法和热考马斯亮蓝染色方法。热考马斯亮蓝染色方法操作相对简单。胶体考马斯亮蓝染色技术则可以实现 PAGE 胶的无背景染色，其极限灵敏度为 8～10ng，但这种染液会对蛋白质进行修饰而影响质谱分析的结果。

（2）硝酸银染色：硝酸银染色（silver nitrate staining）（银染）也是目前常用蛋白质染色方法之一，其准确的染色机制还不是特别的清楚。大致的原理是银离子在碱性 pH 环境下被还原成金属银，沉淀在蛋白质的表面上而显色。银染的灵敏度较高，是考染的 50～100 倍，线性范围是 40 倍。银染可染出胶上低于 1ng/蛋白质点，因此广泛地用在 2-DE 凝胶分析上。

（3）荧光染料：荧光染料（fluorescent dye）泛指吸收某一波长的光波后能发射出另一波长大于吸收光的光波的物质。它们大多是含有苯环或杂环并带有共轭双键的化合物。其分类包括共价结合和非共价结合的荧光团染料两类。后者最为常用，其典型代表是已经商品化的 SYPRO Red、Orange、Ruby 等荧光染料。这三种染料可对 SDS-PAGE 胶内蛋白质进行一步染色，30～60min 完成，灵敏度为 2～10ng。

（4）金属螯合染料：

这是一类与现代蛋白质组学研究相兼容的、相对较新的蛋白质显色试剂，其设计专门与常用微量化学表征过程兼容。它们不包含戊二醛、甲醛或 Tween-20 等，很容易和集成化蛋白质组学平台（包括自动化凝胶染色仪、图像分析工作站及蛋白质酶解工作站和质谱仪等）相结合。

（5）负染：用重金属盐（如磷钨酸钠、醋酸铀等）对铺展在载网上的样品进行染色，使整个载网都铺上一层重金属盐，而有凸出颗粒的地方则没有染料沉积，结果表现为胶面着色而蛋白质点透明，这种染色方法称为负染（negative stainning）技术。

负染只染背景不染样品，与光学显微镜样品的染色正好相反。其优点是速度快（5～15min），能提高 PAGE 胶上蛋白质的回收率且蛋白质的生物活性能保持。缺点是不能用于膜上染色。负染主要适用于蛋白质显色，完整蛋白质的胶上被动提取以及质谱分析。

5. 图像分析　染色后的凝胶图像需要进一步的分析。该过程需要依赖强大的分析软件完成。常用的双向凝胶电泳分析软件包括 Melanie 3，Delta2D，PDQuest 和 ImageMaster 等。典型的分析流程包括：凝胶图像的扫描→图像加工→斑点检测和定量→凝胶配比→数据分析→数据呈递和解释→2-DE 数据库的建立。具体包括：①采集图谱：利用电荷偶合 CCD 照相机或激光密度扫描仪对二维电泳图像数字化；②图像加工：在图像灰度水平上进行图像加工；③检测斑点：将有意义的斑点与背景分离，精确确定斑点的强度以及面积等，如控制斑点的最高峰，检测斑点的边缘及邻近等；④图像分析比较（斑点配比）：严格意义上讲，2-DE 要达到 100%的重复性是极其困难的，因此凝胶间蛋白质斑点的配比是一个挑战；⑤生成参考凝胶图，建立 2-DE 数据库。

（三）双向凝胶电泳技术具体的实验方案（附所需试剂和溶液）

1. 样品制备　不同来源的样品处理方法不同，应根据其所处的状态及实验目的和要求来选择。现介绍两类常用的样品处理方法：

（1）培养细胞的处理：①收集培养细胞；②PBS 洗细胞 3 次（室温，1000g，各 2min），分装到 1.5ml Eppendof 管；③加入裂解缓冲液（1.5×10^6 个细胞大约加入 100μl 裂解液），室温振荡 1h，使其充分溶解；④4℃，40 000g，离心 1h；⑤吸取上清，Brandford 法定量蛋白，分装，-78℃保存备用。

（2）组织样品的处理：动物或植物组织样品的制备虽然没有一种通用的程序，但遵循的原则基本相同。通常采用的方法有超速离心法，三氯醋酸-丙酮沉淀法等。现将超速离心法简单介绍如下：①取材；②用研钵在液氮中将样品研成粉末，每 1g 样品加入 0.5ml 裂解液，匀浆 30s；③组织悬液 15℃，10 000×g 离心 10min；④上清液 4℃，150 000×g 超速离心 45min；⑤小心避开上层漂浮的脂质层，离心吸取上清，4℃ 40 000g 再次离心 50 min；⑥离心，取上清。Bradford 法定量，分装后，-78℃保存备用。

附：细胞和组织裂解液配制：①7mol/L 尿素，2mol/L 硫脲，4%（W/V）CHAPS，40mmol/L Tris 碱，40mmol/L DTT，2% Pharmalyte pH 3～10；②9.5mol/L 尿素，2%（W/V）CHAPS，0.8%（W/V）Phamarlyte pH3～10，1%（W/V）DTT 和 5mmol/L Pefabloc 蛋白酶抑制剂。

2. 第一向等电聚焦

（1）IPG 胶条的水化和电泳。IPG 胶条的水化有两种方式：加样品水化和不加样品水化。

1）加样品水化：样品用样品溶解缓冲液（9mol/L 尿素，4%CHAPS，2%IPG 缓冲液，40mmol/L DTT，40mmol/L Tris-base）溶解，吸取适量（表 4-1）含有样品的水化液（8mol/L 尿素，2% CHAPS，0.002%溴酚蓝）放入标准型胶条槽中。（注：为确保样品充分进入胶条中，不要加入过量的水化液！）从酸性端（尖端）一侧剥去 IPG 胶条的保护膜，胶面朝下，先将 IPG 胶条尖端（阳性端）朝标准型胶条槽的尖端方向慢慢下压放入胶条槽中，使水化液浸湿整个胶条，并确保胶条的两端与槽的两端的电极接触。IPG 胶条上覆盖适量覆盖油，盖上盖子。将标准型胶条槽的尖端背面电极与 IPGphor 仪器的阳极平台接触，胶条槽的平端背面电极与 IPGphor 仪器的阴极平台接触。设置 IPGphor 仪器运行参数：包括 IPG 胶条水化的电压，温度和时间；等电聚焦电泳时的梯度电压和温度，具体见表 4-2。（注：不推荐每条 IPG 胶条的电流超过 50μA，因为有可能产生过多的热量且有可能损坏胶条和槽。）IPG 胶条水化后可自动进行等电聚焦电泳。（注：暂时不进行第二向的 IPG 胶条可夹在两层塑料薄膜中，-80℃保存几个月。）

表 4-1　IPG 胶条所需水化液体积

胶条长度（cm）	每条需水化液体积*（μl）
7	125
11	200
13	250
18	350
24	450

*如果水化时加入样品，此体积是加入样品后的终体积

表 4-2　IPGphor 运行条件

温度	20℃
最大电流	0.05 mA per IPG 胶条
样品体积	350μl（180 mm 长 IPG 胶条）
电压 30 V	10~12 h（水化）
200 V	1 h
500 V	1 h
500~8000 V	30 min
8000 V	3 h（IPG 4~7）；2 h（IPG 4~9，3~10L，3~10NL）

注：低电压时水化，有利于高分子量蛋白进入胶中，并减少蛋白形成聚集体

2）不加样品水化：采用 Immobiline DryStrip 水化盘或标准型胶条槽进行 IPG 胶条的水化，加入适量的水化液，水化过夜。将通用型杯上样胶条槽的尖端与 IPGphor 仪器的阳极平台接触，胶条槽的平端与 IPGphor 仪器的阴极平台接触。将已水化的 IPG 胶条转移到通用型杯上样胶条槽。[注：胶面需朝上，先将 IPG 胶条尖端（阳性端）朝胶条槽的尖端方向放入胶条槽中，胶条必需横跨胶条槽的与 IPGphor 仪器的两个电极板接触的区域。对于 7cm 和 11cm 的 IPG 胶条，需确保胶条位于胶条槽的中央。]在 IPG 胶条表面上覆盖 3~5ml 覆盖油，使充满整个胶条槽。取两个 IEF 电极片放在 IPG 胶条胶的两端，分别将电极压在两个电极片的外缘。在样品杯中加入少量不含样品的水化液检查是否漏液。吸走水化液，并将样品离心去掉不溶物，每个样品杯最多可加样 100μl。盖上胶条槽和 IPGphor 仪器的盖子，设置 IPGphor 仪器运行参数，具体见表 4-2。

附：水化液（8mol/L 尿素，2% CHAPS，0.002%溴酚蓝）配制： 12g 尿素和 0.5g CHAPS 溶于去离子水中，加入 50μl 溴酚蓝，最后用去离子水将体积补足到 25ml。分装贮存于 −20℃。DTT 和 IPG buffer 在用之前加入。每 2.5ml 水化液加 7mg DTT，IPG buffer 浓度为 0.5%~2%。

(2) IPG胶条的平衡：IPG胶条需要平衡两次，每次15分钟。平衡缓冲液包括6mol/L尿素和30%甘油，作用是减少电内渗，利于蛋白从第一向到第二向的转移。第一步平衡在平衡液（平衡液加入量见表4-3，平衡液配制见表4-4）中加入DTT，目的是使变性的非烷基化的蛋白处于还原状态；第二步平衡加入碘乙酰胺，目的是使蛋白质巯基烷基化，防止它们在电泳过程中重新氧化。另外，碘乙酰胺还能使残留的DTT烷基化。平衡后的IPG胶条轻轻润洗，并去除多余的平衡缓冲液，然后放入第二向SDS胶中。具体如下：

a. 每10ml平衡缓冲液Ⅰ中加入100mg DTT，根据表4-3加入适量平衡缓冲液Ⅰ和溴酚蓝溶液。取出IPG胶条分别放入玻璃管中，用Parafilm封口，在振荡仪上振荡15分钟，倒掉平衡缓冲液Ⅰ。

b. 每10ml平衡缓冲液Ⅱ中加入400mg碘乙酰胺，根据表4-3加入适量平衡缓冲液Ⅱ和溴酚蓝溶液。用Parafilm封口，在振荡仪上振荡15分钟，倒掉平衡缓冲液Ⅱ。

表4-3 IPG胶条平衡液用量

胶条长度（cm）	所需平衡液体积（ml）	溴酚蓝溶液（μl）
7	2.5~5	12.5~25
11	5~10	25~50
13	5~10	25~50
18	10	50
24	15	70

3) IPG胶条的转移：用去离子水润洗IPG胶条几秒钟，去除多余的平衡缓冲液。将IPG胶条放在位于玻璃板之间的凝胶面上，使胶条支持膜贴着其中的一块玻璃板，用一薄尺将IPG胶条轻轻地向下推，使整个胶条下部边缘与板胶的上表面完全接触。（注：必须确保在IPG胶条与胶板之间及玻璃板与塑料支持膜间无气泡产生。）

4) 加入分子量标准蛋白（可选操作）：方法1：将分子量标准蛋白溶液与等体积的1%琼脂糖溶液混合后，加入到IEF上样纸片上。由于终浓度为0.5%的琼脂糖会发生凝聚，所以在加电压前可以防止标准蛋白的扩散。方法2：将标准蛋白以15~20μl的体积加入到IEF上样滤纸片，用镊子将上样滤纸片放置在IPG胶条末端一侧，与板胶的凝胶表面接触。

5) 用琼脂糖密封液进行封顶，使IPG胶条被完全覆盖住。（注：在此过程中不要产生气泡）

附：平衡液配制（表 4-4）。

表 4-4　平衡液配制

所需试剂	终浓度	加入量
1.5 Tris-HCl，pH8.8	50mmol/L	6.7ml
尿素	6mol/L	72.07g
甘油（87% V/V）	30%（V/V）	69ml
SDS	2%（W/V）	4.0g
溴酚蓝	0.002%（W/V）	400μl 1%储液
双蒸水		至 200ml

注：配好后分装，贮存于-20℃。用之前加 DTT 或者碘乙酰胺

3. 第二向 SDS 电泳

（1）灌胶：根据第一向 IEF 电泳时 IPG 胶条的大小选择第二向合适的垂直电泳槽。按仪器说明书装好灌胶模具，倒入凝胶溶液。在胶上面加入覆盖液以得到平的凝胶上样平面（灌制垂直 SDS 胶的配方见表 4-5）。灌胶后立即在胶上铺上一层用水饱和的正丁醇或异丁醇，以减少凝胶暴露于氧气，形成平展的凝胶面。

表 4-5　灌制垂直 SDS 胶的配方

所需试剂	10%T，2.6%C	12.5%T，2.6%C	15%T，2.6%C
单体贮存液（ml）	33.3	41.7	50
4×分离胶缓冲液（ml）	25	25	25
10%SDS（ml）	1	1	1
去离子水（ml）	40.2	31.8	23.5
TEMED *（μl）	33	33	33
过硫酸铵 *（10%）（μl）	500	500	500
最终体积（ml）	100	100	100

* TEMED 和过硫酸铵在灌胶前再加。注：同时灌制多块凝胶时，室温下至少聚合 3 小时；暂时不需要的凝胶可用塑料薄膜包好于 4℃保存 1~2 天；将整个凝胶模具完全浸没在凝胶储存液中可 4℃条件下保存 1~2 周

（2）电泳：在电泳槽中装满电泳缓冲液，打开温控系统，调节温度为 15℃；将平衡好的 IPG 胶条浸入电极缓冲液中几秒钟，小心地放置于 SDS 胶面上，轻压使 IPG 胶条与 SDS 胶面充分结合，上面覆盖 2ml 热的琼脂糖溶液（75℃），使琼脂糖在 5 分钟内凝固；将胶盒插入电泳槽中，开始电泳（电泳通常采用恒流状态：5mA/胶，20min；10mA/胶，3~4h）；当溴酚蓝染料迁移到胶的底部边缘时结束电泳。

附：电泳所需试剂配制

①丙烯酰胺/甲叉双丙烯酰胺溶液（30.8%T，2.6%C）：30%（W/V）丙烯酰胺和0.8%甲叉双丙烯酰胺的水溶液。将300g丙烯酰胺和8g甲叉双丙烯酰胺溶解于去离子水中，最后用去离子水将体积补足到1000ml。过滤后可于4℃储存两周；②分离胶缓冲液［1.5mol/L Tris-HCl，pH8.6和0.4%（W/V）SDS］：90.85g Tris和2g SDS溶于400ml去离子水中，用6mol/L HCl调节pH到8.6，最后用去离子水将体积补足到500ml，加入50mg叠氮钠并过滤。此溶液可于4℃储存两周；③10%（W/V）过硫酸铵溶液：1g过硫酸铵溶于10ml去离子水中。此溶液需使用前新鲜配制；④覆盖液（缓冲液饱和的异丁醇）：混合20ml上述分离胶缓冲液和30ml异丁醇，等几分钟后去掉异丁醇层；⑤取代液［50%（V/V）］甘油和0.01%溴酚蓝水溶液：混合250ml甘油（100%）和250ml去离子水，再加入50mg溴酚蓝，搅拌几分钟；⑥低熔点琼脂糖溶液：含有0.5%（W/V）低熔点琼脂糖的电极缓冲液；⑦电泳缓冲液（25mmol/L Tris，192mmol/L甘油，0.1%SDS）配制：见表4-6。

表4-6 电泳缓冲液配制

所需试剂	终浓度	加入量
Tris碱	25 mmol/L	15.1g
甘油	192mmol/L	72.1g
SDS	0.1%（W/V）	5.0g
双蒸 H_2O		至5000ml

4. 2-DE胶蛋白质点的检测 2-DE胶蛋白质点的检测方法包括：①考马斯亮蓝染色法（考染法）；②银染法；③负染法；④荧光染色法；⑤放射性同位素标记法等。这几种检测方法的灵敏度各不相同。目前最常用的是银染法和考染法。由于银染的灵敏度是考染的100倍，故一般用银染法进行分析处理，再用考染法来进行样品微量制备。

（1）考马斯亮蓝染色：几种常见的考马斯亮蓝染色法，包括经典考马斯亮蓝染色法，Neuhoff胶体考染法和热考马斯亮蓝染色方法。具体的染色程序分别见表4-7，表4-8和表4-9。

表4-7 经典的考马斯亮蓝染色程序

步骤	溶液	时间
固定	20% 三氯乙酸	1h
染色	0.1% CBB in 40% 乙醇 10% 乙酸	2h
脱色	40%乙醇 &10% 乙酸	2×30min

续　表

步骤	溶液	时间
强化	1% 乙酸	过夜
清洗	去离子 H_2O	30min

注：该方法的局限是灵敏度低（≈1μg 蛋白/点）

表 4-8　Neuhoff 胶体考染法染色程序

步骤	溶液	时间
固定	12%（W/V）三氯醋酸（TCA）	2h
染色	200ml 染色液混合 50ml 甲醇	16~24h
漂洗	0.1mol/L Tris-H_3PO_4 缓冲液（pH 6.5）	2min
	25%（V/V）甲醇漂洗	<1min
稳定	20%的 $(NH_4)_2SO_4$	

注：该方法的优点是背景低，灵敏度高，可达到 200ng 蛋白/点

表 4-9　热考马斯亮蓝法染色程序

步骤名称	具体过程
染色	将 1 片 Phast Gel Blue 药片［0.025%（W/V）考马斯亮蓝 R350］溶入 1.6L 10%醋酸，将染色液加热到 90℃倒入凝胶染色盘，振荡 10min
脱色	10%醋酸室温振荡脱色 2h，期间需多次更换脱色液，脱色液可通过铺有活性炭的滤纸层过滤回收；脱色液和染色液可重复使用

（2）硝酸银染色：银染的方法种类很多，目前有文献报道的就有 100 多种。由于银染的灵敏度很高，可染出胶上低于 1ng/蛋白质点，故广泛地用在 2-DE 凝胶分析上。通常是首先通过银染找到自己感兴趣的蛋白质点，然后通过考染富集该目的点，最后做进一步的肽段指纹图谱分析（PMF）或序列测定。表 4-10 是一种可兼容质谱分析的银染方法。

表 4-10　银染程序

步骤	溶液（250ml/胶）	胶的类型（以 1mm 无支持物胶为例）
固定	25ml 乙酸，100ml 甲醇，125ml milli-Q H_2O	2×60min
敏化	75ml 甲醇，0.5g $Na_2S_2O_3$，17g 乙酸钠，milli-Q H_2O 至 250ml	60min
漂洗	250ml milli-Q H_2O	5×8min

续 表

步骤	溶液（250ml/胶）	胶的类型（以 1mm 无支持物胶为例）
银染	0.625g 硝酸银，milli-Q H_2O 至 250ml	60min
漂洗	250ml milli-Q H_2O	4×1min
显色	6.25g Na_2CO_3，100μl 甲醛，milli-Q H_2O 至 250ml	6min
终止	3.65g EDTA，milli-Q H_2O 至 250 ml	40min
漂洗	250ml milli-Q H_2O	2×30min

注：很多银染程序都使用了戊二醛（glutardialdehyde），因为它能提高银染的灵敏度和染色结果的重复性。但是由于戊二醛会修饰蛋白质，所以会影响对蛋白质点的质谱鉴定和分析

二、质谱（mass spectrometry，MS）法

质谱法是一种与光谱并列的谱学方法，通常意义上是指广泛应用于各个学科领域中通过制备、分离、检测气相离子来鉴定化合物的一种专门技术。在众多的分析测试方法中，质谱学方法被认为是一种同时具备高特异性和高灵敏度且得到了广泛应用的普适性方法。

世界上第一台质谱仪于 1912 年由英国物理学家 Joseph John Thomson 研制成功。到 20 世纪 20 年代，质谱逐渐成为一种分析手段，被化学家采用。从 40 年代开始，质谱广泛用于有机物质分析。1966 年，MSB Munson 和 FHField 报道了化学电离源（chemical ionization，CI），质谱第一次可以检测热不稳定的生物分子。到了 20 世纪 80 年代左右，等离子体解吸、快原子轰击、电喷雾和基质辅助激光解吸/电离 4 种软电离技术先后产生。

等离子体解吸（PD-MS）的工作原理：采用放射性同位素的核裂变碎片作为初级粒子轰击样品使其电离，样品以适当溶剂溶解后涂布于 0.5~1μm 厚的铝或镍箔上，核裂变碎片从背面穿过金属箔，把大量能量传递给样品分子，使其解吸电离。

快原子轰击（FAB）的工作原理：一束高能粒子，如氩、氙原子，射向存在于液态基质中的样品分子而得到样品离子，这样可以得到提供分子量信息的准分子离子峰和提供化合物结构信息的碎片峰。快原子轰击操作方便、灵敏度高、能在较长时间里获得稳定离子流。

电喷雾电离（ESI）的工作原理：在喷雾器顶端施加一个电场给微滴提供净电荷，在高电场下，液滴表面产生高的电应力，使表面被破坏产生微滴，微滴表面的离子“蒸发”到气相中，进入质谱仪。加热至 200~250℃ 可降低微滴的表面能，使喷雾效率提高。

基质辅助激光解吸离子化（MALDI）的工作原理：将样品分散在基质分子中并形成晶体，当用激光照射晶体时，基质从激光中吸收能量，样品解吸附，基质-样品之间发生电荷转移使得样品分子电离，电离的样品在电场作用下飞过真空飞行管，根据到达检测器的飞行时间不同而被检测，即通过离子的质量电荷之比（M/Z）与离子的飞行时间成正比来分

析离子，并测得样品分子的分子量。

上述4种软电离技术产生的同时也先后出现了如下几种质量分析器：磁场分析器（sector）、四极杆滤波器（quadrupole，Q）、离子阱分析器（ion trap）、傅里叶变换离子回旋共振（FT-ion cyclotron resonance，FT-ICR）分析器、飞行时间分析器（time-of-flight，TOF）和静电场轨道阱（orbitrap）。其中，静电场轨道阱的发明与发展，实现了静电场取代超导磁场的傅里叶变换质谱技术，获得超高分辨率质谱图的同时，大大降低了使用成本。软电离技术与质量分析器的结合使得生物质谱飞速发展，出现了四极杆质谱仪、离子阱质谱仪、傅里叶变换离子回旋共振质谱仪、飞行时间质谱仪、组合式静电场轨道阱等不同的质谱，并且广泛地应用于分析高极性、难挥发和热不稳定样品，成为现代科学前沿的热点之一。

（一）质谱技术的原理

生物质谱技术是近年来发展起来的蛋白质组学研究的核心技术，具有高灵敏性和高精确性的特点，可用来分析极微量、低丰度的蛋白质，为检测细胞、组织、体液蛋白质的变化提供技术手段。质谱仪通常由三部分组成，离子源、质量分离器和检测器（图4-4）。MS的原理是样品分子或原子在外部能量作用下电离或电离后进一步分解生成各种离子，这些离子在质量分析器（通常是电场或磁场）作用下按照带电粒子的质量对所带电荷之比值（质/荷比）的不同而分离排列，形成不同的图谱。也就是说，质谱技术将蛋白质变成气相的蛋白质离子，分析它的电荷质量（荷/质）比以鉴定蛋白质。最常用的两种离子化方式是电喷雾电离技术（electrospray ionization，ESI）和基质辅助激光解吸附技术（matrix-assisted laser-desorption/ionization，MALDI）。

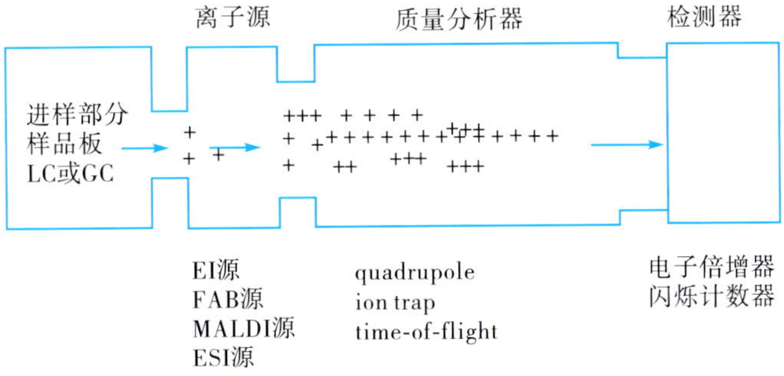

图4-4　质谱仪结构示意

（二）基质辅助激光解吸电离飞行时间质谱

基质辅助激光解吸电离质谱（MALDI-MS）是19世纪80年代末迅速发展起来的质谱分析技术。由于MALDI质谱离子化产生的离子常用飞行时间（time of flight，TOF）检测器检测，因此常与TOF一起称为基质辅助激光解吸离子化飞行时间质谱，即MALDI-

TOF-MS。

1. MALDI-TOF-MS 的工作原理　MALDI-TOF-MS 是近年来发展起来的一种新型的软电离生物质谱，仪器主要由两部分组成：基质辅助激光解吸电离离子源和飞行时间质量分析器。

MALDI 的工作原理是用激光照射样品与基质形成的共结晶薄膜，基质从激光中吸收能量传递给生物分子，而电离过程中将质子转移到生物分子或从生物分子得到质子，从而使生物分子电离的过程。TOF 的原理是离子在电场作用下加速飞过飞行管道，根据到达检测器的飞行时间不同而被检测，即测定离子的质荷比（M/Z）与离子的飞行时间成正比，据此检测离子，见图 4-5。

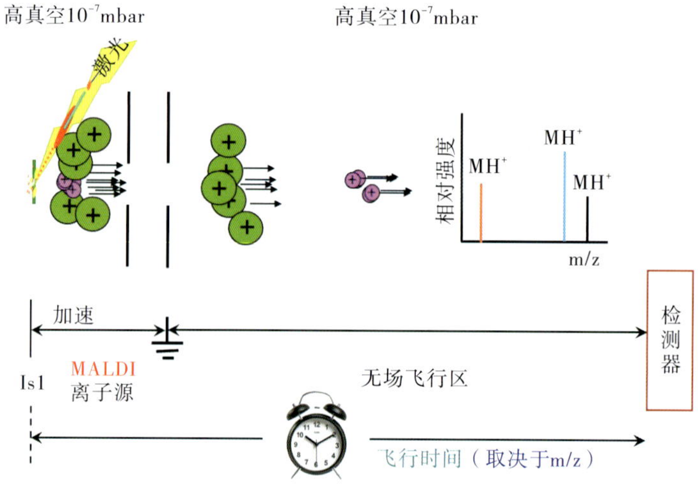

图 4-5　MALDI-TOF-MS 的工作原理示意

2. MALDI-TOF-MS 的分析流程

（1）将样品和基质溶液按适当比例混合。

（2）取数微升上述混合溶液，点在靶板上，使其自然结晶。

（3）将样品放进质谱仪（注：务必保证质谱仪工作的高真空状态），激光照射样品，产生离子（注：MALDI 产生的离子基本上带一个电荷）。具体见图 4-6。

3. MALDI-TOF-MS 的应用　MALDI-TOF-MS 技术的产生，使传统的主要用于小分子物质研究的质谱技术发生了革命性的变革。由于 MALDI-TOF-MS 具有灵敏度高、准确度高及分辨率高等特点，同时能够产生稳定分子离子，因而是测定生物大分子分子量的有效方法，目前已广泛地运用于生物化学领域，尤其对蛋白质、核酸的分析测试研究已经取得了突破性进展。另外 MALDI-MS 在药学、高分子化学、有机化学、金属有机化学等领域也显示出独特的潜力和应用前景。

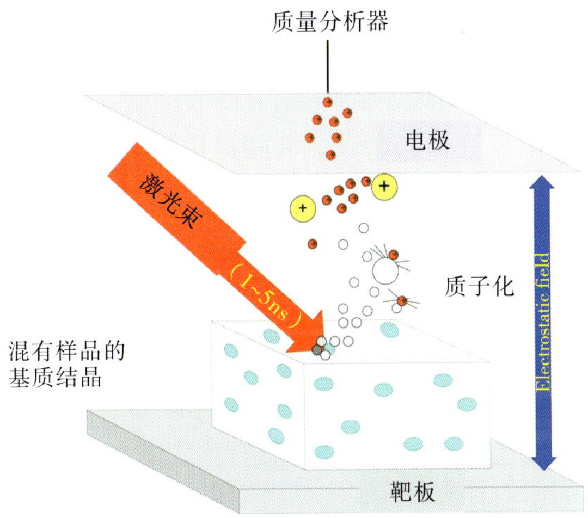

图 4-6　MALDI-TOF-MS 的分析流程

（三）电喷雾质谱

1. 电喷雾质谱（ESI-MS）的工作原理及离子气相化过程　ESI 的工作原理是样品溶液从具有雾化气套管的毛细管端流出时在电场和雾化气（通常是氮气）的吹带作用下喷成无数的带电微液滴，在一定加热温度下，液滴中的溶剂被快速蒸发，液滴直径不断变小，表面电荷密度不断增大，最终溶剂和样品离子从液滴中被排挤出，样品离子进入分析器被检测（图 4-7）。

ESI 产生单电荷或多电荷的样品离子与样品分子中的酸性和碱性基团数量有关。通常小分子样品得到带单电荷的准分子离子，大分子样品则得到多种多电荷离子。

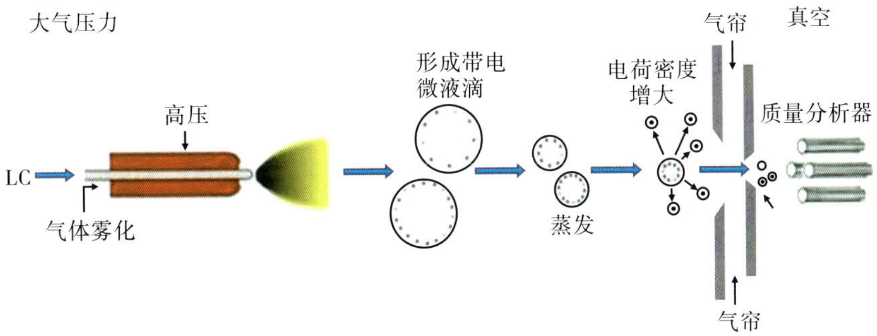

图 4-7　ESI-MS 的工作原理示意

ESI 将溶液中的离子转化为气相离子包括三个步骤：①喷雾毛细管尖端产生带电雾滴；②通过溶剂蒸发和雾滴分裂使带电雾滴变小，该过程反复进行，直到生成很小的带电雾滴；③由很小带电雾滴产生气相离子。

2. ESI-MS 的特点及应用　由于 ESI-MS 对于高分子化合物的测定可以产生多电荷峰，因此与传统的质谱相比扩大了检测的分子质量范围，同时提高了仪器的灵敏度，在 pmol 数量极的水平或更少的样品检测中，当分辨率 1000 时可达到 0.005%的精度。

同时，ESI 作为一种软的电离方式，在一定的电压下它不会使样品分子产生碎片，因此对于小分子的样品 ESI 谱图可确定样品的组成成分有几种。但对于大分子的蛋白质来说由于要形成非常复杂的多电荷峰，因此分析大分子混合物较为困难，一般只用于分析较纯的大分子化合物。

另外，ESI 可以将处于液相的蛋白质离子化，因此，常常与高效液相分离技术和电泳分离技术偶联，用于分离较为复杂的混合物，因此扩大了质谱在生物领域的应用。

表 4-11、4-12 分别对 ESI 与 MALDI，ESI-MS 与 MALDI-MS 进行了比较。

表 4-11　ESI 与 MALDI 比较

	ESI	MALDI
分析器	四级杆、离子阱分析器	飞行时间分析器（TOF）
电离方法	软电离	软电离
灵敏度	pmol-fmol	pmol-fmol
质量范围	≤100 000D	≥300 000D
样品纯度	要求高	要求低
肽序列分析	功能强	功能弱
进样方式	液体	固体
对修饰蛋白	功能强	功能弱
规模速度	能力弱	能力强

表 4-12　ESI-MS 与 MALDI-MS 特点和功能比较

	ESI-MS	MALDI-MS
理论质量检测范围（实际检测范围）	约为 200×10^3（70×10^3）	大于 300×10^3（150×10^3）
检测样品	肽和蛋白；多糖；核酸；其他带电的小分子	肽和蛋白；多糖；核酸；组成复杂的生物样品；其他带电的小分子

续　表

	ESI-MS	MALDI-MS
优点	能与 HPLC、CZE 联用；能形成多价离子，可更为准确地测定分子量；质量分辨率为 2000 以上；可以直接从水相观察非共价复合物；敏感度为 fmol ~ pmol；质量测定精确度为±0.01%	能够耐受高盐；具有较高的质量检测上限；能分析混合物；敏感度为 fmol；可发展为蛋白及核酸测序手段
缺陷	在分析混合物时，多价离子形成会使结果分析比较困难；仅在低盐（<1mmol/L）条件下给出理想信号；样品组成过于复杂时可能不产生信号	质量分辨率<500；质量测定精确度为 ± 0.1% ~ ±0.01%；不能与液相色谱联用

三、生物信息学

（一）生物信息学的概念

生物信息学（bioinformatics）是研究生物信息的采集、处理、存储、传播，分析和解释等各方面的学科，也是随着生命科学和计算机科学的迅猛发展，生命科学和计算机科学及应用数学相互交叉而形成的一门新兴学科。它通过对生物学实验数据的获取、加工、存储、检索与分析，进而达到揭示这些数据所蕴含的生物学意义的目的。

生物信息学通常由数据库、计算机网络和应用软件三大部分组成，已经成为蛋白质组学研究的强有力的支撑。生物信息学目前作为生物学和医药学的重要组成部分，可以进行大量生物信息资源的收集、存储、处理、搜索、利用、共享、服务、研究和开发等研究。

（二）生物信息学的发展历程

生物信息学自诞生以来，经历了三个发展阶段：

1. 基因组前期的生物信息学　主要是序列分析、数据库的查询、计算机操作和个人计算机的应用。

2. 基因组时代的生物信息学　主要是基因的寻找、数据与数据之间的比较、网络相互界面（interface）。

3. 后基因组时代的生物信息学　主要是数据的挖掘、表达、数据多样性的分析、相互交叉数据分布的总结与分析。其研究的内容不仅包括了基因的查寻和同源性分析，而且还涵盖了基因和基因组的功能分析，即所谓的功能基因组学研究。

（三）生物信息学的数据库

生物信息学在蛋白质组学的研究中起特殊的重要作用。蛋白质组研究提供的大量数据必须有高度自动化的处理，包括数据的输入、储存、加工、索取及数据库之间的联系，因此需要发展各种蛋白质组在线数据库，并且这些数据库能够和核酸序列和表达序列标签等数据库无缝联接和整合。

1. 蛋白质氨基酸序列数据库　常用的有 NCBI、SWISS-PROT、PIR、TrEMBL 和

GenPept 等。NCBI 蛋白质数据库（网址为：http://www.ncbi.nlm.nih.gov/entrez）包括所有蛋白质序列及其翻译产物序列。PIR 蛋白质序列信息资源库（protein information resource）（网址为：http://pir.georgetown.edu）和 SWISS-PROT 蛋白质序列数据库（网址为：http://www.expasy.org）是目前最常用的两大序列数据库，除序列之外，还提供已知蛋白质的功能、结构域、翻译后修饰、突变体等详尽的注释及和其他重要相关数据库的交叉检索，是重要的蛋白质初级数据库。其中 SWISS-PROT 蛋白质序列数据库，是目前最广泛应用的蛋白质组数据库，是 ExPASy 服务器的一个组成部分，内容包括序列及功能信息、蛋白识别、蛋白质结构预测及其他功能。SWISS-PROT 蛋白质序列数据库除了包含蛋白序列信息外，还包含大量的注释。SWISS-PROT 蛋白质序列数据库信息来源是文献，引用了一千多种期刊上分表的蛋白质序列及相关信息。SWISS-PROT 的特点是可提供蛋白质序列的详尽注释信息，包括蛋白质功能、蛋白质翻译后的修饰、结构域、结合位点、二级结构、四级结构、蛋白质缺陷相关疾病；与其他专业数据库可以超级链接，交叉参考，以求一次检索可获得蛋白质的各方面信息数据库中的记录显示格式规范化。

TrEMBL 是计算机注释的蛋白质序列数据库，是 SWISS-PROT 的辅助数据库，包含尚未结合到 SWISS-PROT 的 EMBL 核酸序列数据库中所有编码序列的翻译内容，可以看作 SWISS-PROT 的初级部分。TrEMBL 与 SWISS-PROT 的记录结构以及检索方法是一致的。

2. 蛋白质结构（structure）数据库　包括蛋白质结构域与家族数据库，蛋白质高级结构及分类数据库等。

（1）蛋白质结构域与家族数据库，常用的有 ProSite、BLOCKS、DOMO、ProDom 和 Profam 等。

（2）蛋白质高级结构及分类数据库，常用的有 PDB、SWISS-MODEL、NRL-3D、BioMagResBank、MMDB、SCOP 和 CATH 等。其中 PDB（protein data bank）是美国 Brookhaven 国家实验室管理生物大分子三维空间结构原子坐标数据库（网址为：http://www.rcsb.org/pdb/），收录有蛋白质原子坐标、晶体结构和核磁共振的数据、一级和二级结构信息及相关文献引用。NCBI STRUCTURE MMDB（molecular modellingdataBase）则包含了从 PDB 获取的实验确定的生物高聚物结构分子模型数据库。SCOP（structural classification of proteins）是英国医学研究会（MRC）剑桥分子生物学实验室开发的蛋白质结构分类数据库（网址为：http://scop.mrc-lmb.cam.ac.uk/scop）。

3. 蛋白质 2-DE 图谱数据库　包括 SWISS-PROT 的 2D-PAGE、SEINA 的 2DE-PAGE 等综合性 2-DE 数据库和不同生物、不同器官、组织、细胞的专一性 2DE 数据库。

4. 蛋白质相互作用数据库　常用的有 ProNet、DIP、INTERACT 等。另外还有各种类型的专一性蛋白质数据库及 ExPASy（expert protein analysis system）等。ExPASy 可通过北京大学镜像 cn. expasy. org 获得链接。

5. 综合性数据库　目前应用比较普遍的综合性数据库包括 NRDB 和 UniProt。NRDB 由 SWISS-PROT 和 GENPETP 等几个数据库组成。UniProt 由 EBI（欧洲生物信息研究所）、PIR（蛋白信息资源）和 SIB（瑞士生物信息研究所）合作建立而成，提供详细的蛋白质序列和功能信息（如蛋白质功能描述、结构域结构、转录后修饰、二级结构及三级结构等），同时提供其他数据库，包括序列数据库、三维结构数据库、2-DE、蛋白质家族数据库的相应链接。dbNP 是目前应用较多的营养表型数据库。OPTIMAS-DW 是一个全面整合转录组学，代谢组学，蛋白质组学和表型组学相关数据的数据库。

（四）生物信息学的软件

蛋白质组学必须有软件工具来进行质谱数据和序列数据库的关联，主要的相关程序有 Sequest，Peptide Search 等，还包括蛋白质双向电泳图谱分析软件和蛋白质结构分析及功能预测软件等。比较知名的蛋白质二维凝胶电泳图谱分析软件有 Geneva Bioinformatics 提供的 Melanie 3，美国 Proteome Works 公司的商用软件包 PDQuest6. 1，英国 Nonlinearn Dyanamics Ltd 的 Progenesis，德国 Decodon GmbH 的 Delta 2D 等。其中，Melanie Ⅲ兼容性好，可以在 SUN 工作站、Machintosh 和个人计算机上运行，并提供友好的菜单界面，高度自动化，同时还可以超级链接各种蛋白质数据库，互参数据。蛋白质结构预测数据库（EMBL）可以根据已知蛋白质序列，预测同族二级、三维等结构。

（五）生物信息学的网站

1. 我国生物信息相关网站　包括中国生物信息网（网址：http://www.biosino.org），北京大学生物信息中心（网址：http://www.cbi.pku.edu.cn），中国生物技术信息网（网址：http://www.biotech.org.cn/），中国科学院（网址：http://www.cshq.ac.cn）等。

2. 其他生物信息学相关网站：具体包括：①http://www.cellsignal.com：该网站展示了许多信号传导的图谱、结构域图示及激酶家族的介绍；②http://biochemie. web. med. unimuenchen.de/yeastbiology：该网站提供了很全面的数据库链接，国内浏览速度快，且每日更新；③http://www.protocol-online.org：该网站涵盖所有生物学试验中可能用到的试验流程、试剂配制等具体操作，为平时实验室操作提供有力的支持和参考；④其他网站，如 LIMB（网址：http://molbio.info.nih.gov/molbio/db.html）等。

四、其他技术

（一）蛋白质芯片

1. 蛋白质芯片技术的特点　蛋白质芯片（protein chips）技术是近年来在基因芯片基础上发展起来的一项尖端技术，较之传统分析方法有以下优点：①高通量检测，可以快速分析成千上万种蛋白间的相互作用，并提供大量数据；②信噪比和灵敏度高；③需要样品量少，可以检测出蛋白样品中微量蛋白的存在，检测水平已达 ng 级。

2. 蛋白质芯片技术的研究内容及应用　蛋白芯片技术的出现给蛋白质组学研究带来了新的思路。蛋白质组学研究的其中一个主要内容就是研究在不同生理状态下蛋白水平的量变，因此微型化、集成化、高通量化的抗体芯片是蛋白质芯片中发展最快的。这些抗体芯片目前已经在向临床应用上发展，比如肿瘤标志物抗体芯片等，还有很多已经应用于生命科学的各个领域。

3. 蛋白质芯片技术的操作流程　蛋白芯片的操作流程主要包括：①点样样品的准备、

蛋白的纯化，并将蛋白溶解于点样液中。②点样。③点样后洗涤去未结合的蛋白质。④蛋白芯片的封闭（blocking）。⑤将待检的蛋白样品或小的分析物加入到蛋白芯片上；加入蛋白质样品与芯片进行抗原抗体反应。⑥洗涤、检测，数据收集，见图 4-8。

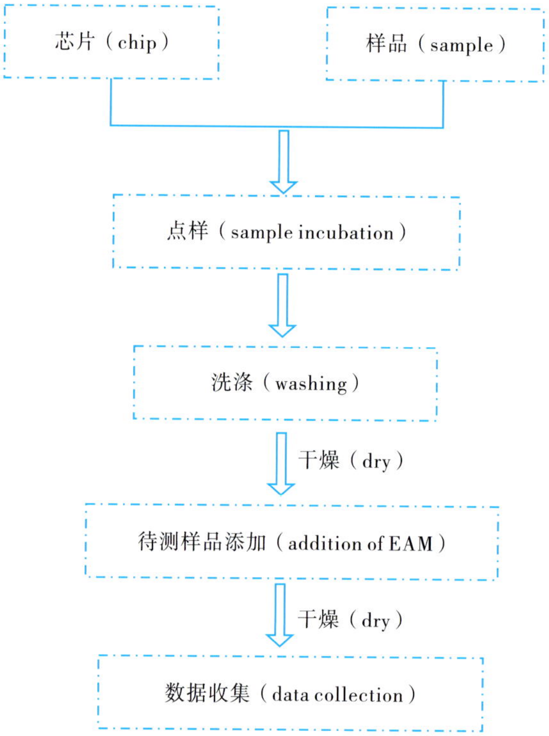

图 4-8 蛋白芯片的操作流程

（二）差异凝胶电泳

差异凝胶电泳（difference gel electrophoresis，DIGE）技术最早在 1997 年由 Unlu 等提出，后来 Amresham 公司成为此技术的主要推动者。2002 年 Gharbis 等巧妙地将所有实验组的样品等量混合为内标用在每块胶上。在此基础上，Amerhsma 公司将内标作为 DIGE 实验设计核心原则之一，从而使 DIGE 发展趋于成熟。

双向差异凝胶电泳技术（two-dimensional difference gel electrophoresis，2D-DIGE）建立在双向电泳技术的基础上，能够在同一块双向电泳胶中分离多于一种样品。由于差异凝胶电泳技术可在同一块胶中进行两个蛋白质样品差异的检测与定量，从而避免了传统双向电泳技术胶与胶之间重复性差的缺陷，因而在生命科学的各个领域得到了广泛的应用。

1. DIGE 的荧光标记　DIGE 是以在双向电泳前先对蛋白样品进行荧光标记为基础的。荧光染料标记的方法分为两种：最小标记法和饱和标记法，其中最小标记法较为常用。

（1）最小标记法：对于最小标记法，有 3 种用来标记的荧光染料 Cy2、Cy3 和 Cy5，均来源于 N-羟基琥珀酰亚胺的衍生物，结构相似，可与赖氨酸残基侧链的 ε-氨基基团进行亲核取代反应形成氨基化合物，所带正电荷与赖氨酸残基上被取代的电荷相匹配。3 种染料的分子量是相匹配的，使被标记蛋白增加大约 0.5kD。最小标记法中染料与蛋白的最佳标记比例为每 50μg 蛋白样品采用 400pmol 荧光染料进行标记。

（2）饱和标记法：对于饱和标记法，有两种用来标记的荧光染料，它们都具有顺丁烯二酰亚胺反应基团，可与蛋白中半胱氨酸残基的硫醇基形成硫醚键，从而进行标记。饱和标记法将对蛋白样品中所有可用的半胱氨酸残基进行标记，因此需要的染料较多，被标记蛋白样品的比例也很高。两种染料的分子量同样是相匹配的，使被标记蛋白增加大约 0.677kD。此种方法敏感度高，仅需 5μg 蛋白样品，因此对于比较珍贵的实验样品（人类的器官、组织等）更具有优势。

2. DIGE 的工作原理及主要操作流程　DIGE 的工作原理及主要操作流程与 2-DE 技术相似，将两个蛋白样品分别用 Cy3 和 Cy5 荧光染料进行标记，再将两个样品取等量混合后用 Cy2 染料进行标记作为内标，最后将 3 个已标记样品混合后进行第一向等电聚焦，胶条的平衡及第二向 SDS-PAGE 等操作。最后采用 DeCyder 差异分析软件进行分析，见图 4-9。

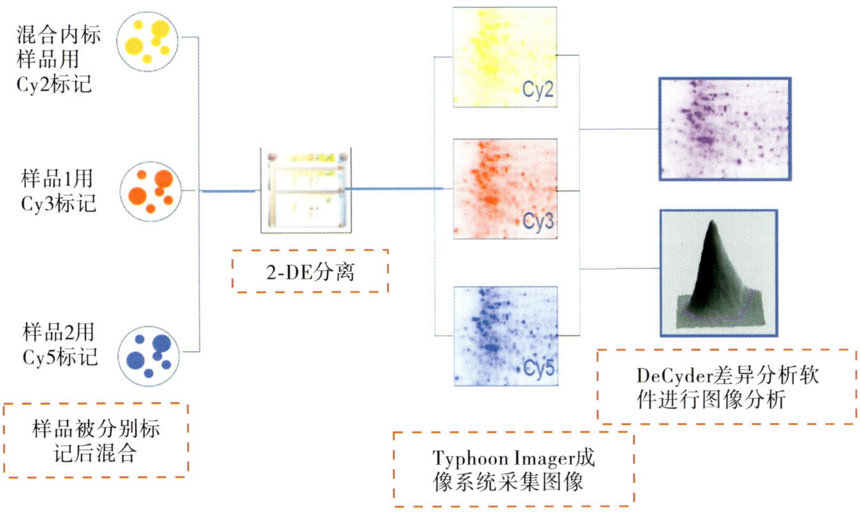

图 4-9　DIGE 的主要流程

3. DIGE 的特点及应用

（1）特点：①由于荧光染料的敏感性及线性，差异凝胶电泳技术与其他标准的染色技术相比具有更加精确的定量能力；②差异凝胶电泳技术不需进行电泳后的固定或脱色过程，可减少低分子量蛋白的损失；③可在同一块胶中比较两个不同的蛋白样品，消除胶与胶之间变化的影响，使得蛋白点荧光强度的差异是来源于生物学变化而非实验误差，大大增加了研究的可信度。

（2）应用：DIGE 是对 2-DE 在技术上的改进，用来检测蛋白质在两种样品中的表达情况。对两种样品中的蛋白质采用不同的荧光标记后混合，进行 2-DE，荧光显微观察，如果同一个斑点显示两种荧光，说明一种蛋白质同时在两个样品中表达，然后根据不同荧光的强弱确定蛋白在不同样品中表达量的高低。如果一个斑点只显示一种荧光，说明该蛋白质只在相应的样品中表达。由于在同一胶内分离，避免了在 2 次电泳时操作上的不平衡性，消除了胶与胶之间的差异，可准确反映出样品组和对照组之间蛋白的差异表达情况。

（三）同位素标记亲和标签技术

同位素标记亲和标签（isotope coded affinity tagging，ICAT）技术也是目前蛋白质组研究技术中的核心技术。它主要用于研究蛋白质表达差异并把非正常表达的蛋白质作为治疗的靶目标。

1. ICAT 技术工作原理　用具有不同质量的同位素亲和标签标记处于不同状态下的细胞中的半胱氨酸，利用串联质谱技术，对混合的样品进行质谱分析；来自两个样品中的同一类蛋白质会形成易于辨识比较的两个峰形，能非常准确地比较出两份样品蛋白质表达水平的不同，见图 4-10。

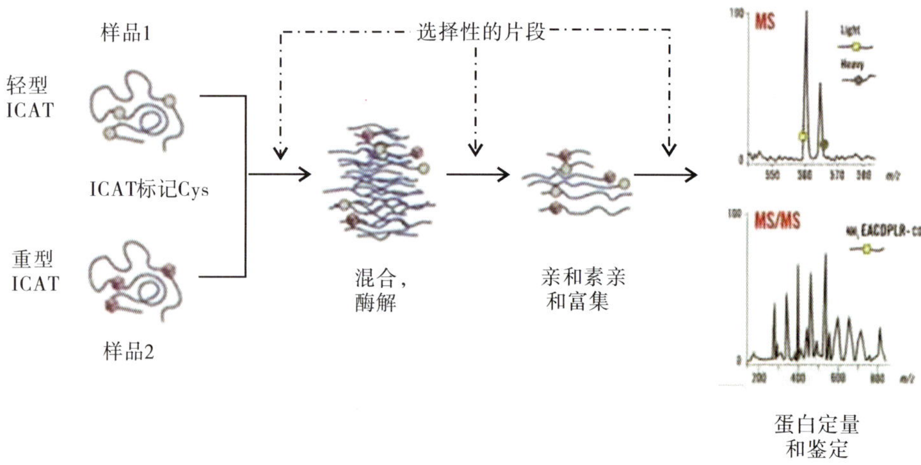

图 4-10　ICAT 的工作原理

2. ICAT 的试剂　同位素亲和标记的试剂是一种人工合成的有机分子，其一端为亲和标签作用的生物素部分，用于亲和层析纯化被 ICAT 试剂修饰的多肽，中间部分为连接单元，可以引入 8 个氢原子或 8 个氘原子，另一端为一碘乙酰胺亚胺结构，该结构能与巯基发生反应从而可与含有半胱氨酸的多肽进行偶联。根据引入 8 个氢原子或 8 个氘原子的不同，ICAT 试剂分为轻型和重型，它们分子量相差 8D。

3. ICAT 的工作流程　进行蛋白质组学差异比较分析时，①标记：破碎细胞提取蛋白质，分别加入两种 ICAT 试剂与总蛋白起反应；②酶解：将两种样品等量混合，然后用

TPCK-胰蛋白酶水解；③纯化和富集：先用 SCX 分离水解后的肽混合物，再通过一个生物素亲和层析柱分离，使含有 Cys 的多肽被 ICAT 试剂修饰而吸附在亲和柱上，其他多肽则在柱上无保留而与含有 Cys 的多肽分离；④洗脱：亲和柱上吸附的多肽用甲醇溶液洗脱；⑤分析：采用 MALDI-TOF 或 LC-MS/MS 进行分析。不同来源的同种多肽会成对并相邻地出现在质谱图上，分子量相差 8D（若肽段带两个电荷时相差 4D）。

4. ICAT 技术的特点　ICAT 技术具有广泛的兼容性，主要表现在：①能够兼容分析体液、细胞和组织中绝大部分蛋白质；②烷基化反应即使在有盐、去垢剂及稳定剂存在下都可以进行；③只需分析 Cys 残基的肽段，降低了分析的复杂性；④ ICAT 允许任何类型的免疫、物理分离方法，能很好地定量分析微量蛋白质。

但是 ICAT 方法也存在如下缺点：①蛋白质序列中必须含有半胱氨酸，那些功能很重要但不含半胱氨酸的蛋白质将会被遗失；②标签片段由于接头的加入使得标签离子在 CAD 条件下 MS/MS 图谱更加复杂，从而解谱难度增大；③轻型片段在新型试剂条件下不一定和重型片段产生一样多的碎片离子。

（四）同重同位素标签技术

以 TMT/iTRAQ 为代表的同重同位素标签是目前使用最广泛的质谱定量分析技术，主要用于蛋白质的大规模相对定量和差异比较。

1. TMT/iTRAQ 技术特点　稳定同位素标记技术是蛋白质组学相对定量的经典策略，常见方法有基于代谢标记的 SILAC、基于酶解标记的 ^{18}O 标记和基于化学标记的 ICAT 等，这些方法通过一级母离子提取峰面积实现定量比较。但是这些定量技术标记通量低、动态范围窄、灵敏度不高，因此近年来，以 TMT 和 iTRAQ 为代表的基于同重同位素标记的二级定量方法使用越来越广泛。利用同重同位素标签标记肽段，在一级质谱不同样本的肽段分子量没有区分，相互叠加，提高了灵敏度；二级碎裂获得分子量不同的报告离子，在 b/y 离子定性的同时，通过报告离子之间的强度差异实现定量，提高了动态范围。

2. TMT/iTRAQ 技术工作原理　同重同位素标签容量达四重以上，即可以实现至少四组样本的同时定量。标签之间的精确分子量完全相同，因此标记后，来自不同样本的同一蛋白质分子量完全相同，混合后在一级谱图中形成一个质谱峰。但在二级分析时，不同标签会碎裂出分子量在 110~130Da、质量差 1Da 的报告离子，通过比较报告离子的强度差异，即可获得几组样本之间同一蛋白质表达量的精确变化。同时，不影响高分子量端 b/y 碎片的生成和检测，蛋白鉴定的同时实现定量。

3. TMT/iTRAQ 试剂　同重同位素标签试剂也是一种人工合成的有机分子，由报告基团、平衡基团和反应基团三部分组成。其中反应基团与蛋白或肽段的氨基反应（N 端和赖氨酸 K），发生藕联；报告基团带有稳定同位素 ^{13}C 和（或）^{15}N，在二级碎裂时与平衡基团之间的共价键断开，生成报告离子，不同标签之间报告离子分子量相差 1Da；平衡基团连接报告基团和反应基团，同样带有稳定同位素 ^{13}C 和（或）^{15}N 以补偿报告基团的分子量，例如报告基团带有一个 ^{13}C 时，平衡基团则只带有 ^{12}C，而报告基团只带有 ^{12}C 时，平衡基团则带有一个 ^{13}C，从而使标签的整体分子量保持不变。

4. TMT/iTRAQ 技术工作流程　进行定量蛋白质组学分析，比较实验组/对照组或不同时间点的表达差异，寻找生物标志物时，可以在组织、细胞、血浆等样本提取蛋白质并酶切成肽段后，分别加入两种或多种 TMT/iTRAQ 标签试剂与样本反应。标记完成后，将需要比较的样本等量混合，直接使用 LC-MS/MS 进行在线分析，或先用 SCX、高 pH 反相等色谱方法将样本预分离成若干组分后，再依次使用 LC-MS/MS 进行分析。不同来源的同种多肽在一级谱图中分子量没有差异，叠加成一个质谱峰，但在二级谱图中分别生成分子量相差 1 Da 的一簇报告离子峰。整体工作流程见图 4-11。

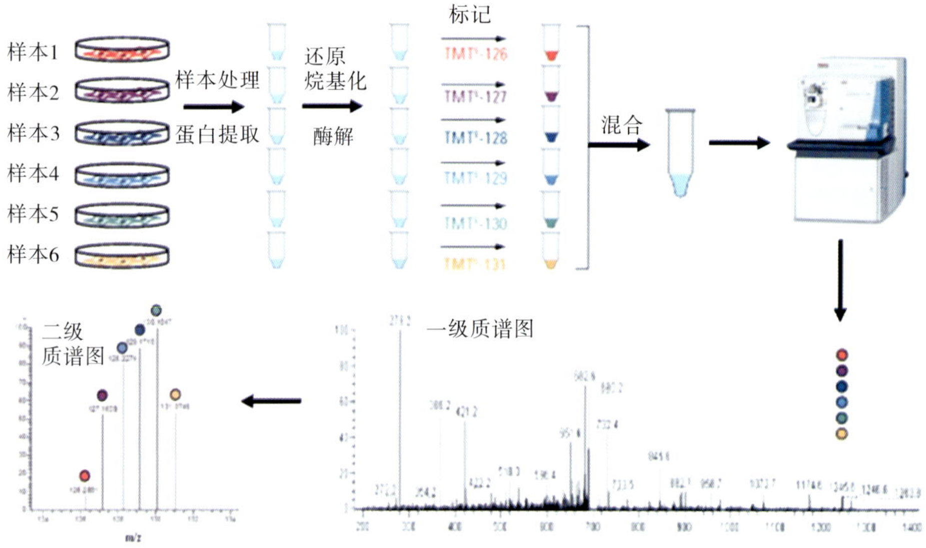

图 4-11　TMT 的主要流程

（五）质谱显像技术

质谱显像（mass spectrometry imaging，MSI）技术是利用基质辅助激光解吸电离质谱直接确定新鲜冷冻组织切片中的多肽和蛋白的新技术，因此也被称为原位蛋白质组学。

MSI 技术可以在组织的任意位置检出 400 个以上的蛋白信号，既具有质谱设备的高敏感性，又具有同时检测混合物中多种成分的能力，因此具有一定的发展潜力和应用前景。

五、蛋白质组学研究策略及分析

依赖于强大的蛋白质组学研究技术，蛋白质组学在生命科学领域得到了广泛应用。现将基于双向电泳的蛋白质组研究策略及技术路线总结如下，见图 4-12。

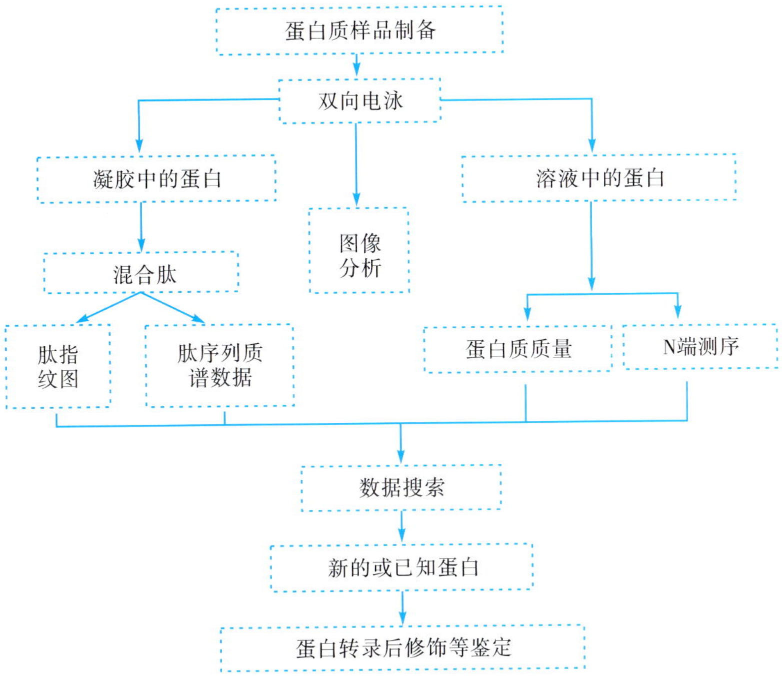

图 4-12　蛋白质组学研究的基本策略及技术路线

（一）样品制备

样品制备方法多种多样，在实验中应该根据不同的样品及研究需要选择不同的方法进行提取。基本原则是：样品保存要低温（-80℃），避免反复冻融；细胞裂解应适当；蛋白酶抑制要充分；样品缓冲液盐浓度要合理，不能改变蛋白 pI 值，防止蛋白被修饰。具体见本节一（二）中样品制备部分。得到的蛋白样品采用 Brandford 法或 2-D Quant Kit 等方法进行定量。

（二）双向电泳及图像分析

1. 电泳　双向凝胶电泳包括第一向 IEF 电泳和第二向 SDS-PAGE。两向电泳均需借助一定的电泳仪器进行（图 4-13）。Amersham Biosciences 公司和 Bio Rad 公司及其他生物仪器公司均有商品化的双向凝胶电泳装置在售。不同的装置对胶条的规格有不同要求并且分辨率也有较大差异，可以根据实验目的选择电泳装置。

2. 染色　电泳后的凝胶根据研究需要选择不同的染色方法进行染色。考马斯亮蓝染色是经典的蛋白染色方法，方法简单，且比银染定量准确，但灵敏度比银染低很多。银染是一种非常灵敏的非同位素的方法（低于 1ng），但操作繁琐而且与质谱不兼容。荧光成像是非常灵敏的检测手段（低到 200fg 蛋白）。锌-咪唑负染法检测限是 15ng，与质谱兼容性很好，但定量不准确。使用 SYPRO™ 染料的荧光标记和荧光染色的灵敏度介

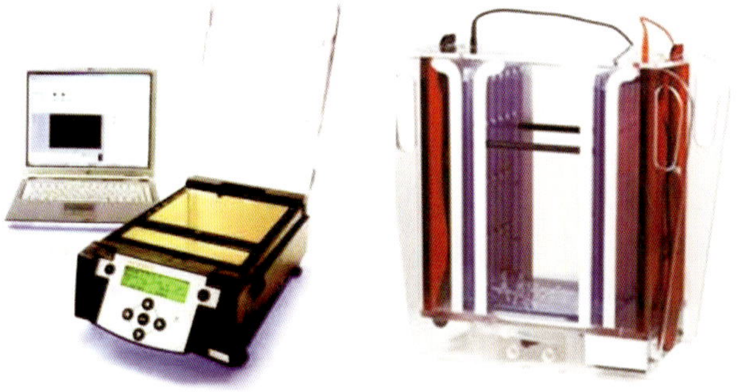

图 4-13 双向凝胶电泳仪器

于胶体考马斯亮蓝和改良的银染之间。这几种方法与质谱兼容好，定量动力学范围宽。

3. 图像分析 许多 2-DE 图像分析软件如 Amersham Biosciences 的 Image Master 2D Elite 软件和 2D Database 软件能够对 2-D 凝胶上的信息进行捕获，存储，评估及描述。

（三）质谱鉴定及数据库搜索

图像分析后需要对胶上蛋白进行质谱鉴定，具体包括胶上蛋白切点、酶解、质谱鉴定及数据库搜索。

1. 切点 包括自动切点和手动切点。可以采用 Ettan 切点机（ettan spot picker）从染色或已脱色的胶上自动切取选择蛋白点，也可以用手术刀进行手动切点。切取的点转移到微孔板中。

2. 酶解 切取的凝胶块在酶解仪中自动酶解，上清中的肽片断和 MALDI 基质混合，用点样机点在 MALDI 载片上。点处理过程既可以在集成的 Ettan 点处理工作站中完全自动进行，也可以通过在各个仪器之间手动转移凝胶和微孔板的半自动方式来进行，还可以完全采用手动操作进行酶解。

3. 质谱鉴定及数据库搜索 在 MALDI-TOF 质谱中，激光打在肽-基质点上导致肽片断的电离。精确测定到肽片断质量后，通过数据库查询可以鉴定蛋白。获得的混合多肽质量数通过 Mascot 搜索引擎（www.matrixscience.com）检索 NCBInr 数据库，通过设定搜索参数，进行肽段匹配和蛋白鉴定（图 4-14）。Ettan MALDI-ToF 使用先进的平方反射电场（Z2 reflectron），通过肽质量指纹图可自动进行蛋白鉴定。也可以采用美国 PE 公司的 prOTOF™ 2000 System（MALDI-TOF-MS）及其软件进行分析。

（四）蛋白鉴定及数据分析

上述分析得到的蛋白可以通过 Western blot 或 ELISA 等方法进行进一步的验证，排除假阳性，确定蛋白真伪。在此基础上，对数据进行整合分析，可以从 RNA 水平进行溯源，也可以在动物或人体水平进行相应的功能验证。

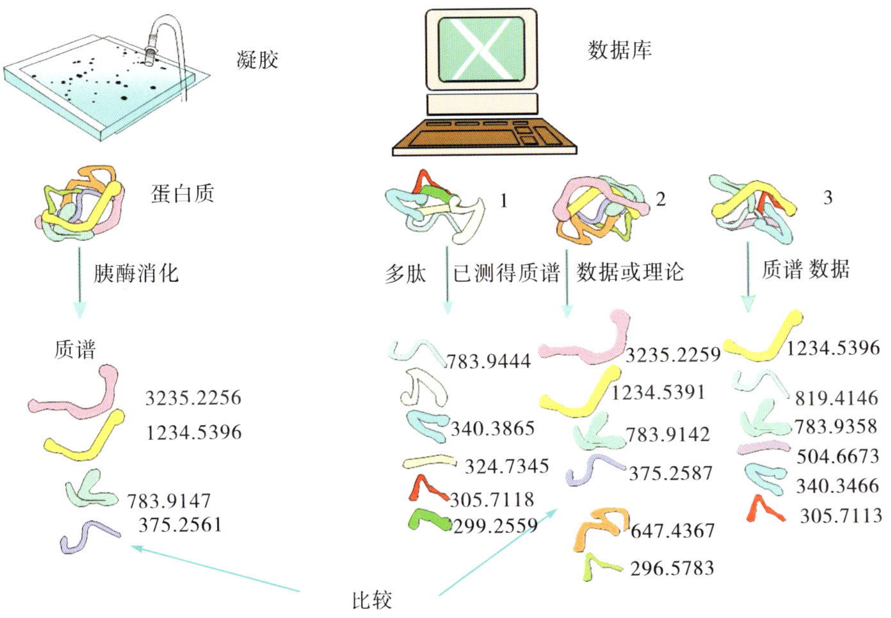

图 4-14　MALDI-TOF 检测的多肽指纹

第四节　蛋白质组学在营养学研究中的应用

目前蛋白质组学广泛应用于生命科学的各个领域。在医学应用方面，蛋白质组学的相关技术已经应用到肿瘤的早期诊断及肿瘤标志物的筛选。在农业应用领域，尤其是营养领域，有些学者开始采用蛋白质组学技术进行营养学研究，由此诞生了营养蛋白质组学（nutriproteomics 或 nutritional proteomics）。有关专家预测，营养蛋白质组学的研究成果将有助于人类对营养素作用分子机制的揭示、分子生物标志物的发现、个性化营养参考摄入量的研究、营养与人类健康以及营养相关疾病的诊断与治疗。目前蛋白质组学技术在营养领域的应用主要包括食物营养成分的分析，营养物质代谢与调控及营养相关疾病的检测等。

一、蛋白质组学在食物营养成分分析中的应用

蛋白质组学在食物科学中的应用产生了食物组学（foodomics）。食物组学是采用高通量的方法，从整体水平研究人类食物和营养改善的学科。其中食物营养成分分析是研究的热点问题。

（一）食物营养成分蛋白图谱的建立

蛋白质作为人类食物的主要营养成分存在于不同的农作物中，不同的农作物因含有蛋

白质数量和种类的不同而发挥不同的营养作用，因此通过蛋白质组学的方法研究食物营养成分，建立食物营养成分蛋白图谱将对科学的食物搭配及合理的营养配餐具有重要的指导意义。

在欧洲和美国临床试验中，采用比较蛋白质组学方法研究了常用的大豆蛋白成分差异。大豆蛋白经 2-DE 分离，基质辅助激光解吸附电离飞行时间质谱技术鉴定了主要成分之一的球蛋白及其分解产物。Amalraj 等采用 2-DE 结合 eLD-IT-TOF-MS/MS 和 nESI-LC-MS/MS 分析建立了甘蔗茎组织蛋白质组图谱，并鉴定出 36 个非冗余的蛋白质。Koller 等利用 2-DE 和 MS/MS 联用和多维蛋白质鉴定技术分别对水稻的叶子、根和种子进行了系统的蛋白质组学分析。

（二）食物中特殊成分的分析

某些食物当中存在一些特殊的蛋白成分，可能参与机体的特殊反应过程，发挥特定的功能。例如许多水果中存在一些特殊成分，它们在预防结肠癌、乳腺癌、前列腺癌、胃癌等方面，具有其他食品难以替代的益处。还有一些食物中存在一些变应原性的蛋白，可能参与食物的过敏反应等。因此对食物中特殊蛋白成分进行蛋白质组学鉴定，将对疾病的预防及免疫治疗奠定基础。

Beyer 等利用 2-DE 结合 Edman 测序法对芝麻蛋白进行分离鉴定，寻找芝麻变应原。结果鉴定出 4 种芝麻变应原，为免疫治疗奠定了基础。Koller 等利用 2-DE 和 MS/MS 联用对水稻的种子进行蛋白质组学分析，在种子样品中也鉴定出了几种具有变应原性的蛋白质。

另外，奶中蛋白质组成、蛋白质多态性、转录后修饰的蛋白质组学研究，特别是这些活性成分的比较研究，对于掺假乳（如复原乳）检测和鉴别具有积极的提示作用。奶的蛋白质组学研究还可以了解奶中酪蛋白和乳清蛋白的结构功能关系，并能发现奶中小分子量蛋白质的潜在生物学功能和有益作用。采用蛋白质组学方法还可以对奶粉中的新成分，其代谢及潜在的毒性，对器官发育的影响等进行临床前安全评估。

（三）食品在加工储藏中蛋白质含量变化的分析

蛋白质组学技术在鉴定食品基质中的蛋白质成分的基础上，还可以进一步研究食品在加工储藏中蛋白质含量的变化及食品中蛋白质与其他食品组分的相互作用。应用 2-DE 对屠宰后畜体不同贮藏时间下的肌肉蛋白进行分析，可发现不同贮藏时间下肌肉蛋白质的变化是不同的。Lametsch 运用 2-DE 技术，比较猪死后 48h 肌肉样品蛋白质图谱的变化。通过计算机辅助图像分析，得到了猪肉在储藏过程中发生改变的蛋白质。这些改变的蛋白有可能作为肉质评价的分子标志物。Iwahashi 应用 2-DE 技术研究番茄在热应激条件下所产生的差异表达蛋白质，结果发现蔗糖酶表达减少，因此在农业生产中可利用热应激效应来增加番茄的甜度。Arena 等采用 LC-ESI 分析转移解离（ETD）串联质谱分析了牛奶脂肪球（MFG）在加工过程中的乳糖化修饰。结果鉴定出 157 个非冗余修饰位点和 35 个以前未报道过的乳糖化修饰的牛奶脂肪球蛋白。新鉴定出的 MFG 蛋白质分别参与了营养输送，对病原体的防御反应和细胞增殖/分化等过程。

二、蛋白质组学在营养物质代谢与调控中的应用

人类为了维持正常的代谢和生长必须摄入足量的营养物质。但过量地摄入营养物质或营养物质的缺乏将导致人体代谢的紊乱，进而引起疾病。因此应用蛋白质组学的方法研究营养物质的代谢与调控将在疾病的预防与治疗中起到至关重要的作用。

（一）脂肪酸在体内代谢与调控的研究

蛋白质组分析表明高脂肪食物能使小鼠肝脏脂质代谢酶和过氧化酶表达上调，并影响糖代谢和其他肝脏蛋白表达。

de Roos 等采用蛋白质组学技术在动脉粥样硬化模型动物 APOE * 3-Leiden 转基因小鼠中进行营养代谢研究，研究鱼油、亚油酸、反油酸等脂肪酸对小鼠脂质、糖代谢和肝脏蛋白质水平的影响。结果发现，鱼油可以降低血液、肝脏胆固醇和三酰甘油含量，降低血游离脂肪酸和血糖水平，增加胰岛素含量；亚油酸可以降低血胆固醇水平，但提高了血、肝脏三酰甘油和血清 β-羟丁酸和胰岛素水平；反油酸可以降低血和肝脏胆固醇水平。通过进一步对肝脏蛋白质分析，发现有 65 种胞质蛋白和 8 种膜蛋白有明显改变，许多蛋白与脂质和糖代谢及氧化应激有关。主成分分析表明鱼油主要影响胞质蛋白，反油酸则主要影响膜蛋白。

Novak 等采用蛋白质组学的方法研究 n-3 脂肪酸对新生大鼠肝葡萄糖代谢，脂肪酸代谢和氨基酸代谢的影响。结果发现在妊娠期间饲喂大鼠 1.5%的 18：3 n-3，导致大鼠 3 日龄后代肝中生成更多的 20：5 n-3 和 22：6 n-3，并且丝氨酸羟甲基转移酶、肉碱棕榈酰转移酶、酰基辅酶 A 氧化酶、胆固醇、NADPH 和谷胱甘肽表达上调，而丙酮酸激酶、硬脂酰辅酶 A 去饱和酶和甘氨酸表达下调。该研究结果表明，n-3 脂肪酸通过增强脂肪酸氧化促进从妊娠到产后高脂肪饮食的代谢适应。

Kawashima 等采用营养蛋白质组学策略研究了食用 omega-3 和 omega-6 两种脂肪酸对蛋白表达变化的影响。这两种脂肪酸在人体中发挥着关键作用：omega-3 帮助神经的发育并帮助缓解过度的炎症，而 omega-6 帮助血液凝固及对抗感染。人的机体不能产生这两种脂肪酸，因此必须依赖从食物中摄取。该研究给两组小鼠分别喂养富含 omega-3 和富含 omega-6 的食物，分析小鼠肝脏蛋白质组的变化。结果共鉴定到 2810 个蛋白，其中 125 个蛋白发生了显著的上调或下调，并且这些显著变化的蛋白与催化活性和功能密切相关，参与代谢、应激、转运、调节等诸多生物学过程。这一结果为揭示 omega-3 和 omega-6 对抗炎症的分子机制奠定基础，也为营养蛋白质组学研究建立了完整的技术流程。

（二）微量元素在体内代谢与调控的研究

蛋白质组学分析表明，虹鳟肝脏蛋白组表达随着摄入蛋白质的来源不同而不同。膳食中铜、铁和锌等微量元素的缺乏能明显影响小肠和肝脏中与细胞氧化还原调控、脂质代谢、蛋白质磷酸化、DNA 合成和营养物质转运等相关蛋白质的表达。

Chu 等用蛋白质组学技术给刚断乳的 SD 大鼠喂饲缺锌饲料，结果发现缺锌对海马有双重影响，即海马螯合锌水平显著下降。而通过海马比较蛋白质组研究发现缺锌使海马 P2X6

嘌呤受体表达增加，为进一步研究缺锌致脑功能损伤的分子机制提供了新线索。该研究发现并鉴定了 8 个缺锌大鼠海马差异表达蛋白质。在这些差异表达蛋白中，泛素羧基末端水解酶-1（ubiquitin C-terminal hydrolase L1，UCH-L1）、二甲基精氨酸-二甲基氨基水解酶-1（dimethyl-arginine dimethyl aminohydrolase 1，DDAH-1）和电压门控阴离子通道-1（volt-agedependent anion channel，VDAC-1）可能参与对认知功能的调节。

Dieck 等应用微阵列（microarray）技术和蛋白质组技术发现缺锌大鼠 48 种肝脂代谢相关基因 mRNA 表达发生改变。进一步研究确认，肝脏细胞色素氧化酶 P450、甘油激酶等 6 种基因 mRNA 水平有明显改变。研究结果同时显示，缺锌大鼠相关肝组织中甲状腺激素 β 受体、羟甲基辅酶 A 合成酶前体、L-3 羟乙酰辅酶 A 脱氢酶、2 型 3-羟乙酰辅酶 A 脱氢酶、丙二酸二甲酯、脂肪酸结合蛋白、线粒体乙酰辅酶 A 酰基转移酶等 7 种蛋白水平下调。该研究提供了锌缺乏致肝代谢改变存在复杂调节网络的证据，并初步阐明了锌缺乏致肝代谢相关基因与蛋白表达改变的可能机制，即通过下调线粒体 β-氧化、过氧化物酶体 β-氧化、脂肪形成相关基因和蛋白表达，上调脂肪酸合成、三酰甘油合成相关基因和蛋白表达。

（三）其他营养物质在体内代谢与调控的研究

蛋白质组学分析表明大豆异黄酮能显著增加大鼠乳腺三磷酸鸟苷环化水解酶 Ñ 的表达量，促进 NO 合成，从而降低癌症发生率。这些研究有助于理解营养素在生长、衰老、繁殖和维持健康的分子机制。Lecompte 等采用超高效液相色谱串联飞行时间质谱（UPLC-Q-TOF）研究体内甲氧基异黄酮的代谢途径，结果鉴定出 5 种相关代谢物，涉及两条代谢途径。

Fardet 等运用液相色谱加飞行时间质谱监测大鼠饲料中植物化学物木质素、阿魏酸、芥子酸的代谢情况。

Fuchs 等用生理浓度的同型半胱氨酸和氧化型低密度脂蛋白（ox-LDL）培养脐静脉内皮细胞，并观察生理剂量及药理剂量的染料木黄酮对其蛋白质组表达谱的影响。结果发现，同型半胱氨酸可降低脐静脉内皮细胞膜联蛋白（annexin）的表达，ox-LDL 使脐静脉内皮细胞泛素连接酶 12（ubiquitin conjugatingenzyme 12）表达升高，而两个剂量的染料木黄酮对以上两种蛋白质的改变均有逆转作用。

三、蛋白质组学在营养性疾病研究中的应用

营养性疾病是指因营养素供给不足、过多或比例失调而引起的一系列疾病的总称。主要包括营养缺乏病、营养过多症（或中毒）、营养代谢障碍性疾病和以营养为主要病因的一些慢性退行性疾病等。这些疾病有的与营养有直接因果关系；有的虽与营养没有直接因果关系，但有明显的相关性，如心血管疾病、肥胖症、糖尿病及某些肿瘤等。由于营养对人体健康的影响是渐进性的，甚至是潜在性的，因此营养性疾病的发生与发展都需要一个较长过程，往往易被忽视。因此运用蛋白质组学的方法对营养性疾病进行研究，发现相关的营养蛋白，可以从饮食角度进行控制，做到早预防早治疗。

（一）蛋白质组学在糖尿病研究中的应用

糖尿病属于营养过剩性疾病，也是危害人类身体健康的重大疾病，其发病机制及防治

措施研究成为医学研究的难点。Rao 等采用 DIGE 法比较了糖尿病患者和正常人尿液的蛋白组。结果发现，出现蛋白尿的糖尿病患者有 7 个糖蛋白表达上调和 4 个糖蛋白表达下调，这些糖蛋白可能是糖尿病诊断的重要生物标志物。该研究结果进一步加深了人们对营养物质代谢调控网络的了解。Sims 等采用蛋白质组学的方法筛选糖尿病视网膜病变和肾病患者尿中的特异表达蛋白，以期找到早期诊断的生物标志物。

Chiang 等对糖尿病视网膜病变病理生理学机制，易感因素进行了研究。采用 2-DE 和 MALDI-TOF-MS 分析糖尿病（DM）患者和糖尿病视网膜病变（DR）患者蛋白表达，Western blot 分析验证差异表达的蛋白点。结果确定了 11 个差异表达蛋白质。这些蛋白质分别与营养运输，微观结构重组，血管生成，抗氧化和神经保护作用有关。

（二）蛋白质组学在脂质代谢异常疾病中的应用

脂类物质营养过剩将导致脂质代谢异常疾病。Park 等的研究发现高脂致动脉粥样硬化（AS）饲料喂饲对 AS 易感的小鼠和对 AS 不敏感的小鼠 8 周后肝脏蛋白质组有 30 种蛋白质表达出现明显差异。其中只在对 AS 易感的小鼠中发生变化的有碳脱水酶Ⅲ、衰老标志物蛋白 30 和硒结合蛋白 2 等 14 种蛋白质；而在两种小鼠均发生变化的有谷胱甘肽转硫酶、apoE 和伴侣素蛋白等 16 种蛋白质。上述研究结果提示，两种小鼠喂饲 AS 饲料后氧化应激蛋白和脂代谢相关蛋白的表达存在明显差异，这可能是两种小鼠对 AS 易感性不同的原因。Vendel 等采用脂质组学联合转录组学和蛋白质组学的方法研究 HepG2 细胞中反油酸的脂代谢过程。结果发现许多胆固醇合成相关的蛋白表达上调，说明反油酸促进了胆固醇的合成。

四、蛋白质组学在其他营养相关领域的应用

除了上述研究领域，蛋白质组技术在营养素作用机制的研究，植物化学物质的健康效应研究及人体营养状况评价等方面也取得了一系列成就。蛋白质组技术还有助于发现疾病之间的联系，这些研究有助于从分子水平上发现大批可特异反映人体营养状况的生物学标志物，从而进行人体营养状况评价。

除此之外，蛋白质组学在食品微生物中的应用研究也受到了广泛的重视。微生物在食品加工中起着重要作用，一方面可利用微生物生产某些食品组分或改进食品的功能；另一方面病原微生物和腐败微生物也影响着食品的安全及卫生。枯草杆菌、保加利亚乳杆菌和蜡状芽胞杆菌的蛋白质组学研究已经取得初步的进展。

第五节　蛋白质组学发展方向与应用展望

人类蛋白质组计划是 21 世纪第一个大规模的国际性科技合作工程，旨在破译人类生命奥秘的“天书”，揭示生命活动的本质，是生命科学进入后基因组时代的里程碑标志。国际人类蛋白质组组织（Human Proteome Organization，HUPO）的成立拉开了人类蛋白质组计划的帷幕。人类蛋白组学计划旨在揭示疾病的发生发展机制，寻找疾病预防和诊治的分子标志物和药物靶标。其顺利实施依赖于强大的、高通量的蛋白质组学分析技术。目前蛋

白质组研究技术方法的发展日新月异，高精度的质谱技术、大规模抗体制备技术和生物信息学技术将成为蛋白质组研究的核心支撑技术，全基因组编码的所有蛋白质相互作用研究已成为一个新兴的前沿领域。但蛋白质组发展至今，仍然存在一定的问题。本节就蛋白质组学在生命科学领域的发展方向，存在问题及应用展望做简要陈述。

一、发展方向

（一）在基础研究方面

近两年来蛋白质组研究技术已被广泛应用到生命科学的各个领域，如细胞生物学、分子生物学和神经生物学等。在研究对象上，覆盖了原核微生物、真核微生物、植物和动物等范围。在研究内容上，涉及各种重要的生物学现象，如信号转导、细胞增殖与分化、蛋白质折叠与运输等。

（二）在应用研究方面

蛋白质组学研究已在医学领域中显示出其广泛的应用前景，而且其技术及应用还在不断突破中。通过蛋白质组研究，特别是定量蛋白质组学（quantitative proteomics），将为人们更完整地提示生长、发育和代谢调控等生命活动的规律和严重疾病的发生机制，为人类疾病的诊断、防治和新药开发提供重要的理论基础，并进一步揭示肿瘤的发生机制，或作为早期诊断、分子分型、疗效及预后判断的依据，为疾病提供新的治疗方案等。目前国际上许多大型药物公司正投入大量的人力和物力进行蛋白质组学方面的应用性研究。

在农业应用领域，蛋白质组学技术在食物营养成分的分析，营养物质代谢与调控及营养相关疾病的检测等方面取得了巨大的成绩。另外蛋白质组学在动物福利方面的应用有了很大的跨越，从单纯地研究集约化饲养动物的临床健康到关注与公众健康相关的全球食品行业，旨在有效地评估和管理动物源性产品，对其进行安全控制。

（三）在技术发展方面

蛋白质组学的研究方法将出现多种技术并存，各有优势和局限的特点。除了发展新方法外，更强调各种方法间的整合和互补，以适应不同蛋白质的不同特征。

（四）在学科发展方面

蛋白质组学与其他学科的交叉也将日益显著和重要，这种交叉是新技术新方法的活水之源，特别是，蛋白质组学与其他大规模学科如基因组学，生物信息学等领域的交叉，构成组学（omics）生物技术研究方法，所呈现出的系统生物学（systems biology）研究模式，将成为未来生命科学最令人激动的新前沿。

二、存在的问题

虽然蛋白质组学研究技术在近年有了很大的发展和提高，各种新技术层出不穷，但目前制约蛋白组学发展的最大问题仍是技术问题，主要包括微量蛋白的检测，对大量获得初步鉴定的蛋白在生物学上的确认等。

三、应用展望

目前，蛋白质组学研究的发展趋势正在从静态研究向动态研究发展，从体外研究向体内研究发展，从大量数据相对简单的积累到有效整合，这些都还有很长的路要走。

在营养学领域，蛋白质组技术将从分子水平上寻找可特异反映人体营养状况的生物学标志物，并对人体营养状况进行评价。另外还可以通过蛋白质组学方法分析食物中的抗营养因素、过敏物质及有毒物质等对健康不利的因素，对人体健康状况进行评价。蛋白质组学技术还将应用于保健品开发及个性化营养方案制定等方面，使个性化营养在未来成为可能。

展望未来，蛋白质组学的研究领域将更加广泛。针对蛋白质组学和功能基因组学的重大科学问题，我们应当从关系国计民生的重大疾病出发，以人体和模式生物重要器官、组织、细胞及体液等为材料，全面系统地开展蛋白质组学研究。系统完善高通量、规模化蛋白质发现和鉴定，完善蛋白质组学研究的科学体系，逐步实现对人类基因组的全面注释及人类基因组、转录组和蛋白质组数据的对接。据此发现重要功能基因和蛋白质并阐明其调控网络，揭示人类基因组序列的变异与人类多基因疾病和其他生物学性状的蛋白质组学基础，发展基于分子机制的疾病预防、诊断和治疗的新途径和新方法。

参 考 文 献

[1] Wilkins MR, Sanchez JC, Gooley AA, et al. Progress with proteome projects: why all proteins expressed by a genome should be identified and how to do it. Biotechnol Genet Eng Rev, 1996, 13 (1): 19-50.

[2] O'Farrell PH. High resolution two-dimensional electrophoresis of proteins. J Bio Chem, 1975, 250 (10): 4007-4021.

[3] Smith L, Lind MJ, Welham KJ, et al. Cancer Proteomics and its Application to Discovery of Therapy Response Markers in Human Cancer. Cancer, 2006, 107 (2): 232-241.

[4] Malkaram SA, Hassan YI, Zempleni J. Online tools for bioinformatics analyses in nutrition sciences. Malkaram Adv Nutr, 2012, 3 (5): 654-665.

[5] Norheim F, Gjelstad IM, Hjorth M, et al. Molecular nutrition research: the modern way of performing nutritional science. Nutrients, 2012, 4 (12): 1898-1944.

[6] Colmsee C, Mascher M, Czauderna T, et al. OPTIMAS-DW: a comprehensive transcriptomics, metabolomics, ionomics, proteomics and phenomics data resource for maize. BMC Plant Biol, 2012, 12: 245.

[7] Tholey A, Treitz C, Kussmann M, et al. Model organisms proteomics-from holobionts to human nutrition. Proteomics, 2013, 13 (17): 2537-2541.

[8] Kussmann M, Panchaud A, Affolter M. Proteomics in nutrition: status quo and outlook for biomarkers and bioactives. J Proteome Res, 2010, 9 (10): 4876-4887.

[9] Kussmann M, Affolter M. Proteomic methods in nutrition. Curr Opin Clin Nutr Metab Care, 2006, 9 (5): 575-583.

[10] de Roos B, Romagnolo DF. Proteomic approaches to predict bioavailability of fatty acids and their influence

on cancer and chronic disease prevention. J Nutr, 2012, 142 (7): 1370S-1376S.
[11] Ibáñez C, Simó C, García-Cañas V, et al. Metabolomics, peptidomics and proteomics applications of capillary electrophoresis-mass spectrometry in Foodomics: a review. Anal Chim Acta, 2013, 13: 802: 1-13.
[12] Capozzi F, Bordoni A. Foodomics: a new comprehensive approach to food and nutrition. Genes Nutr, 2013, 8 (1): 1-4.
[13] Gianazza E, Eberini I, Arnoldi A, et al. A proteomic investigation of isolated soy proteins with variable effects in experimental and clinical studies. J Nutr, 2003, 133 (1): 9-14.
[14] Amalraj RS, Selvaraj N, Veluswamy GK, et al. Sugarcane proteomics: establishment of a protein extraction method for 2-DE in stalk tissues and initiation of sugarcane proteome reference map. Electrophoresis, 2010, 31 (12): 1959-1974.
[15] Koller A, Washburn MP, Lange BM, et al. Proteomic survey of metabolic pathways in rice. Proc Natl Acad Sci USA, 2002, 99 (18): 11969-11974.
[16] Beyer K, Bardina L, Grishina G, et al. Identification of sesame seed allergens by 2-dimensional proteomics and Edman sequencing: seed storage proteins as common food allergens. J Allergy Clin Immunolo, 2002, 110 (1): 154-159.
[17] Lönnerdal B. Preclinical assessment of infant formula. Ann Nutr Metab, 2012, 60 (3): 196-199.
[18] Lametsch R, Bendixen E. Proteome analysis applied to meat science: characterizing post mortem changes in porcine muscle. J Agric Food Chem, 2001, 49 (10): 4531-4537.
[19] Iwahashi Y, Hosoda H. Effect of heat stress on tomato fruit protein expression. Electrophoresis, 2000, 21 (9): 1766-1771.
[20] Arena S, Renzone G, Novi G, et al. Redox proteomics of fat globules unveils broad protein lactosylation and compositional changes in milk samples subjected to various technological procedures. J Proteomics, 2011, 74 (11): 2453-2475.
[21] de Roos B, Duivenvoorden I, Rucklidge G, et al. Response of apolipoprotein E * 3-Leiden transgenicm ice to dietary fatty acids: combining liver proteomics with physiological data. FASEB J, 2005, 19 (7): 813-815.
[22] Novak EM, Keller BO, Innis SM. Metabolic development in the liver and the implications of the n-3 fatty acid supply. Am J Physiol Gastrointest Liver Physiol, 2012, 302 (2): G250-259.
[23] Kawashima Y, Singh A, Kodera Y, et al. Nutritional Proteomics: Investigating molecular mechanisms underlying the health beneficial effect of functional foods. Functional Foods in Health and Disease, 2013, 3 (7): 300-309.
[24] Chu Y, Mouat MF, Coffield JA, et al. Expression of P2X6, a purinergic receptor subunit, is affected by dietary zinc deficiency in rat hippocampus. Biol Trace Elem Res, 2003, 91 (1): 77-87.
[25] Lecompte Y, Rosset M, Richeval C, et al. UPLC-ESI-Q-TOF-MS (E) identification of urinary metabolites of the emerging sport nutrition supplement methoxyisoflavone in human subjects. J Pharm Biomed Anal, 2014, 96: 127-134.
[26] Fuchs D, de Pascual-Teresa S, Rimbach G, et al. Proteome analysis for identification of target proteins of genistein in primary human endothelial cells stressed with oxidized LDL or homocysteine. Eur J Nutr, 2005, 44 (2): 95-104.
[27] Rao PV, Lu X, Standley M, et al. Proteomic identification of urinary biomarkers of diabetic nephropathy.

Diabetes Care, 2007, 30 (3): 629-637.

[28] Sims EK, Evans-Molina C. Urinary biomarkers for the early diagnosis of retinopathy and nephropathy in type 1 diabetes mellitus: a "steady stream" of information using proteomics. Transl Res, 2014, 163 (3): 183-187.

[29] Chiang SY, Tsai ML, Wang CY, et al. Proteomic analysis and identification of aqueous humor proteins with a pathophysiological role in diabetic retinopathy. J Proteomics, 2012, 75 (10): 2950-2959.

[30] Park JY, Seong JK, Paik YK. Proteomic analysis of diet-induced hypercholesterolemic mice. Proteomics, 2004, 4 (2): 514-523.

[31] Vendel Nielsen L, Krogager TP, Young C, et al. Effects of elaidic acid on lipid metabolism in HepG2 cells, investigated by an integrated approach of lipidomics, transcriptomics and proteomics. PLoS One, 2013, 8 (9): e74283.

[32] Mirza Z, Ali A, Ashraf GM, et al. Proteomics approaches to understand linkage between Alzheimer's disease and type 2 diabetes mellitus. CNS Neurol Disord Drug Targets, 2014, 13 (2): 213-225.

[33] Li M, Xiao ZQ, Chen ZC, et al. Proteomic analysis of the aging-related proteins in human normal colon epithelial tissue. J Biochem Mol Biol, 2007, 40 (1): 72-81.

[34] Bassols A, Turk R, Roncada P. A proteomics perspective: from animal welfare to food safety. Curr Protein Pept Sci, 2014, 15 (2): 156-168.

[35] Daniel H. Genomics and proteomics: importance for the future of nutrition research. Br J Nutr, 2002, 87 (12): 305-311.

[36] Moore JB, Weeks ME. Proteomics and systems biology: current and future applications in the nutritional sciences. Adv Nutr, 2011, 2 (4): 355-364.

[37] Rubio-Aliaga I, Kochhar S, Silva-Zolezzi I. Biomarkers of nutrient bioactivity and efficacy: a route toward personalized nutrition. J Clin Gastroenterol, 2012, 46 (7): 545-554.

[38] 何庆华，吴永宁，印遇龙. 蛋白质组学技术及其在营养学研究中的应用. 食品科学，2008，29 (4): 439-442.

[39] Ganesh V, Hettiarachchy NS. Nutriproteomics: a promising tool to link diet and diseases in nutritional research. Biochim Biophys Acta, 2012, 1824 (10): 1107-1117.

[40] Velázquez-Arellano A, Encarnación S. Role of proteomics in the study of nutrition. J Nutrigenet Nutrigenomics, 2008, 1 (1-2): 55-58.

第五章　营养代谢组学

营养学是研究食物中对人体有益的成分及人体摄取和利用这些成分增进健康的科学，主要目的是通过合理的日常饮食预防疾病和保障人类健康。现代营养学研究需要生理学、细胞生物学、化学、生物化学和分子生物学等多学科综合解释营养问题，传统的营养学研究方法已无法满足这一要求。采用基因组学、转录组学、蛋白组学和代谢组学等系统生物学方法全面系统地进行营养学研究，有助于理解预防疾病和保障健康的分子机制，拓展营养学研究领域和加快研究步伐，提高营养学研究的准确性，从而促进营养学研究的长足发展。代谢组学侧重生物整体、器官或组织中内源性小分子代谢物的代谢途径及其变化规律的研究，能实时反映生理调控过程的终点，所获得的信息与生物的表型或整体状况的距离最近，是生物学现象的最终表现。鉴于代谢组学能为机体健康状态提供重要信息，借助代谢组学的基本原理和方法研究营养领域的营养代谢组学（nutrimetabonomics）研究发展起来。代谢组学经过十余年的发展已经取得了长足的进步，已应用于包括疾病诊断、药物作用机制研究、药物研发、分子生理学、分子病理学、毒理学、环境科学等重要领域，但应用于营养学尚处于初级阶段，2014 年发表的营养代谢组学文章数量不到当年代谢组学文章总数量的 8%（图 5-1）。

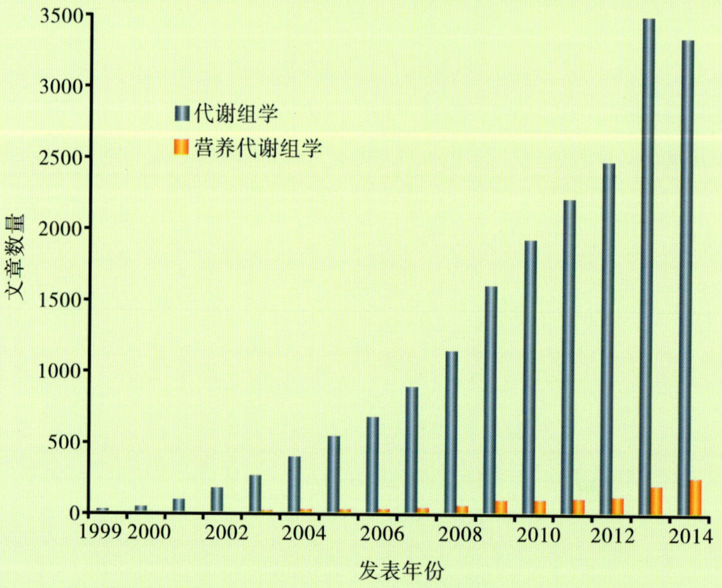

图 5-1　PubMed 上检索 1999~2014 年发表的代谢组学和营养代谢组学文章

第一节 概念与历史

1999年，英国帝国理工大学的Jeremy Nicholson等在长期研究生物体液的基础上提出基于核磁共振的代谢组学（metabonomics）概念，并将其定义为“对生物系统因生理过程、病理刺激或者基因改变所产生的动态多参数的应答进行的定量测定”。同时期，原德国马普分子植物生理研究所现美国加州大学的Oliver Fiehn等在长期利用气质联用研究植物代谢网络的基础上，提出代谢组学（metabolomics）概念。后来研究者试图从研究对象和分析手段等方面对metabonomics和metabolomics加以区分，但发展到今天，两者间相互交融，已没有区别，国内一般统一采用metabonomics表示代谢组学。

代谢组学是系统生物学研究的重要组成部分，主要通过组群指标分析，定量研究生物体在内、外因素（如遗传变异、疾病侵袭、药物干预、环境变化等）作用下，所含内源性小分子代谢物种类、数量变化的动态规律及与生理、病理变化的关联。代谢组学以生物体内参与物质传递、能量代谢和信息传导等代谢调控的全体小分子物质即代谢组（metabolome）为研究对象，这些内源性小分子代谢物处于生物信息流的末端，它们的整体轮廓包含着基因组（genome）、转录组（transcriptome）、蛋白质组（proteome）变化及相互间协调作用的终极信息，能直接反映生物体的表型特征。

代谢组学关注的对象一般是分子量1000以下的小分子化合物，根据研究对象和研究目的不同，代谢组学的研究又可分为几个不同的层次：①代谢靶标分析（metabolite target analysis）：针对具有相似化学性质的特定代谢物进行分析，研究其在代谢应答中的变化，并与已知的代谢途径相关联，得出疾病或外源性物质的刺激对该代谢途径的效应；②代谢轮廓分析（metabolic profiling analysis）：着眼于整个代谢网络中的一些关键信息节点，对某一代谢途径的特定代谢物或某一类结构和性质相关的代谢物进行半定量分析；③代谢指纹分析（metabolic finger printing analysis）：同时对多个代谢物进行高通量的定性分析，不分离鉴定具体单一组分；④代谢组学分析（metabonomics/metabolomics）：对生物体或体内某一特定组织所包含的所有小分子代谢物进行综合分析，是在前三者基础上的进一步深化与整合；⑤代谢表型分析（metabolic phenotype）：在代谢组的分析基础上，对产生代谢物的有关物质和细胞进行分类和鉴定。

第二节 系统生物学中的代谢组学

基因组学、转录组学、蛋白组学、代谢组学、金属组学与脂质组学等组学技术是系统生物学的重要组成部分，几者间既有联系，又有区别，见图5-2。

首先它们的研究对象各不相同。基因组学、转录组学、蛋白组学、代谢组学、金属组学与脂质组学的研究对象分别是DNA（基因）、mRNA、蛋白质、代谢物、金属和脂质。其次是它们的研究对象之间的对应关系也是有差别的。基因、mRNA和蛋白质之间具有一一相互对应的关系，即一个基因对应于一种mRNA，一种mRNA对应于一种蛋白质，而基因、

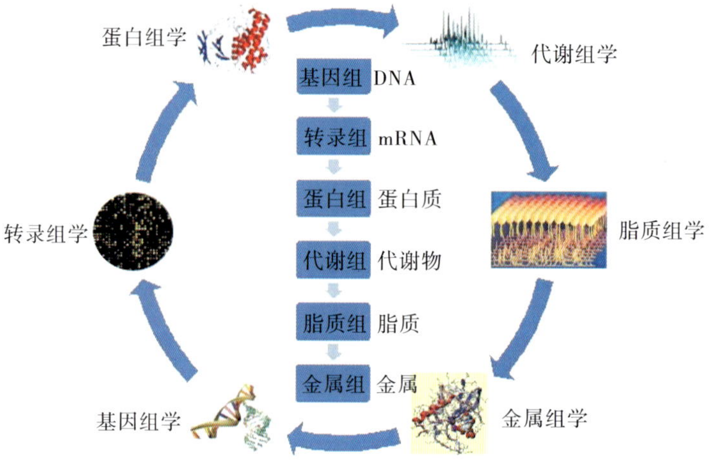

图 5-2 系统生物学中各种组学关系

mRNA 或蛋白质与代谢物、金属和脂质之间则处于相互独立，不具有一一相互对应的关系。此外，它们的研究方法也不尽相同。基因由腺嘌呤、胸腺嘧啶、鸟嘌呤、胞嘧啶四个碱基所组成，蛋白质由 20 多种氨基酸组成，而代谢产物则是以元素组成、原子排列、立体结构和分子电荷等特征来区分。

与基因组学、转录组学和蛋白组学相比，代谢组学有如下优点：①代谢物的变化往往较基因和蛋白的变化明显，更易于检测；②代谢物的种类和数量远小于基因和蛋白的数量；③代谢组学所检测的成分均为特定的体内代谢物，与传统的生化检查较为类似。因此相对于基因检测，其更易被患者接受，这也就意味着其更具有临床实际运用价值；④所建立的方法通用性更好，比如鞘脂类化合物在不同的组织或血液中均可以同一分析方法检测；⑤检测成本相对更低。

代谢组学侧重生物整体、器官或组织中内源性小分子代谢物的代谢途径及其变化规律的研究，能实时反映生理调控过程的终点，所获得的信息与生物的表型或整体状况的距离最近，是生物学现象的最终表现。鉴于代谢组学能为机体健康状态提供重要信息，借助代谢组学的基本原理和方法研究食物营养领域的营养代谢组学研究迅速发展起来。利用基因组学、转录组学和蛋白质组学技术可以分析特定时间点的饮食对产物的影响，而代谢组学的研究方法则是评价饮食干预后所有代谢产物的改变，其研究目的是对器官及生物样品中特定状态下所有低分子量代谢产物的定性和定量分析，及外源性复合物对人体所有代谢产物的影响。对于机体在饮食或营养干预下的代谢变化如氨基酸和脂类代谢物等，可以应用代谢组学的技术进行全面分析。营养代谢组学是唯一适合探索营养与代谢复杂关系的研究方法，为食品营养科学相关研究提供了新的思路和技术，在食品加工、贮藏、营养素检测、食品安全以及食品鉴伪等领域中已有广泛应用。营养代谢组学可以阐明食物以及所摄入物质在体内真实的代谢及其生物学作用，寻找不同饮食习惯所形成的代谢模式及其差异，了解肠道菌群生态及其与食物相互影响。

营养基因组学是研究营养素和植物化学物质对机体基因的转录、翻译表达及代谢机制的科学。它以分子生物学技术为基础，应用DNA芯片、蛋白质组学等技术来阐明营养素与基因的相互作用。目前主要是研究营养素和食物功能性物质在人体中的分子生物学过程及产生的效应，对人体基因的转录、翻译表达以及代谢机制，其可能的应用范围包括营养素作用的分子机制、营养素的人体需要量、个体食谱的制订及食品安全等。它强调个体化的营养，是继药物个体化治疗之后，源于人类基因组计划的第二次浪潮。营养基因组学可以揭示营养素的作用机制或毒理学作用，阐明机体营养需要量的分子生物标志物，促进保健食品的开发应用，使个体营养成为可能。

转录组学是从RNA水平研究基因表达的情况。转录组即一个活细胞所能转录出来的所有mRNA。研究转录组的一个重要方法就是利用DNA芯片技术检测有机体基因组中基因的表达。从基因组DNA转录的基因总和，即转录组，也称为表达谱，是研究细胞表型和功能的一个重要手段。而研究生物细胞中转录组的发生和变化规律的科学就称为转录组学。

营养蛋白组学主要是运用蛋白组学的研究方法，探讨营养素、膳食或食物活性成分对机体蛋白质表达的影响及对蛋白质的翻译修饰作用。本质上，营养代谢的过程取决于细胞或器官的众多mRNA分子表达和众多密码蛋白质的相互作用。营养蛋白质组学有助于我们正确理解机体代谢途径和最佳的营养和健康状况。营养成分如氨基酸、脂肪酸和糖等，都会影响蛋白质的表达，通过代谢产物或代谢状态，继而导致mRNA水平或蛋白质水平甚至其功能的改变。这样就可以检测营养素对整个细胞、组织或系统及作用通路上所有已知和未知分子的影响。营养蛋白质组学的研究内容有：①寻找营养素功效及安全性评价的生物标志物，全面了解各种营养素的作用机制；②从分子水平上寻找特异、灵敏反映人体营养状况及评价营养干预效果的生物标志物；③发现营养相关疾病新的蛋白分子标志物，作为营养干预或治疗的诊断工具或分子靶标；④分析各种食物蛋白质的组成及特点，以便于制订个性化营养素需要量及设计个性化食谱；⑤增加人们对某些营养素功能或营养制剂作用的认识，从而有利于设计和应用新功能食品。营养蛋白质组学技术的广泛应用促进了营养学多个领域的发展，包括食品蛋白质的组成与活性成分研究及相关食品安全检测，机体体液蛋白质的表征和鉴定，蛋白质在其他营养物质的消化、吸收和代谢过程中的调控机制，营养素的个体化需要量研究等。

金属组学是研究金属元素在生物体系内的分布、存在形态、含量、结构特征及生理功能等的新兴学科。金属组学研究金属及类金属离子与基因、蛋白质、代谢物和其他生物分子在生命体系中的功能，研究范围包括：①生物体中器官、组织、体液、细胞中元素的分布分析；②生物体系中元素的形态分析；③金属组学（金属结合分子）的结构分析；④金属组反应机制的解释；⑤金属蛋白质和金属酶的鉴定；⑥生物分子和金属（金属组代谢物）的代谢分析；⑦与微量元素相关的健康和疾病的医学诊断的多元素分析；⑧无机药物在化学治疗中的设计；⑨地球上生命体系的化学演变；⑩医学、环境科学、食品科学、农业、毒物学、生物地质化学中的其他金属辅助功能性生物科学等。金属组学研究是认识微量元素生物效应及其机制、与微量元素相关疾病的发生机制的基础，也是金属药物设计的依据。

脂质组学是对整体脂质进行系统分析的一门新兴学科，通过比较不同生理状态下脂代谢网络的变化，进而识别代谢调控中关键的脂生物标志物，揭示生命体的多样性脂质及其代谢调控与生物功能，进而深入探索其与细胞、器官、生命体的生理、病理等过程之间的关系。脂质组学研究的内容主要包括脂质及其代谢物分析鉴定、脂质功能与代谢调控（包括关键基因，蛋白质和酶）、脂质代谢途径及网络等三大方面研究。脂质组学在疾病脂生物标志物的识别、疾病诊断、药物靶点及先导化合物的发现和药物作用机制的研究等方面已展现出广泛的应用前景。

组学技术研究时产生海量的数据，这就需要将复杂的原始数据转变成有用的信息，因此，生物信息学是食物组学研究的重要方法。生物信息学利用应用数学、信息学、统计学和计算机科学的方法研究生物学的问题。生物信息学的研究方法包括对生物学数据的搜索、处理及利用。近年来，公共数据库中借助生物信息学方法积累了大量生物学数据，这使系统分析大多数生物方面研究成为可能。

第三节　研 究 方 法

代谢组学研究流程通常包括生物样品采集和制备、样品分析和鉴定、数据处理和统计分析、生化代谢途径分析和生物内涵解释等几个部分，流程见图 5-3。代谢组学基本分析策

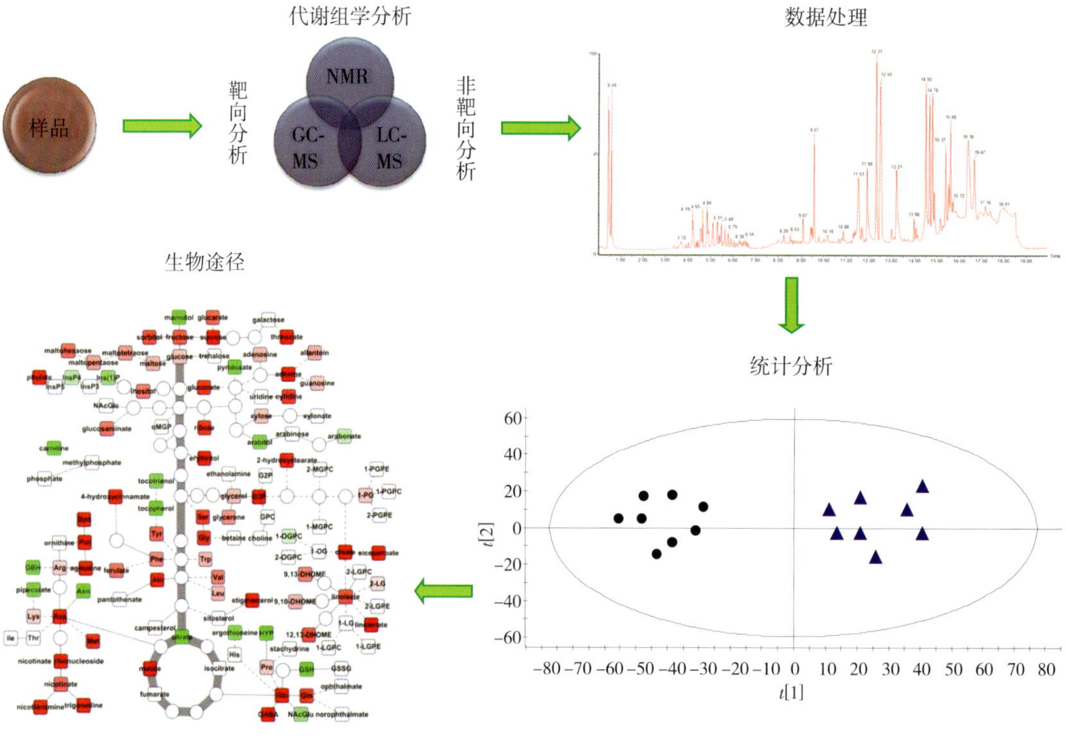

图 5-3　代谢组学研究流程

略分为靶向（targeted metabonomics）代谢组学和非靶向（untargeted metabonomics）代谢组学。靶向代谢组学只需对特定代谢物检测和定量，重点是采用大量天然和生物变异样本，验证预先确认的代谢物，需要用分析标准品进行定量分析。非靶向代谢组学又称发现代谢组学（discovery metabonomics）全面检测生物体整个代谢组，重点寻找在实验组和对照组中有显著变化的代谢特征，并鉴定代谢特征的化学结构，进而解释所发现的代谢物及其代谢通路与生命过程或生命状态之间的关联。非靶向代谢组学技术一次实验能够检测大于10 000个代谢特征，因而有利于发现新的代谢物和新的代谢通路，对于发展用于疾病诊断的生物标志物和疾病病理研究十分重要。具体分析策略见图 5-4。

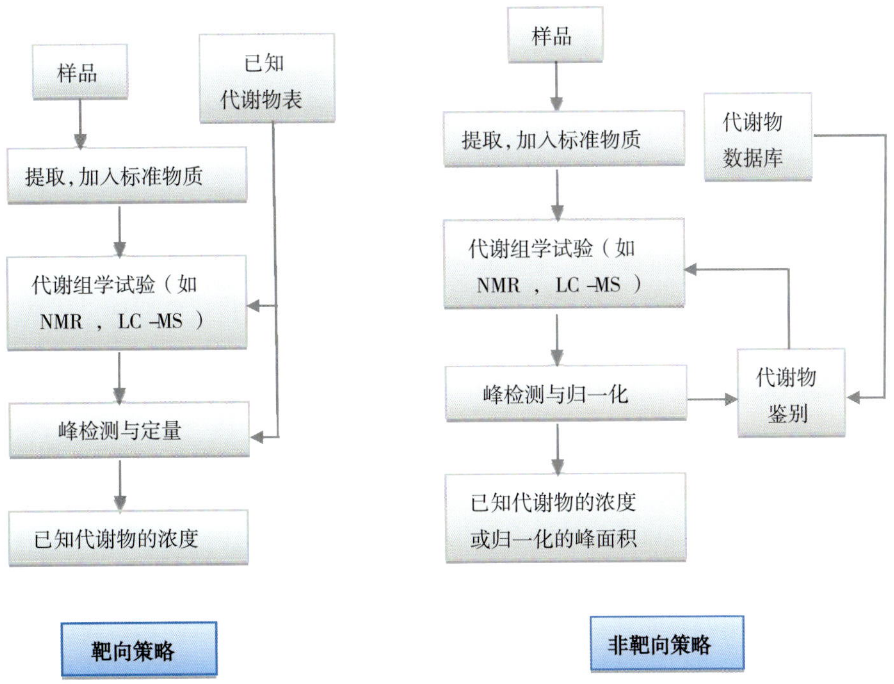

图 5-4　靶向与非靶向代谢组学研究策略

一、生物样品制备

血浆、血清和尿液含有数百到数千种代谢产物，无需或几乎不破坏机体就能获取这些代谢产物，因此它们是代谢组学研究的主要生物样本。血液遍布全身，维持机体稳态，携带机体重要生物信息，因此其代谢组学分析能反映出代谢状态的整体信息。尿液的代谢组学分析对研究动物模型的器官毒性和药物代谢极其重要。唾液、脑脊液、精液、羊水、滑液、肠道分泌物等生物体液，酵母、细菌、肿瘤细胞等各种细胞以及完整组织也用于代谢组学研究。基于代谢组分析的系统性和整体性，整个样品处理和分析过程应尽可能保留和体现样品中完整的代谢物组分信息，所以样品的预处理就显得尤为重要。取样、代谢物提取和分析前处理是代谢组学样品制备技术的三个关键组成部分，是获得可靠数据的前提。

NMR 样品只需要简单的预处理，对于尿样需离心除去固体悬浮物质后加入磷酸盐缓冲液，保证所有样品 pH 值都在较窄范围内，这样才能使得到的谱图中相同化合物谱峰在相同位置；对于血清样品，则需要采用弛豫编辑或扩散编辑的方法来分别观测小分子和大分子的谱峰；魔角旋转 NMR 可以分析细胞和完整组织样品代谢组。采用 MS 分析技术时，样品处理方法相对复杂且不存在一种通用的标准化方法。对于 GC-MS 分析，样品往往需要进行衍生化处理以增加样品的挥发性；而对于 LC-MS 的样品，代谢产物通常用水或有机溶剂分别提取，获得水提取物和有机溶剂提取物，以便分别进行分析。

血浆是全血在加肝素、枸橼酸、草酸盐、EDTA 等抗凝剂的全血经离心后分取，量约为全血的一半。血清则是在血液中纤维蛋白原等影响下，引起析出血块，离心取得。血液成分比尿液复杂得多，既包括低分子量成分，也包括蛋白和脂蛋白等高分子量物质，LC-MS 分析中，蛋白质的存在会严重降低色谱柱的性能和使用寿命。人尿液的 pH 值一般在 5.5~6.5，个别情况下可达 4.6~ 8.0。尿液的成分主要是极性低分子量代谢物，包括柠檬酸、马尿酸等羧酸类，二甲胺、三甲胺等有机胺类，甘氨酸、牛磺酸等氨基酸类。NMR 测定时，不同 pH 值尿液中这些代谢物由于氨基或羧基的解离程度不同，化学位移将发生显著的变化。尿液中还含有一定数量的离子，如 Na^+（90~240 mmol/L）、K^+（34~68 mmol/L）等，可能产生不同的离子强度和络合作用，同样对代谢物的化学位移产生影响。因此，十分有必要在分析前利用适当的方法对样品进行前处理以消除不利因素的影响。本部分重点阐述 NMR、LC-MS 和 GC-MS 技术代谢组学研究中对尿液和血液样品的前处理方法。

（一）血液和尿液采集与储存

1. 血液采集与储存　收集血液于含有肝素的试管中来制备血浆；收集血液于不含肝素的试管中，冰上凝集来制备血清，离心（1600 *g*，15 min，4℃），上清液冷冻储存于-40℃的环境中。血浆和血清必须尽快与血细胞分离，距离血液采集时间最好不要超过 30 min，以降低血细胞代谢发生的可能性，但是收集血清时凝集时间必须足够长，建议最好不要超过 35 min，于冰上凝集可以降低时间延长带来的影响。血浆和血清所含有的代谢物成分基本相同。

2. 尿液采集与储存　一般采集于置于冰上同时加入叠氮钠（NaN_3，质量浓度至少为 0.05%）作防腐剂的容器中，冷冻储存于-40℃的环境中。尿液保存在低于-25℃ 的环境中，26 周之内基本不会发生任何改变，而且不需要加入防腐剂，尽管 NaN_3 不会对代谢物产生任何影响。如果要短期（少于 1 周）储存于 4℃的环境中，必须加入 NaN_3 作防腐剂，理想质量浓度为 0.1%（终浓度）。

（二）血液前处理

1. NMR 分析中血液前处理　首先配制质量浓度 0.9%盐溶液：称取 9 g NaCl，置 1L 容量瓶中。加入 100 ml D_2O，H_2O 定容，充分震摇直至溶解。将 200 μl 血样加到 400 μl0.9%盐溶液中，4℃，12 000 *g* 条件下离心 5 min，将 550 μl 样品转移到 5 mm 核磁管中。

2. GC-MS 分析中血液前处理　血液加入抗凝剂 EDTA，4℃，1000 *g* 条件下离心 10 min

获得血浆，−80℃冻存。分析时融化血样，涡旋混合，0.22 μm滤膜滤过。按照体积比1∶3加入冰冷乙腈，涡旋，4℃，15 400 *g*条件下离心10 min，取上清，30℃挥干。加入吡啶配置的O-甲基羟胺盐酸盐溶液进行甲氧基化反应，而后加入含1%三甲基氯硅烷（催化剂）的双（三甲基硅烷基）三氟乙酰胺进行衍生化。

3. LC-MS分析中血液前处理　一般常用甲醇或乙腈等有机溶剂沉淀法除去血液中的蛋白质等大分子物质，也可采用固相萃取除蛋白质的方法，在代谢组学研究中其效果优于有机溶剂沉淀法。固相萃取柱分两类：一种是阻留全部样品在柱上，另一种则仅阻留待测成分。常用于填充柱的固相分离物质有氧化铝、活性炭、硅藻土、离子交换树脂及非离子型的树脂及凝胶等。第一类柱中，常使用亲水性装填物，如硅藻土，可捕集全部样品。样品全部吸附在固相颗粒表面，形成一薄层，即使样品中含水也能如此。采用一种与水不相混溶的有机溶剂如氯乙烷倾入柱中，即可洗涤待测物。第二类柱则较有选择性，可装填疏水物或离子交换树脂，对待测成分进行滞留。常用的疏水物有活性炭、聚苯乙烯或C18化学键合硅胶。这种疏水柱可从样品中吸附亲脂性物质，然后用有机溶剂将待测物洗涤分离。离子交换柱适用于高极性、可电离的物质。

（三）尿液前处理

1. NMR分析中尿液前处理　尿液pH值和离子强度的变化引起化学位移的变化是NMR测定中的首要问题。加入缓冲液一方面提供尽可能相同的pH环境，另一方面减少离子强度不同带来的化学位移的变化。首先配制pH 7.4磷酸缓冲液：称取28.85 g Na_2HPO_4，5.25 g NaH_2PO_4，1 mmol/L 3-三甲基硅烷基丙酸钠（TSP）和3 mmol/L NaN_3，置1 L容量瓶中，加入200 ml D_2O，H_2O定容，充分震摇直至溶解。400 μl尿液与200 μl pH7.4磷酸盐缓冲液混合，4℃，12 000 *g*条件下离心5 min，将550 μl样品转移到5 mm核磁管中。对于一般的尿液样品缓冲液终浓度要达到0.3 mol/L，对于浓缩的样品要达到1 mol/L，才能较好地保持代谢物化学位移的一致性。上述磷酸缓冲液中，由于$Na_2HPO_4 \cdot 12H_2O$水溶性较低（4.2 g/100 g，20℃），因此不可能实现高浓度的缓冲，缓冲液与尿样的比例为1∶2，这必然对样品进行了一定的稀释，从而降低了测定中的信噪比，而且低温储存时，$Na_2HPO_4 \cdot 12H_2O$容易析出。为了克服上述缺点，改进了缓冲体系：K_2HPO_4/NaH_2PO_4（pH7.4，1.5 mol/L），缓冲液与尿样的比例为1∶10，可更好保持化学位移一致性，提高信噪比，减少样品稀释，并且可低温储存。

2. GC-MS分析中尿液前处理　尿液中的大部分成分极性比较大且没有挥发性，因此在进行GC-MS分析前首先要对尿液进行衍生化处理。三甲基硅烷试剂只能用于非水系统，采用氯甲酸乙酯进行衍生化适用于代谢组学研究的高通量尿液样本检测。

3. LC-MS分析中尿液前处理　尿液中的成分主要是极性低分子量代谢物，同时含有少量的各种细胞、微量的大分子物质及磷酸盐、硫酸盐等各种盐类物质，这些都有可能对LC-MS分析产生一定的影响。最简单的尿液处理方式是仅用0.22 μm分析滤膜过滤，这可以最大限度保留尿液中的代谢物。为降低尿液基质的干扰，也可以用蒸馏水进行稀释（1∶1～1∶4，V/V），但有可能降低信号强度，部分低含量的代谢物可能检测不到。综合考虑检测到的代谢物的数量、重现性及除去微量蛋白质和各种盐类物质的能力，建议尿液用甲醇（1∶1，V/V）进行稀释。尿液也可以先冷冻干燥，然后用甲醇等有机溶剂提取，这种方法可以获得重现性比较高的结果，而且操作简单。但这种方法可能会改变尿液的代谢指纹，一方面是由于很难完全溶解冻干产品，另一方面是由于挥发性成分的丢失。

（四）导致待测物损失的因素

1. 吸附　玻璃表面或橡胶塞会吸附药物，特别是脂肪胺类及含硫化合物。可采用硅烷化减少玻璃表面的吸附性，非极性提取溶剂中加入少量极性溶剂可减少器皿对待测物的吸附。血样中红细胞和纤维蛋白原凝块的形成，常能引起待测物的共沉淀。所以宜将全血样品加入缓冲液后再行提取。这样红细胞散开，待测物可从血细胞表面解吸，以减少共沉淀的损失。缓冲液的一定离子强度，可蛋白质变性时形成疏松的絮状物，这样可减少待测物的物理性滞留和共沉淀的损失。

2. 化学降解　待测物的化学和生物学不稳定性常引起化学分解；光化学及热稳定性（尤其在净化步骤中强酸、强碱的中和所产生的热）引起的损失，也应加注意。应尽量采用温和条件制备样品，经免引起待测物的部分分解、开环等情况发生，有的待测物尚需避光操作。

3. 衍生化反应　由于不完全反应，待测物仅部分转化为所需的产物或形成副产物。有时在蒸发除去过量衍生化试剂时，使得衍生物与溶剂形成共沸混合物而导致损失。

4. 络合　某些待测物会与重金属离子络合或与内源必性大分子相互作用，这种情况虽较少遇到，但往往是某些样品制备中药物损失的一个因素。

5. 蒸发　有的是待测物本身的挥发性或因蒸发所得残渣未能完全溶于所加的小体积溶剂中；或因减压浓缩引起溶液暴沸而导致损失；或在吹氮过程中使待测物以气溶胶形式逸出。

（五）样品污染

1. 增塑剂　测定发现某些塑料血样采集管含有 3-（2-丁羟乙基）磷酸酯等，可使溶剂提取步骤中药物分配系数变化、方法变异系数增大（从 5%增至 20%）。

2. 溶剂中杂质　由于溶剂体积其他试剂为大，即使原来杂质浓度较低，浓集时或通过色谱柱时，浓度显著增大而干扰测定。更严重的是干扰物在每批溶剂或试剂中有所不同，而影响不同实验室间、各分析人员间的实验结果。解决办法是采用高纯度溶剂（价贵）、有时在使用前重新应用全玻璃仪器重蒸馏；其次是采用专属的检测方法。

3. 化学衍生化带来的杂质　由于试剂未经纯化致使色谱分析中往往呈现额外的杂质峰。

4. 实验环境和器皿、材料的污染　实验室的去污剂、润滑油、滤纸、玻璃器皿不够洁净、蒸馏水纯度不够等。

二、分析检测技术

代谢物的定性是代谢组学研究的重点和难点。2007 年，代谢组学标准化工作组将代谢物定性分为四类：①已鉴定化合物（identified compounds），通常新化合物首次鉴定要求严格的结构鉴定数据，因此对已知化合物的定性主要采用与已知化合物的结构数据进行对比；②推断性注释化合物（putatively annotated compounds），没有与标准物对比，主要是与标准物的理化性质或数据库谱图相似度比较；③推断性分类化合物（putatively characterized compound classes），代谢物的定性根据已知类型代谢物的共有理化性质，或已知类型代谢物的共有谱图特征；④未知化合物（unknown compounds），在以上三个类化合物外，未能鉴定或分类的化合物，凡能通过谱图进行区分，且能定量分析的代谢物，均属此类。

代谢物的分离和检测是代谢组学分析技术的两个核心部分。分离技术主要采用各种色谱分离方法，如气相色谱、液相色谱和毛细管电泳等，而检测技术主要是使用质谱和核磁共振等。代谢组学分析检测技术目前主要采用核磁共振波谱技术（NMR）和色谱-质谱联用技术（GC-MS或LC-MS）。NMR检测样品无需复杂预处理甚至不用处理，具有无损伤性，不会破坏样品的结构和性质，样本可以再用于进一步的分析；可在接近生理条件下进行实验，能够用于直接分析体液、组织，有利于原位和在体的检测分析，可以检测整体动物或人体特定器官细胞内的代谢物组。NMR的样本制备简单且易自动化，高通量NMR方法每天可检测多达200份样品。与MS相比，NMR灵敏度差，只能检测高浓度代谢物（mmol-μmol），能检测尿液中100~200个代谢物，哺乳动物组织提取液中20~30个代谢物。MS具有快速、高灵敏度（pmol-fmol）、选择性定性定量、可识别代谢物和可测量多种代谢物等性质，在代谢组学应用中获得了广泛的应用，但MS则存在基质干扰、研究间数据比较困难等问题。

由于代谢产物的复杂性和多样性，单一分析技术很难对它们进行无偏向的全面分析，因此开发不同新分析方法、多种方法连用通常可较好解决这一问题。近年来，亲水作用色谱（HILIC）改善极性代谢物分离，超高效液相色谱（UPLC）改善分离度、缩短分离时间和提高检测限，它们与NMR或MS联用取得令人满意结果。LC-NMR-MS联用技术结合了NMR和MS的优势，而又去掉了各自的劣势。毛细管电泳-质谱（CE-MS）联用分离样品比GC-MS和LC-MS的速度快、效率高，最大优势是可在单次分析中分离阴离子、阳离子和中性分子，可以同时获得不同类代谢物的谱图。傅里叶变换红外光谱-质谱联用（FTIR-MS）最近也被广泛应用于代谢组学分析，具有高速、无需试剂、无损伤、高分辨、高信噪比及测定光谱范围宽的优点，缺点在于无法区分异构体、由于离子抑制而不能进行定量分析。稳定同位素（^{2}H，^{13}C，^{15}N，^{31}P等）与NMR联用可以追踪生化代谢途径，提高单一NMR方法的检测速度、分辨率和灵敏度。

（一）核磁共振技术

原子核有自旋运动，在恒定的磁场中，自旋的原子核将绕外加磁场作回旋转动，称进动。进动有一定的频率，它与所加磁场的强度成正比。如在此基础上再加一个固定频率的电磁波，并调节外加磁场的强度，使进动频率与电磁波频率相同。这时原子核进动与电磁波产生共振，称核磁共振。核磁共振时，原子核吸收电磁波的能量，记录下的吸收曲线就是核磁共振谱。由于不同分子中原子核的化学环境不同，将会有不同的共振频率，产生不同的共振谱。记录这种波谱即可判断该原子在分子中所处的位置及相对数目，用以进行定量分析及分子量的测定，并对有机化合物进行结构分析。核磁共振是磁矩不为零的原子核，在外磁场作用下自旋能级发生塞曼分裂，共振吸收某一定频率的射频辐射的物理过程。核磁共振的主要参数有化学位移、偶合常数、谱峰强度和弛豫参数。目前使用的核磁共振仪有连续波及脉冲傅里叶变换两种形式。

质谱技术虽然已经逐渐成为代谢组学研究的主力军，但是核磁共振技术（NMR）由于其能够对样品实现非破坏性、非选择性的分析，以及在组织样品的原位检测方面的无可替代性，仍然是代谢组学研究的重要技术手段之一。在生物医学分析中，常用的 NMR 包括^{1}H 谱、^{13}C 谱和^{31}P 谱。理论上化合物只要含有氢，^{1}H-NMR 就可以检测，在一定程度上满足的代谢组学尽可能多的化合物进行检测的目的。但由于其灵敏度较低，加之动态范围有限，所以对一些低浓度或生物样品中共存的浓度相差较大的代谢产物将无法测定。近些年，高速探头、魔角旋转（magic angle spinning，MSA）技术、超低温探头技术、液核磁技术（LC-NMR）及 800 兆以上的超高磁场核磁共振谱仪的运用，大大提高了核磁共振的灵敏度，扩宽了核磁共振技术在代谢组学中的运用。

（二）气相色谱-质谱联用技术

以气体为流动相的色谱法成为气相色谱法。气相色谱技术是利用一定稳定下不同化合物物在载气和固定相中分配系数的差异，使得不同的化合物按时间先后在色谱柱中流出，从而实现化合物的分离。其与质谱联用充分利用了气相色谱对复杂有机化合物的高效分离能力和质谱对化合物的鉴定能力，该联用技术是较早的运用于代谢组学研究的技术之一。

在代谢组学研究中，对于生物样品中等多种小分子代谢物（如氨基酸、有机酸、脂肪酸、核苷酸等)，气相色谱-质谱联用技术（GC-MS）具有分离效能高、灵敏度高、选择性强、重现性好等优点。其研究方法一般采用的是将不同类型的样品通过不同的前处理方法（包括提取方法和衍生化反应方法）后进行 GC-MS 分析，获得其总离子流色谱图，然后通过数学转化得到不同生理或病理条件下机体的代谢谱，并建立数学模型，获得体内内源性代谢标志物，并利用相关的质谱数据库，鉴定代谢物的可能结构。但是由于气相色谱受到样品蒸汽压限制，对于挥发性差的样品，需采用制备衍生物或裂解等方法，这就增加了样品前处理的复杂性。据统计，能用气相色谱法直接分析的有机物约占全部有机物的 20%，极大地限制了气相色谱-质谱联用技术在代谢组学中的运用。

GC-MS 联用仪器包括气相色谱单元，质谱单元，数据处理单元和接口四大部件。其中气相色谱单元包括气路系统，进样系统，色谱分离系统（色谱柱和柱温箱），质谱单元包括离子源，质量分析器，检测器，真空系统等。

在代谢组学应用方面，目前主要使用的气相色谱-质谱联用仪器有：气相色谱-四极杆质谱（GC-Q-MS），气相色谱-飞行时间质谱仪（GC-TOF-MS），气相色谱-离子阱质谱联用仪（GC-IT-MS-MS）等。表 5-1 收载了这些仪器的优缺点。除此以外，二维气相色谱由于其可以将样品在两根分离机制不同而又相互独立的串联色谱柱上进行有效分析，使样品中的化合物得到更好的分离，其与质谱联用（如飞行时间质谱仪），非常适合于复杂基质中代谢物的全谱分析。

表 5-1 常用的气相色谱-质谱联用仪器的比较

仪器类型	优点	缺点
GC-Q-MS	结构简单，性能稳定，价格低	质谱分析率低，结构鉴定能力差
GC-TOF-MS	采集的质量范围宽，采集速度快，高分辨率	价格较高，对实验环境和操作人员要求较高
GC-IT-MS-MS	可以获得全谱数据和多级质谱数据，有利用结构解析	质谱分辨率较低

（三）液相色谱-质谱联用技术

液相色谱技术与气相色谱技术相比，其最大的优点在于分析对象广，它只要求样品能制成溶液，而不需要气化，因此不受样品挥发性的约束。对于挥发性低、热稳定性差、分子量大的高分子化合物及离子型化合物尤为有力，如氨基酸、蛋白质、核酸、甾体、类脂等。另外由于液相色谱的固定相和流动相的选择范围非常宽，按照分离机制就有分配色谱法、吸附色谱法、离子交换色谱法、分子排阻色谱法、亲和色谱法、化合物键合相色谱法等，其中化合物键合相色谱法是运用最广泛的色谱法。这就保证了液相色谱法极广的适用性。

液相色谱技术虽然具有很广泛的分析对象和较强的分离能力，但和气相色谱一样，如果没有标样进行对照，单凭液相色谱技术是无法推断所分离化合物的结构信息，也就无法满足代谢组学代谢物结构鉴定的需要。所以代谢组学研究中液相色谱还需要连接质谱检测器进行联用分析。

液相色谱技术-质谱联用技术（LC-MS）主要的技术难点在于其接口问题。为了符合联用技术的要求，液态的样品要在气化室中从液相直接变成气态的带电粒子，而质谱又是一个高真空的系统，这就为其联用造成了很大的困难。直到后来大气压电离源（API）的出现，才真正实现使得商品化的 LC-MS 联用仪器迅速得到普及。大气压电离源按照不同的电离方式可以分为电喷雾电离（electrospray ionization，ESI），大气压化学电离（atmospheric pressure chemical ionization，APCI），大气压光电离（atmospheric pressure photo ionization，APPI）。液相色谱技术-质谱联用技术将色谱的高效分离和质谱的高灵敏度结合在一起，为靶向代谢组学研究（有针对性的定量测定体内代谢物，相对于非靶向代谢组学）提供了有力技术。

目前代谢组学常用的商业化液质联用仪类型繁多，液相部件主要有高效液相色谱、超高效液相色谱和二维液相色谱。质谱部件有单四极杆质谱、离子阱质谱、飞行时间质谱、三重四级杆质谱、静电场轨道阱质谱、傅里叶变换回旋共振质谱和各种杂交质谱等，表 5-2 总结了不同液相色谱仪的优缺点，表 5-3 总结了几种主要类型的质谱检测器的优缺点。

表 5-2　常用商业化液相色谱仪的优缺点

仪器类型	分离度	分析速度	灵敏度
高效液相色谱仪	低	较快	低
超高效液相色谱仪	较高	快	高
二维液相色谱仪	最高	慢	-

注：二维液相色谱仪的灵敏度与所用色谱分离系统相关

表 5-3　与液相色谱仪联用的常用质谱检测器的优缺点

仪器类型	优点	缺点
单四极杆质谱	定量重复性好，有较宽的动态范围，价格便宜	质量分辨率低，无法获得多级质谱数据
离子阱质谱	可以获得多级质谱数据，有较好的结构解析能力，价格较便宜	动态范围差，定量重复性差，质量分辨率低
飞行时间质谱	分辨率较高，质量范围最宽，扫描速度快	灵敏度与分辨率不能兼得，对外界环境要求高，价格较高，
三重四级杆质谱	定量重复性最好，灵敏度最高	仅能获得二级质谱碎片，结构解析能力较差
静电场轨道阱质谱	分辨率高，可以达到 500 000 以上，并且质量精度、灵敏度高	扫描速度较飞行时间质谱慢，价格贵
傅里叶离子回旋共振质谱	质谱分辨率最高，可以达到百万以上的分辨率	需要超导磁场，价格最为昂贵，扫描速度慢

注：杂交质谱是将两种质谱检测器串联起来，取长补短，在代谢组学研究中有着更为广阔的运用前景

三、数据处理和统计分析

代谢组学的数据分析包括预处理和统计分析方法，多元统计分析方法主要分为监督方法和非监督方法。监督学习方法用多参数模型对样品进行识别和分类，并在建立模型时有可供学习的样本，包括判别分析（discriminant analysis，DA）、偏最小二乘法（partial least squares，PLS）、偏最小二乘法－判别分析联合法（PLS-DA）、人工神经网络（artificial neural network，ANN）等；非监督方法将得到的分类信息和样品原始信息进行比较从而找出差异，包括主成分分析（principal component analysis，PCA）、自组织投影（self-organizing map，SOM）、聚类分析（cluster analysis，CA）等。其中 PCA 和 PLS-DA 是代谢组学研究中最常用的模式识别方法，这两种方法通常以得分图（score plot）获得对样品分类的信息，载荷图（loading plot）获得对分类有贡献变量及其贡献大小，从而用于发现可作为生物标志物的变量。

对代谢组学产生的海量数据主要采用生物信息学和化学计量学进行分析，数据处理主要包括原始数据的处理、数据和信息的管理、统计分析、数据标准化、代谢物及路径识别、数据集成和代谢网络的数学模拟，流程见图5-5。处理、分析和管理这些多维的大数据集需要专门的数学、统计和信息学工具，工作量极其庞大复杂，例如，处理一套原始代谢组学质谱及其联用数据就包括除噪、色谱解析、峰检测、色谱匹配、化合物定性定量等步骤。针对代谢组学数据处理的难点，出现了专门的软件，包括开放软件和商业软件。开放软件有 Chrompare、COMSPARI、Continuous profile models、HiRes、LCMSWARP、MapQuant、MathDAMP、MET-IDEA、MSFACTs、MSight、msInspect、MZmine、XCMS、AMDIS、SpecArray、Xalign 和 SuperHirn 等；商业软件有 BlueFuse、Chenomx NMR Suite、Genedata Expressionist、LineUp、MarkerLynx、MarkerView、MassHunter Profiling、Metabolic Profiler、MetAlign、ChromaTOF、MS Resolver、Profile、Rosetta Elucidator 和 Sieve 等。

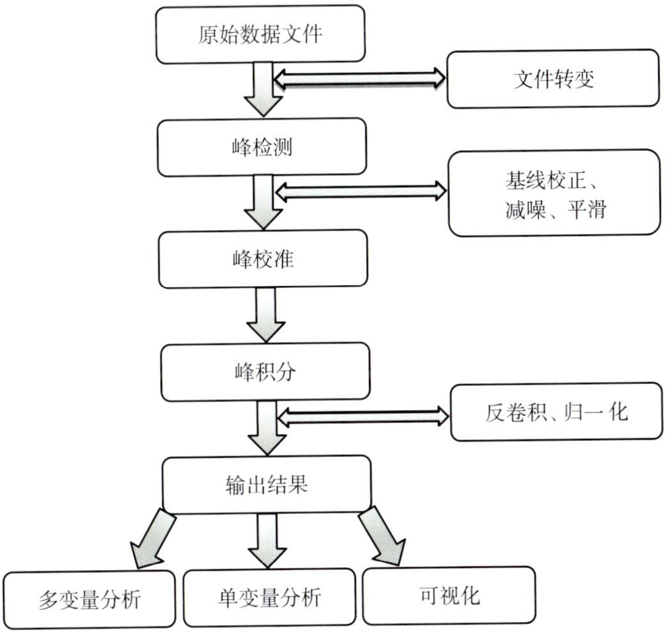

图 5-5　代谢组学数据处理流程

（一）预处理

数据的预处理过程包括谱图的处理、生成原始的数据矩阵、数据的归一化及标准化处理过程。针对实验性质、条件及样品等因素采用不同的预处理方法。在实际应用过程中，预处理可以通过实验系统自带的软件如 XCMS 软件进行，因此一般较容易获得所需的数据形式。

（二）数据分析方法预

1. 主成分分析　PCA 是多元统计中最常用的一种方法，它是在最大程度上提取原始信息的同时对数据进行降维处理的过程，其目的是将分散的信息集中到几个综合指标即主成分上，有助于简化分析和多维数据的可视化，进而通过主成分来描述机体代谢变化的情况。PCA 的具体过程是通过一种空间转换，即 Karhunen-Loeve 变换，形成新的样本集，按照贡献率的大小进行排序，贡献率最大的称为第一主成分，依次类推。经验指出，当累计贡献率大于 85% 时所提取的主成分就能代表原始数据的绝大多数信息，可停止提取主成分。其基本原理为：①数据标准化，得到标准化矩阵 X；②计算标准化矩阵的协方差矩阵 V；③求 V 的前 m 个特征值 $\lambda_1 \geqslant \lambda_2 \geqslant \cdots \geqslant \lambda_m$，以及相应的特征向量 a_1、a_2、$\cdots a_m$，要求 X 的协方差的特征矢量满足正交性，其中前几个特征就是主成分，覆盖原始数据的大部分信息；④求第 h 主成分 F_h（综合变量），有 $F_h = X0a_h$，h = 1，2，…，m；⑤按照新综合变量所保留原始变量的信息量满足一定要求，选定前 m 个综合变量作为回归分析的自变量，最后实施 y 在 F 上的回归。

在代谢组数据处理中，PCA 是最早且广泛使用的多变量模式识别方法之一，具有不损失样品基本信息、对原始数据进行降维处理的同时避免原始数据的共线性问题（即主成分回归，PCR）等优点，但在实际应用过程中，PCA 存在着自身的缺点：离群样本点的存在严重影响其生物标志物的寻找；非保守性的代谢组分扰乱正确的分类及尺度的差异影响小浓度组分的表现等。针对 PCA 的缺陷采用了不同的改进措施，例如 PCA 对离体样本点较敏感，在实际应用中采用了稳健 PCA 方法，它能通过离群样本点诊断图找到不受离群样本点影响的主成分，便于正确地寻找主成分，从而提高结果的准确性。

2. 自组织投影　SOM 是可视化聚类分析方法，它采用自组织神经网络进行降维投影，属于动态聚类方法。该方法首先人为确定一个分类数目 k，进行初步分类，然后根据其相似性进行修正，达到理想的聚类结果，聚类结果采用投影的方式显示。与 PCA 相比，具有较好的分类能力，因此获得广泛的应用。

3. 聚类分析　CA 是用多元统计技术进行分类的一种方法。其主要原理是利用同类样本应彼此相似，相类似的样本在多维空间里的彼此距离应较小，而不同类的样本在多维空间里的距离较大。具体的做法是先将每个样本自成一类，选择距离最小的一对并成一个新类，计算新类与其他类之间的距离，再将距离最小的两类并为一类，直至所有样本都成为一类为止。目前多维空间里的两样本距离的算法主要有欧氏距离、闵氏距离、马氏距离等，其中以欧氏距离最常用。

4. 判别分析　DA 又称分辨分析或分辨法，是在一系列多因子观测值的基础上，对事物的属性差别进行分类或分辨的统计学法，主要用于定性预测。其基本方法是根据样品的 p 个测定指标，对一批位置样品进行分类；前提是已知一些样品的分类，然后根据 p 个测定指标来确定未知样品究竟归属哪一类。在判别分析中，判别函数有最佳型判别函数和固定型判别函数两类。目前，判别分析的准则和方法亦有许多，如马氏距离判别法、Fisher 判别法、Bayes 判别法、逐步判别法等。

5. 偏最小二乘法 PLS 是在克服自变量多重相关性的情况下，能对较少的样本量进行建模及有效的筛选。与一般最小二乘法及 PCA 相比，PLS 计算所得的拟合残差最小，稳定度最高，能改善各变量的作用方向并使其更符合专业解释，成为模型变量筛选的有效工具。其基本原理为：①将数据进行中心化和标准化，形成自变量和因变量的矩阵；②求协方差矩阵，并根据协方差求其最大特征值对应的特征向量；③通过检验交叉有效性来确定提取成分的个数；④求相应的回归方程及相应的回归系数，最后还原回归模式。在数据处理过程中，PLS 提供了一种多对多线性回归建模的方法，特别当两组变量的个数很多，且都存在多重相关性，而观测数据的数量又少时，采用 PLS 建立的模型具有独特的优点。对于解释变量个数大于观察个体数相当有效，具有 PCA、典型相关分析和多元线性回归分析的优点。

6. 人工神经网络 ANN 是一种处理非线性计量学问题的模式识别方法，基于人脑细胞（神经元）的工作原理来建立模型，进行分类和预测。具体方法是通过不断调整各个神经元间的连接权重与偏置，从而使误差函数达到最小值。当完成对网络的训练之后，向网络输入一组特定的输入值，则网络能通过对该组的输入值的特征概括提取，进而给出其相应的输出值。ANN 以其抗噪音、容错、自适应、自学习能力强、融若干预处理与识别于一体、识别速度快等特点而受到人们的重视，被广泛用于联想记忆、优化计算与决策、分类识别、智能控制及专家系统。目前应用 ANN 进行模式识别的研究主要是采用误差反向传输网络结构模式。

7. 其他统计方法 在代谢组学的研究中，除了上述分析方法外，还有非线性映射（NLM）、κ 最邻近法（K-NN）、正交偏最小二乘法-判别分析（OPLS-DA）、系统聚类法（hierachical clustering method，HCM）及非负矩阵分解（NMF）等模式识别技术用于其数据分析。NLM 是解决非线性问题的模式识别方法，KNN 用于非参数的模式识别，OPLS-DA 可以直接显示组内哪些代谢物水平升高或降低，而 NMF 与 PCA 比较，在可分性方面更容易解释，并且更适用于代谢组学数据的处理。

在实际数据分析应用过程中，由于不同的模式识别技术适用范围和优缺点各不相同，例如 PCA 是代谢组学中最常规的分析方法，能找出各主成分就能进行数据降维，但可能导致一些有用数据的丢失；PLS 用于建立预测回归方程，但只能作定性分析，并尽量减少解释变量；ANN 在处理规律不明显、组分变量多的问题方面却具有特殊的优越性。因此必须将他们有机结合起来，并寻找更多更有效的统计分析方法，从而为代谢组学的数据进行有效的处理提供很好的平台。

四、代谢途径数据库

仪器分析和数学处理的方法找到差异代谢物后，需要对这些差异代谢物进行鉴定，并推导其所包含的生物学内涵，这就需要各种代谢途径和生物化学数据库。随着代谢组学的开展，为代谢组学研究所提供的数据库日益增多，已经多达几十种（表 5-4 收集了常用的 15 种代谢组学数据的主要特点和链接网址，期望为科研工作者进行代谢物的鉴定和代谢通路的相关研究提供了帮助）。在这些数据库中人类代谢组学数据库，METLIN 代谢数据库，NIST 数据库等最为常用，下面将重点介绍它们的收载情况和特点。

（一）人类代谢组学数据库

人类代谢组学数据库（human metabolome database，HMDB）（http://www.hmdb.ca/）主要收载的是在人体内发现的小分子代谢物的相关详细的信息。它的数据库设计是包含或链接三种数据：化学数据，临床数据和分子生物学/生物化学数据。目前数据收集了包含 40 566 个代谢物条目。此外，还有收载了与这些代谢物相关的 5 688 蛋白（和 DNA）的序列信息。HMDB 的数据库支持文本、序列、化学结构和其他相关信息（如质谱数据，NMR 数据）等方式的查询搜索，这就极大地方便了实际工作中快速搜寻相关代谢物信息的需要。值得一提的是，HMDB 数据库还包括四个补充的数据库（DrugBank，T3DB，SMPDB 和 FooDB）。其中 DrugBank 收集的是药物或药物的代谢物的信息，T3DB 包含的是毒物和环境污染物的信息，SMPDB 主要是小分子代谢物在人体内的代谢途径示意图，而 FooDB 则主要收载的是食品和食品添加剂的相关信息。

（二）METLIN 代谢数据库

METLIN 代谢物数据库（http://metlin.scripps.edu/）是由美国 Scripps 研究院开发出的新型数据库，存储了超过 75 000 内源性和外源性代谢物。这些代谢产物来源于细菌、植物、人类、动物等各种生命体。另外 METLIN 也是还包括多达 11 000 个代谢物的质谱数据（存储了超过 56 000 高分辨质谱二级碎裂图谱）的数据库。这些信息大大促进代谢组学实验和代谢物鉴定。METLIN 可以通过手动搜索，也可通过 Scripps 研究院研究组开发的 XCMS Online 软件进行详细地自动搜索。

（三）美国国家标准与技术研究院所提供的标准参考数据库

美国国家标准与技术研究院（National Institute of Standards and Technology，NIST，http://www.nist.gov/srd/index.cfm/）从事物理、生物和工程方面的基础和应用研究，以及测量技术和测试方法方面的研究，提供标准、标准参考数据及有关服务。NIST 的标准参考数据库系列包括 50 多个数据库，根据学科可分为以下几类：分析化学（包括谱学），原子和分子物理，生物技术，化学与晶体结构，化学动力学，工业流体与化工，材料性能，热力学与热化学，以及 NIST 的其他数据库。分析化学类包括质谱库、红外谱、光电子能谱等数据库；原子与分子物理类包括光谱性能、c-射线衰减系数及交叉截面、原子光谱等数据库；生物技术类包括生物大分子结晶库等数据库；化学与晶体结构类有电子衍射等数据库；化学动力学类包括化学动力学、溶液动力学等数据库；工业流体与化工类有物质的热力学性能数据库；材料性能类包括结构陶瓷、腐蚀性能、摩擦材料、高温超导等数据库；表面数据类包括表面结构、弹性电子散射交叉截面等数据库；热化学类包括化学热力学、有机化合物热力学性能估算、JANAF 热化学表等数据库。对代谢组学，特别是采用 GC-MS 技术进行代谢产物结构鉴定研究提供有力帮助。

（四）京都基因与基因组百科全书

京都基因与基因组百科全书（KEGG）（http://www.genome.jp/kegg/ligand.html）是基因组破译方面的数据库。在后基因时代一个重大挑战是如何使细胞和有机体在计算机上完整的表达和演绎，让计算机利用基因信息对更高层次和更复杂细胞活动和生物体行为做出计算推测。为达到此目的，该数据库在给出染色体中一套完整的基因的情况下，可以对蛋白质交互（互动）网络在各种细胞活动起的作用预测，支持对代谢网络的搜索及代谢途径的映射。与代谢组学相关性比较大的几个模块是：KEGG 的 PATHWAY 数据库-整合当前在分子互动网络（比如通道，联合体）的知识，KEGG 的 COMPOUND/GLYCAN/REACTION 数据库-提供生化复合物及反应方面的知识。

（五）MassBank 质谱库

MassBank（http://www.massbank.jp）是一个收录化合物质谱图谱的数据库，提供了多种查询标准质谱图的方法。该数据具有非常详尽的质谱数据，尤其是液相色谱-高分辨质谱联用技术所采集的质谱数据。该数据库可以为代谢产物鉴定提供比对数据，帮助代谢组学工作者快速鉴定代谢物。MassBank 支持用户免费搜索网页和比较质谱，通过输入文本格式的质谱，进行三维可视化的比较。

（六）其他代谢组学数据库

随着代谢组学的发展，已经派生出糖组学、脂质组学等专以某一类代谢物为研究对象的分支。这些分支学科也都建立了自己相关的网络数据库。如脂质组学就已经建立了 LIPID Maps（http://www.lipidmaps.org/），Lipid Bank（http://lipidbank.jp/），Sphingo Map（http://sphingolab.biology.gatech.edu/）等多种脂质组学相关数据库。

表 5-4　与代谢组学研究相关的常用网络数据库

数据库名称	简称	主要特点	链接网址
人类代谢组学数据库	HMDB	收载在人体内发现的小分子代谢物的相关详细的信息	http://www.hmdb.ca/
METLIN 代谢数据库	METLIN	存储了超过 75 000 内源性和外源性代谢物	http://metlin.scripps.edu/
美国国家标准与技术研究院所提供的标准参考数据库	NIST	其提供标准参考数据库及有关服务，对代谢组学，特别是采用 GC-MS 技术进行代谢产物结构鉴定研究特别有帮助	http://www.nist.gov/srd/index.cfm/
京都基因与基因组百科全书	KEGG	与代谢组学相关性比较大的几个模块是：KEGG 的 PATHWAY 数据库和 KEGG 的 COMPOUND/GLYCAN/REACTION 数据库	http://www.genome.jp/kegg/ligand.html/
质谱库	MassBank	收录化合物质谱图谱的数据库，提供了多种查询标准质谱图的方法	http://www.massbank.jp/
生物磁共振数据库	BMRB	关注代谢物的 NMR 研究结果，可以通过 PubChem 检索到与之相关的科技论文	http://www.hmrb.wisc.edu/metabolomics/
Mcgill 代谢组数据库	Mcgill-MD	收集了生物在生物应激、非生物应激，未达稳态等条件下代谢组的质谱数据	http://metabolomics.mcgill.ca/

续 表

数据库名称	简称	主要特点	链接网址
PubChem 提供的小分子活性数据库	PubChem	包括底物信息，化合物结构信息和生物活性信息等三个子数据库	http://www. ncbi. nlm. nih. gov/pccompound/
Metacyc 代谢途径数据库	Metacyc	收录了超过 2414 种不同生物的 2042 种代谢途径	http://metacyc.org/
Golm 代谢组数据库	GMD	收录了 GC/MS 技术的代谢物分析信息，可以支持线上或者线下使用，支持 NIST/AMDIS 软件的搜索鉴定	http://gmd. mpimp-golm. mpg.de/
BiGG 数据库	BiGG	是基于科学文献的基因组范围的代谢网络重构的数据库	http://bigg. ucsd. edu/bigg/home.pl
BioCyc 数据库	BioCyc	是近 3000 个生化途径/基因组数据的集合	http://www.biocyc.org/
BioPath 数据库	BioPath	收载 3 万余个代谢物分子，近 4000 个生物化学反应和 600 余个代谢通路	http://www. molecular-networks.com/biopath3
EcoCyc 数据库		描述 E. coli 基因组和生化功能的专门数据库	http://ecocyc.org/
LIPID Maps 脂质组学数据库	LIPID Maps	为脂质组学研究最常用数据库，是最全面的收载脂质化合物的数据库，包括脂质的基本结构信息，代谢途径，在疾病和代谢通路中的作用等	http://www.lipidmaps.org/

第四节　营养代谢组学研究应用

代谢组学为营养学研究提供了崭新的思路和技术，已经在多个营养学研究领域广泛应用。

一、膳食干预研究

近几年（2009~2012 年），营养代谢组学研究每年发表文章数量在百余篇左右（图 5-1），多数研究评价短期或长期摄入特定食物的影响，到目前为止，仅有 1 篇研究评价饮食方式干预对人特定代谢型影响。表 5-5 列出有代表性的营养代谢组学干预研究，其中多数研究使用健康成年人，其他研究使用健康儿童、孕妇、轻度高血压患者、代谢综合征患者、心血管疾病患者和癌症患者。这些研究有不同的实验设计方式，多数为前瞻性研究，有 5 项研究为志愿者短期摄入评价的食物。前瞻性研究每一干预周期时间从 2 天到 8 个月不等。尿液为最常分析的生物样本，有些研究分析了血液、粪便，而有些研究同时分析了尿液和血液。1H NMR 为这些研究中最常用的分析方法，有些研究采用了 MS，有些则两者兼用。

表 5-5 营养代谢组学评价膳食干预对人体影响

受试者例数	研究设计	干预（每日量）	研究周期	样本	分析方法	文献
12 名健康者	交叉随机	（1）低肉食物（60 g 红肉，65 g 蛋白） （2）高红肉食物（420 g 红肉，143～150 g 蛋白） （3）蔬菜（143～150 g 非肉类蛋白）	每一周期 15 天	24 h 尿液	^{1}H NMR	16
5 名健康者	单组	60 g 大豆蛋白（45 mg 异黄酮类）	1 个完整月经期	血浆	^{1}H NMR	17
9 名健康者	平行	（1）60 g 蔬菜蛋白（45 mg 结合型异黄酮糖苷） （2）50 g 日本豆酱（25 mg 非结合型异黄酮）	1 个完整月经期	24 h 尿液	^{1}H NMR	18
14 名健康者	单组	200 ml 甘菊茶（200 ml 水中加入 5 g 菊粉）	2 周	尿液	^{1}H NMR	19
3 名健康者	单组	3 g 无咖啡因红茶提取物	急性	尿液	^{1}H NMR	20
17 名	交叉随机	（1）6 g 红茶水 （2）6 g 绿茶水 （3）360 mg 咖啡因胶囊（对照组）	每一周期 2 天	24 h 尿液 血浆	^{1}H NMR	35
20 名健康者	交叉随机双盲	（1）200 ml 以上水加入含 2500 mg 干红茶提取粉胶囊（800 mg 多酚类） （2）200 ml 以上水加入含 2500 mg 蔗糖胶囊（安慰剂组）	急性	48 h 尿液	^{1}H NMR	23
10 名健康者	交叉随机	（1）40 g 可可粉+250 ml 水 （2）40 g 可可粉+250 ml 奶 （3）250 ml 奶（对照组）	急性	24 h 尿液	LC-Q-TOF-MS	21
24 名健康者	平行随机盲法	（1）10 粒含杏仁提取物胶囊（3.5 g 杏仁提取物+0.5 g 微晶纤维素） （2）10 粒含 4 g 微晶纤维素（对照组）	急性	24 h 尿液	LC-Q-TOF-MS	22
42 名代谢综合征患者	平行随机	（1）低脂食物及混合坚果（30 g：15 g 核桃+7.5 g 杏仁+7.5 g 榛果） （2）低脂食物（对照组）	3 个月	24 h 尿液	LC-Q-TOF-MS	32

续 表

受试者例数	研究设计	干预（每日量）	研究周期	样本	分析方法	文献
21 名健康者	单组	4×100 ml 苹果、胡萝卜和草莓饮料	2 天	尿液	^1H NMR LC-Q-TOF-MS	25
20 名健康者	单组	500 g 菜花和甘蓝	2 周	48 h 尿液	^1H NMR	24
29 名轻度高血压患者	交叉双盲	（1）葡萄酒和葡萄汁提取物混合（800 mg 多酚类） （2）微晶纤维素（安慰剂组）	每一周期 1 月	24 h 尿液	^1H NMR	31
58 名轻度高血压患者	交叉随机双盲	（1）葡萄酒和葡萄汁提取物/红葡萄汁提取物混合（800 mg 多酚类） （2）微晶纤维素（安慰剂组）	每一周期 1 月	24 h 尿液	^1H NMR	30
39 名轻度高血压患者	交叉随机双盲	（1）葡萄酒和葡萄汁提取物混合或葡萄汁提取物（800 mg 多酚类） （2）微晶纤维素（安慰剂组）	每一周期 1 月	粪便	^1H NMR	29
96 名健康者	平行	（1）强化面粉（300 g：20 mg 叶酸+3.5 mg 维生素 B_1+3.5 mg 维生素 B_2+30 mg 乙二胺四乙酸铁钠+25 mg 氧化锌/kg） （2）安慰剂	8 个月	血清	UPLC-TOF-MS	28
17 名前列腺癌患者	交叉随机	（1）富含全粒黑麦和黑麦糠食物（485 g） （2）加入纤维素的精制全粒黑麦食物（485 g）（对照组）	每一周期 1.5 月	血浆	^1H NMR	34
16 名健康者	单组	合生元（每份含 0.5 g 果糖寡聚体+10^9 CFU 长双歧杆菌+10^9 CFU 嗜酸乳杆菌，每日 2 次）	1 个月	粪便	^1H NMR	26
24 名健康者	平行	（1）1.5 L 脱脂奶（53 g 蛋白） （2）250 g 低脂肉（53 g 蛋白）	1 周	24 h 尿液 血清	^1H NMR	27

续　表

受试者例数	研究设计	干预（每日量）	研究周期	样本	分析方法	文献
36 名	交叉随机	橙汁、含糖和脱脂奶茶、黄油面包及 （1）奶中加入玉米片（对照组） （2）熏鲑鱼片（60 g） （3）蒸菜花（200 g） （4）红莓（200 g） （5）2 片饼干+125 ml 半脱脂奶	急性	4.5 h 尿液	FIE-MS	36
20 名心血管疾病患者	交叉随机	（1）500 ml 脱脂奶中加入 40 g 可可粉 （2）500 ml 脱脂奶（对照组）	4 周	24 h 尿液	LC-Q-TOF-MS	33

二、营养需要量研究

代谢组学技术可用于研究营养素摄入过多或者过少时整个机体的新陈代谢所发生的变化，从而有助于更加合理地研究各种营养素的需要量。Matsuzaki 等对过量摄入亮氨酸的大鼠血浆代谢组学分析表明，尿素和 α-酮异己酸可能是氨基酸过量摄入时的标志物。最近，He 等采用基于 NMR 的代谢组学技术对精氨酸在猪体内的需要量进行了研究，发现增加日粮中精氨酸的添加量能显著提高猪的生长性能，并引起机体代谢的改变。这些有益的尝试充分说明从代谢组层次建立营养素的需要量会更加准确而科学，而且相对于蛋白组学而言，代谢组学还具有快速和高通量的优势，更有希望为营养个体化需要量的建立提供科学而便捷的评估策略。

三、摄入膳食生物标志物研究

过去人们对膳食代谢的研究主要是考察在特定摄食状况下，生理生化指标的变化情况，或者某种代谢产物的测定。然而多数食物并非单一组分构成，因此在代谢上的反应也将涉及多个代谢通路。代谢组学的引入使人们可以全面考察某种食品或营养物质对机体代谢的影响，也可以了解机体对单一物质或复杂物质的代谢应答。传统的营养学研究基于一个假设，即正常人群的营养需求是均一化的，然而现代基因组学和代谢组学研究证明，人群对于同一营养物质的代谢应答存在差异。因此有必要了解个体对营养物质的代谢应答，理想化的结果可能是根据个人的代谢轮廓有针对性地进行合理营养搭配。目前这方面的研究主要集中在生物标志物的研究。

为了提高膳食评价方法，需要发现摄入膳食的新生物标志物。通常，摄入膳食后收集某一时段体液，采用无靶标代谢组学分析这些食后样品能鉴别这些特定生物标志物，而后独立研究验证这些生物标志物。现有文献中有大量不同食物代谢物数据，同时国际上也有食物代谢物数据库（如 FooDB 和 Phenol-Explorer），与文献和数据库比对，采用有靶标代谢组学方法可以发现生物标志物。采用营养代谢组学方法成功鉴别出包括红肉、鱼、蔬菜、面粉、坚果和茶在内的各种饮食的生物标志物。几篇综述文章系统地概述了多酚类、异黄酮类、植物甾醇类、脂肪酸、蛋白多肽、碳水化合物、类胡萝卜素类等各种饮食的生物标志物以及其发现方法策略。

四、食品中生物活性物质的功能研究

食品除了营养作用外，有些还具有特殊生物活性作用。代谢组学技术为食品中生物活性物质的功能研究提供了有效途径。比如，对茶的代谢组学研究不仅可以加深对茶有益健康的机制的认识，还可以更加全面地了解茶中含有的多酚、表儿茶素等类黄酮物质的潜在生物学功能和有益作用。Solanky 等采用基于 NMR 的代谢组学技术对表儿茶素的研究表明，表儿茶素能降低 SD 大鼠尿液牛磺酸、柠檬酸、二甲胺和 α-酮戊二酸等代谢物的浓度，影响代谢的机制主要是通过多酚对肾功能的作用，使得能量代谢从碳水化合物分解代谢转变为脂肪酸和氨基酸分解代谢。Daykin 等采用基于 NMR 的代谢组学方法对红茶的研究表明，人在饮用红茶后尿液中马尿酸浓度显著升高，并用高效液相色谱与 NMR 和 MS 联用（LC-NMR-MS）技术鉴定发现红茶多酚还会代谢为 1, 3-二羟基苯-2-O-硫酸盐。van Dorsten 等采用代谢组学方法比较了绿茶和红茶对人体代谢的影响，发现绿茶和红茶能导致尿液中类黄酮降解产物马尿酸和 1, 3-二羟基苯-2-O-硫酸盐浓度相同程度的升高，而血浆葡萄糖浓度的降低则进一步证实茶多酚增强胰岛素活性降低血糖浓度的观点。绿茶能导致血浆中乳酸的降低说明绿茶能减弱人体内无氧糖酵解；绿茶还导致尿液中三羧酸循环中间产物显著增加，说明绿茶能够影响人体内能量代谢和生物合成途径。

五、食品成分评价及溯源

由于代谢组学可以发现样品间的细微差别，因此可以为食品溯源和成分评价提供定性和定量数据。Cavaliere 等采用 GC-MS 的代谢组学技术对不同产地的橄榄油进行了评价，该方法能对邻近地区生产的橄榄油进行区分，并对决定橄榄油质量分级的化合物进行了鉴定。Pongsuwan 等应用基于 GC-TOF-MS 和正交信号校正与偏最小二乘法的代谢组学技术对日本绿茶进行分级，结果表明该方法能在没有标准品的情况下对绿茶的等级进行准确分级。Woodcock 等结合近红外光谱和模式识别法对不同产地蜂蜜的聚类进行了研究。这些研究说明代谢组学为食品成分研究及食品溯源提供了一种全面而强大的分析方法。

六、营养素的代谢与代谢调控机制研究

代谢组学能发现营养素引发机体的细微生化响应，从而阐明营养素的代谢与代谢调控机制。Griffin 等采用基于 NMR 的代谢组学技术研究了添加维生素 E 对运动神经元衰退小鼠模型代谢组的影响，发现维生素 E 可以使小鼠部分血浆和大脑代谢物恢复到正常水平。Fardet 等采用基于 NMR 的代谢组学方法对全麦面粉和精制面粉进行了比较，发现全麦面粉能够明显改善大鼠机体的氧化还原状态和脂肪代谢，为理解全谷物食品预防糖尿病和心血管疾病的机制提供了参考。对岩衣藻的代谢组学研究还表明，岩衣藻能引起大鼠尿液中柠檬酸、α-酮戊二酸、琥珀酸等代谢物增加，但在大量摄入（15%）时未引起代谢的明显异常。这些研究结果有助于对营养物质代谢调控网络的了解。

七、代谢表型研究

代谢组学能对衰老、能量摄入限制等生理状态改变后的代谢表型变化进行研究。Selman 等结合代谢组学和转录组学方法对 C57BL/6 小鼠限制能量摄入后的代谢进行了系统研究，代谢组和转录组数据均表明短期和长期的能量限制摄入会导致动员机体能量储备和能量节约，主要表现为脂肪酸分解代谢和糖异生代谢增强。对狗的衰老研究表明，尿液中肌酐和糖蛋白浓度随着年龄增长有着显著的变化，并发现能量限制摄入的狗和未限制个体间尿液代谢物存在长期的代谢差异，提示代谢在疾病的抵抗和易感方面起着重要作用，并与长寿密切相关。

Lenz 等采用基于 NMR 的代谢组学方法对健康人尿液的研究发现，个体内尿液代谢组比较稳定，而不同个体间尿液代谢组差异较大，与饮食和生活习惯的差异有关。该研究说明

个人饮食和生活习惯与代谢密切相关。进一步的代谢组学研究表明不同饮食和生活方式可以导致英国人和瑞典人的尿液代谢组出现显著差异，瑞典人尿液氧化三甲胺和牛磺酸明显高于英国人，这与瑞典人喜爱吃鱼等高蛋白质的饮食习惯有关。基于 NMR 的代谢组学研究也发现中国人尿液中 β-氨基异丁酸和乙醇浓度的增加与其喜爱饮酒的习惯有关，而日本人尿液中氧化三甲胺的增加则与其对鱼的高摄入量有关。这些研究有助于理解不同种族和不同饮食习惯所引起的机体代谢差异。

八、营养流行病研究

营养流行病学调查对人类膳食结构与疾病的相关性研究十分重要，可以发现潜在的饮食危险因子及其致病机制。由于取样简便，快速、高通量检测等优点，代谢组学技术十分适合营养流行病学的研究。对来自中国、美国、英国和日本共 19 个民族的 4630 份人尿样品代谢组学分析表明，饮食相关重要危险因素和冠心病的发病率在东亚人和西方人之间存在明显的差异，主要与中国人和日本人摄入植物蛋白较多和血压较低有关，并发现了血压与膳食中食盐含量和尿液中甲酸浓度的相关性。对 231 位中国汉族人代谢组学分析也表明，血清代谢组在正常人群、葡萄糖调节损伤和患糖尿病的人群中有明显差异，并存在渐进的变化趋势。这些研究均表明，代谢组学技术可以用于营养流行病学研究，研究营养相关疾病的病因，从而为预防疾病和保障健康提供理论依据。

第五节　发展现状与趋势

营养代谢组学研究的复杂性及其代谢组的庞大使得以 NMR 和 MS 为主要分析手段的代谢组学研究不可能一次分析代谢组中的全部代谢产物。另外，代谢组学发展仅十余年，代谢网络平台还很不完善，亟需进一步建设。因此，将来营养代谢组学的发展还需要分析科学和生物信息学的改进。营养代谢组学研究中，应充分重视性别、年龄、昼夜节奏、生活方式及肠道菌群等内源性因素，考虑这些因素可减少代谢轮廓的个体内和个体间差异。同样，基于生理内源性代谢组特点，可以按照代谢物浓度对人群分类。具体到营养学中，可以按照人的营养状态和饮食方式对人体代谢物进行详尽描述，从而未来营养代谢组学研究应使用标准化饮食和明确分类的人群，这也有助于建立对全新的营养策略，做到个体化营养干预。营养代谢组学能用于营养素在机体代谢的生物标志物研究，为营养素的需求量提供更加全面和准确的评估方法。

第六节　代谢组学标准操作规程

一、基于 NMR 的代谢组学分析标准操作规程

（一）样品制备

1. 尿液、血浆及血清

（1）大鼠尿液及人尿液：400 μl 尿液与 200 μl pH7.4 磷酸盐缓冲液混合，按照所用 NMR 探头调整体积，将样品放到微孔板（流动注射 NMR）或 Eppendorf 管中（核磁管 NMR）。

（2）小鼠尿液：200 μl 尿液与 200 μl H_2O 或 200 μl pH7.4 磷酸盐缓冲液混合，按照所用 NMR 探头调整体积，将样品放到微孔板（流动注射 NMR）或 Eppendorf 管中（核磁管 NMR）。

（3）血浆及血清：将 200 μl 血样加到 400 μl0.9%盐溶液中，按照所用 NMR 探头调整体积，将样品放到微孔板（流动注射 NMR）或 Eppendorf 管中（核磁管 NMR）。

（4）微孔板：每个微孔板的第一个和最后一个孔放置 H_2O，用作空白样品。每个微孔板放 1~2 个生物质控样品。微孔板在 1800 *g* 下离心 5 min，去除不溶物。放到 NMR 流动注射位置，注入 500 μl 样品（不同仪器的注入体积不同）。

（5）核磁管：Eppendorf 管在 4℃，12 000 *g* 条件下离心 5 min，将 550 μl 样品转移到 5 mm 核磁管中。

（6）按“NMR 数据采集和处理”进行。

注释

pH7.4 磷酸盐缓冲液：称取 28.85 g Na_2HPO_4，5.25 g NaH_2PO_4，1 mmol/L 3-三甲基硅烷基丙酸钠（TSP）和 3 mmol/L NaN_3，置 1 L 容量瓶中。加入 200 ml D_2O，H_2O 定容。充分震摇，40℃超声，震摇直至溶解。

0.9%盐溶液：称取 9 g NaCl，置 1L 容量瓶中。加入 100 ml D_2O，H_2O 定容。充分震摇直至溶解。

尿样：由于尿液可能有细菌等污染物，所以在冰浴上或冰箱内（-2~2℃）将尿液收集到含 NaN_3（终浓度 0.05%，W/V）试管中，然后-40℃中保存。

血样：全血加到含肝素锂试管中得到血浆，全血在冰浴上自然凝固后离心，得到血清。不要使用 EDTA、柠檬酸盐和稳定剂等物质，以免产生 NMR 信号。全血采集后应在 30 min 内分离血细胞，4℃，1600 *g* 离心 15 min，-40℃中保存。

2. 用乙腈从组织中提取极性代谢物

（1）准备好冰冷溶剂。

（2）称重完整冻存的组织，然后用乙腈-水（50∶50，V/V）匀浆，用量为每克组织 5 ml。4℃，12 000 *g* 条件下离心 10 min。

（3）收集上清液，冻干，-80℃保存。

组织样品：组织采集后迅速在液氮中冷冻，从而立即终止酶促反应或化学反应。样品在-80℃中保存。通常样品量为 100 mg（湿重），最少 20 mg。

3. 用高氯酸从组织中提取极性代谢物

（1）称重冻存的组织，在液氮冷却的研钵中研磨。按照每克组织 5 ml 的量加入 6%冰冷的高氯酸，继续研磨直到酸和样品完全混合，随后在研钵中自然融化。此外，也可称重冷冻组织，在冰冷溶液中直接用匀浆机匀浆。

（2）涡旋样品，冰上放置 10 min。

（3）4℃，12 000 *g* 条件下离心 10 min。

（4）将 2 mol/L K_2CO_3 溶液缓慢加到上清液中，调节 pH 到 7.4，冰浴上静置 30 min 以沉淀高氯酸钾盐。

（5）如有必要，测定并调节 pH，然后离心样品，冻干上清液，-80℃保存。

4. 用甲醇/氯仿/水混合溶剂从组织中提取极性代谢物与亲脂性代谢物

（1）制备冰冷溶剂：甲醇、氯仿、水。

（2）称取完整冻存组织，置于玻璃小瓶中。

（3）每克组织加入 4 ml 甲醇和 0.85 ml 水，匀浆，涡旋，按照每克组织 2 ml 量加入氯仿，再次涡旋。

（4）每克组织加入 2 ml 氯仿和 2 ml 水，涡旋。

（5）样品在冰浴或冰箱中放置 15 min。4℃，1000 *g* 条件下离心 15 min。此时，样品出现分层，上层为含有极性代谢物的甲醇/水相，下层为含有脂溶性化合物的氯仿层，两层间为蛋白质和细胞碎屑。

（6）将样品的上层和下层分别转移到不同的玻璃小瓶中，真空离心浓缩机或氮气中挥干溶剂。水相提取物保存在-80℃中，脂相置于可减少氧化作用的氘化有机溶剂中（见 2B），保存在冰箱中，但最好不超过 NMR 数据采集前 2~3 天。

（7）按“NMR 组织提取物处理”进行。

（二）NMR 组织提取物处理

1. 亲水或水溶性代谢物的制备

（1）NMR 采集前，将极性组织提取物再次分散在 580 μl NMR 缓冲液（D_2O 配制的 100 mmol/L 磷酸钠缓冲液，pH7.4，含 0.1~0.5 mmol/L TSP 及可选择的 0.2% NaN_3）或 TSP 作为化学位移参比的 D_2O 中。

（2）涡旋样品，12 000 *g* 离心 5 min。

（3）将 550 μl 上清液转移到核磁管中，按“NMR 数据采集和处理”进行。

2. 亲脂性提取物或脂质代谢物的制备

（1）将亲脂性组织提取物再次混悬在 580 μl 氘化 NMR 溶剂中（0.03%TMS 的 $CDCl_3$：CD_3OD=2：1），涡旋。手动进行 NMR 试验时，该法可行。自动进行 NMR 试验时，亲脂性组织提取物再次混悬在仅含 0.03%TMS 的 580 μl 氘化 $CDCl_3$ 中对于锁定和匀场是可行的。

（2）1000 *g* 离心 5 min 后，将 550 μl 上清液转移到核磁管中，按“NMR 数据采集和处理”进行。

（三）NMR 数据采集和处理

1. 温度设为 300 K（有些血浆分析温度可以设定高些）。

2. 将样品装入探头，充分平衡。

3. 使用代表性样品（可以为质控样品）①调谐和匹配探头；②将 RF 载频补偿值设定为水的共振，测定水饱和功率。激发雕刻中，调整整形脉冲的功率；③测定既定功率值时 90°脉冲宽度；④如有必要，再次调整水峰压制频率补偿；⑤这些设置提交到 NMR 试验中。

4. 不同的样品选择不同的试验 尿样采用 1D NOESY 预饱和，血浆和血清样品采用 1D NOESY 预饱和与 CPMG 预饱和（也可采用 J 分解谱和扩散加权），提取物采用单脉冲序列或 1D NOESY 预饱和或 CPMG 预饱和。通常，1D 谱采用 0.3～1 Hz 谱线增宽及 2 倍补零来获得 64K 频率域数据点。

二、基于 GC-MS 的代谢组学分析标准操作规程

（一）血浆代谢指纹

1. 血浆制备

（1）采集新鲜血液，置于 EDTA 抗凝试管中，4℃，1000 *g* 条件下离心 10 min。可以使用柠檬酸作为抗凝剂，缺点是无法检测内源性柠檬酸。

（2）收集上清，每 100 μl 为一份，-80℃保存。

（3）下一步操作前，血样需融化，涡旋混合，0.22 μm 滤膜滤过。血样融化不得超过 2 次。

2. 血浆去蛋白

（1）在冰浴上将 40 μl 血浆加到 650 μl 离心管中，加入 120 μl 冰冷乙腈，涡旋混合 2 min，静置 5 min。乙腈和血浆的比例要在 3∶1，以保证充分去除蛋白。

（2）4℃，15 400 *g* 条件下离心 10 min。

（3）将 100 μl 上清移至 GC 小瓶的 200 μl 内衬管中，30℃挥干。

3. 甲氧基化

（1）将 10 μl 吡啶配置的 O-甲基羟胺盐酸盐溶液（15 mg/ml）加到每一 GC 小瓶内衬管中，充分混合 1 min。

（2）样品超声 3 次，每次 10 s，涡旋 2 min。

（3）GC 小瓶盖上铝箔盖，黑暗处，室温下放置 16 h。小瓶内溶液应为澄清，不得含有固体混悬物。样品如不能立即分析，应置于暗处，不得放入冰箱内，因为湿气可以水解甲氧基化的样品。

4. 衍生化

（1）将 10 μl 含 1%三甲基氯硅烷（催化剂）的双（三甲基硅烷基）三氟乙酰胺加到每一样品管中，涡旋 5 min。

（2）GC 小瓶置 70℃烘箱中 1 h，进行硅烷化反应。

（3）将 100 μl 含 10 ppm 的硬脂酸甲酯（内标）的庚烷加到每一 GC 小瓶中，GC 分析前，涡旋 2 min。

（二）尿样代谢指纹

1. 尿样制备

（1）室温下溶解冰冻的尿样。

（2）将 30 单位脲酶（50 μl）加到 200 μl 尿液中，而后在 37℃下孵育 30 min 以降解和去除过量的尿素。

（3）800 μl 甲醇加到尿样中，沉淀脲酶及其他蛋白，加入 10 μl 十五酸（6 mg/ml）作为内标。

（4）涡旋混合 5 min，4℃，15 400 *g* 条件下离心 10 min。

（5）将 200 μl 上清移至 GC 小瓶中，30℃挥干。

2. 甲氧基化

（1）将 30 μl 吡啶配置的 O-甲基羟胺盐酸盐溶液（15 mg/ml）加到每一 GC 小瓶内衬管中，充分混合 10 min。

（2）样品超声 3 次，每次 10 s，涡旋 2 min。

（3）GC 小瓶盖上铝箔盖，黑暗处，室温下放置 16 h。小瓶内溶液应为澄清，不得含有固体混悬物。样品如不能立即分析，应置于暗处，不得放入冰箱内，因为湿气可以水解甲氧基化的样品。

3. 衍生化

（1）将 30 μl 含 1%三甲基氯硅烷（催化剂）的双（三甲基硅烷基）三氟乙酰胺加到每一样品管中，涡旋 5 min。

（2）GC 小瓶置 70℃烘箱中 1 h，进行硅烷化反应。

（3）将庚烷加到每一 GC 小瓶中，GC 分析前，涡旋 10 min。

（三）GC-MS 分析

1. 将 1 μl（无分流）或 2 μl（分流比 1∶10）衍生化尿样或血样注入 GC-MS 中。

2. 将载气氦气流速设为 1 ml/min，进样口温度设为 250℃。

3. 程序升温：柱温 50℃，维持 1 min，而后 3. 3℃/min 升到 340℃。

4. 检测器传输线、捕获和进气温度分别为 280℃、200℃和 60℃。

5. 电子电离源设定为−70 eV。

6. 质谱扫描范围为 50~650 *m/z*。

（四）数据分析

1. 数据前处理

（1）每张总离子流图以 TXT 格式输入到 Excel 或 ASC Ⅱ 中。最终文件格式需能用 Matlab 软件打开。

（2）每个样品一列，每个质谱信号一行，得到数据矩阵。

（3）去掉每张色谱图初始和结束时的零信号，使得每个样品/列有相同数据点。

（4）使用 MassTransit 软件将质谱文件输入到 Matlab 中。

（5）数据矩阵先进行基线校正，而后比较质谱数据点进行多次校准，最后除以内标峰进行归一化。

2. 多变量统计工具

（1）将色谱数据矩阵输入到 Matlab 或 Simca 软件中进行多变量数据分析，如主成分分析（PCA）、主最小二乘判别分析（PLS-DA）和正交偏最小方差判别分析（OPLS-DA）。

（2）样品簇按照研究问题和化学计量学充分验证后，鉴别信号作为一个变量。

3. 代谢物鉴别　通过标准数据库和网络平台，以及加入的标准物质来鉴别代谢物。

三、基于 LC-MS 的代谢组学分析标准操作规程

利用 LC-MS 进行代谢组学分析，根据分析对象的极性不同可以分为极性代谢产物和非极性代谢产物，因此样品采集的提取溶剂和分离色谱条件甚至源的选择都存在着差异，表 5-6 和表 5-7 总结了几种常用的提取溶剂，及推荐的色谱柱和流动相组成。

表 5-6　代谢组学研究常用的提取溶剂

提取溶剂	提取化合物类型
甲醇-水体系	极性化合物，如氨基酸、肉碱、嘌呤、嘧啶等
乙腈-水体系	极性化合物，如氨基酸、肉碱、嘌呤、嘧啶等
氯仿-甲醇-水体系	非极性化合物，经典的脂质提取方法，其上层溶液可以用于气相分析
二氯甲烷-甲醇-水体系	非极性化合物，脂质提取方法，毒性较氯仿小
甲基叔丁基醚-甲醇-水体系	非极性化合物，脂质提取方法，毒性较小，对不同类型的脂质化合物均有较好的提取效率

表 5-7　代谢组学分析常用的液相色谱柱及其适用范围

色谱柱	适合分析化合物	推荐流动相组成
直接进样（无色谱柱分析）	脂质、肉碱等	样品溶液或乙腈水混合溶液
反相离子对色谱柱	氨基酸	挥发性流动相，如乙腈、TDFHA、水体系
C8 色谱柱	脂质化合物，特别是三酰甘油等极性小的化合物	一般有机相中加入一定比例的异丙醇增强流动相的洗脱能力
C18 色谱柱	为液相分析常规色谱柱，适用于大多数的代谢物分析	根据样品的极性不同，选择合适的挥发性流动相。（注：嘌呤、嘧啶等化合物含量较高，有时可以采用 HPLC-UV 作为分析手段，流动相可以使用无机酸和盐）
HILIC 色谱柱	极性化合物的分析	乙腈和水，添加一定浓度的挥发性有机酸或盐

本部分以脂类化合物的分析作为代表介绍基于液相色谱-质谱技术的代谢组学分析实验方案。

（一）脂质对照品溶液的配制

脂质组学研究，特别是靶向代谢组学研究，针对脂质进行定量研究，这就需要大量的脂质对照品。目前脂质对照品供货量相对较全的是 Anvanti Polar Lipids 公司。对照品可以根据实际分析需要选择，一般采用的方式是不同类型的脂质化合物至少拥有一个对照品。内标通常采用内源性不含有的脂质或者是脂质的同位素内标，其中同位素内标价格昂贵。

采用对照品对照进行定量研究常见的思路有：

1. 校准曲线法　制备尽可能和生物样本相近的空白基质（比如在水中加入牛血清清蛋白），然后采用内源性含有的脂质化合物作为外标，内源性不含有的脂质化合物作为内标进行定量研究。这个方法类似于体内药代动力学研究的方法。优点是：可以构建标准曲线，计算脂质样品的浓度。缺点是：无论空白基质如何配置，都无法达到和实际生物样品一致，生物样品带来的基质效应难以消除。

2. 一点法校正　多采用生物样品处理后加入内源性不含有的脂质化合物作为随性的对照品，用一点法校正样品的浓度。优点是：因为在每份样品上都独立加入了随性的对照品，每份样品利用随性的对照品计算浓度，可以尽可能的消除基质效应的干扰。缺点是：缺乏标准曲线进行校正，生物样品提取后再加标则无法考量样品的提取过程的影响。

3. 一点法改进　为了消除样品在前处理过程中的差异，可以采用前处理加入内标，用于对所有的样品进行归一化。前处理后再加入同位素对照品进行外标计算的方法。

但是，无论是采用什么加入方式，对于定量研究而言，其准确性常无法和体内药物分析相媲美，如何使得分析更加准确，更具有靶向性，是代谢组学定量研究的一个重点和难点。

（二）样品的处理

脂质化合物的提取目前主要采用：氯仿-甲醇-水混合溶液作为提取溶剂；也可以使用二氯甲烷代替氯仿，或者使用甲基叔丁基醚-甲醇-水混合体系提取，针对不同的生物样品，血清，血浆，组织其处理方法常存在一些细小的差异，主要是组织样品需要进行匀浆处理。这里以氯仿-甲醇-水混合体系提取法进行介绍。

1. 液态生物样本的前处理（血清及血浆）

（1）将液态生物样本与等比例生理盐水稀释，涡旋混合 1 min。

（2）加入 5 倍量以上的氯仿甲醇混合溶液（体积比为 2∶1），涡旋混合 2min，然后静止 30min。

（3）离心（离心力应大于 5000g，离心 5 分钟）。

（4）收集下层提取液，即得。

2. 固态生物样本的前处理（组织）　组织样品进行分析前需要匀浆，匀浆液目前有两种：①极性匀浆液，如：0.25 mol/L 蔗糖（M=342.3 g/mol）、25 mol/L KCl（M=74.56 g/mol）、50mmol/L Tris（M=121.14 g/mol）、0.5 mmol/L EDTA-4Na（M=416.2 g/mol），pH7.4，组织∶匀浆液=1∶10；②非极性匀浆液，比如采用氯仿-甲醇（2∶1）匀浆，然后再采用水将匀浆液中的极性物质反萃出来，收集有机层。两种匀浆液，极性匀浆液不可以离心，吸取的是混悬液，然后采用液态生物样品处理方法对样品进行处理；非极性匀浆液，实际上是将提取和匀浆两步骤结合，所以离心后，吸取下层溶液即可。

注意事项：上述前处理步骤，均省略了内标的加入步骤，实际样品处理的时候还需要加入内标，在不同的实验中，根据实验目的和方法的不同，研究人员可以合理地安排内标的加入时机和量。

（三）仪器分析

如果脂质组学分析采用高分辨质谱，那么仪器分析一般会分为两类方法：如果进行定量分析，靶向定量分析脂质化合物的时候，仪器只采集一级高分辨数据（LC-HRMS）；如果进行脂质化合物结构鉴定，则采用多级质谱分析则采用多级质谱分析（LC-HRMS/MS^n）。随着仪器的发展，现在仪器已经可以同时进行这两部分工作，但是仪器工作内容越多，效率往往会更低，为了更好地获得想要的数据，在实际工作中可以将定性和定量两部分工作分开。以下为较为通用的反相液相色谱-高分辨质谱联用分析条件。

1. 液相色谱条件

色谱柱：C18 或者 C8 色谱柱（根据需要选择粒径和长度，一般而言脂质化合物极性一般都较小，使用 C8 色谱柱较多）。

流动相组成：A 相：水溶液（含 2 mmol/L 醋酸胺和 0.1%甲酸）；B 相：乙腈：异丙醇（1∶1）=5∶3（含 2 mmol/L 醋酸铵和 0.1%甲酸）（脂类化合物极性较小，特别是 TG，所以通常有机相中会加入异丙醇增加洗脱能力，缓冲液的浓度和比例可以适当调整）。

流动相梯度：从 20%～40%的 B 相开始洗脱，然后较快的升高到 80%的 B 相，较慢的升到 100%B 相，并保持 100%B 相一段时间（因为 TG 保留时间靠后，一般梯度中 100%B 的洗脱时间都占到总洗脱时间的 50%以上）。

流速：根据色谱柱和源选择（ESI 源：0.2～0.4ml/min；APCI 源：0.5～1.0ml/min）。

柱温：一般设在 40℃以上（高的柱温，可以适当降低柱压）。

样品保存温度：10℃（有利于样品的稳定）。

备注：在使用的时候应该注意，正相色谱柱和反相色谱柱分离出峰不太一样，总体而言，正相色谱柱是根据脂质化合物的极性头分离的，容易将两类脂质化合物分开，反相色谱柱则主要是根据碳链的长短分离。

2. 一级高分辨质谱扫描参考设置

离子源：ESI 源或者 APCI 源（目前 ESI 源使用较为普遍）。

使用正离子或者负离子检测模式（根据需要检测的化合物决定检测模式），或者直接采用正负切换模式采集数据。

质量扫描范围：m/z 100～1200，扫描速率最好达到 3Hz。

3. 多级高分辨质谱参考设置　以 LTQ-Orbitap 为例。推荐参数：①扫描方式：一级质谱采用 Orbitrap 作为检测器，Full Scan 方式获得高分辨质谱数据；②扫描范围（*m/z*）：100～1200 u；③分辨率：60 000。MS^{n}采用 LTQ 作为检测器，通过数据依赖扫描（data dependent scan）的设定对最强和次强的离子进行碰撞诱导解离（CID），CID 隔离宽度为 2 Da，归一化碰撞能量为 35 %或 30%。可以选择确定的质荷比建立多级质谱数据采集的 parent mass list，也可以使用动态排除技术（dynamic exclusion）进行多级质谱的采集。动态排除技术参数设定推荐为：①重复次数（repeat count）：3；②重复时间（repeat duration）：色谱峰半峰宽；③排除列表最大容纳数（exclusion list size）：500；④排除时间（exclusion

duration)：色谱峰半峰宽。

（四）脂质化合物的浓度计算

如果采用标准曲线法，就是根据对照品峰面积和内标峰面积的比值为 Y 轴，对照品的浓度为 X 轴，构建校准曲线，将实际样品测得的化合物的峰面积除以内标峰面积，代入与之结构相似（常为同类型脂质化合物）的对照品的校准曲线中，计算得到脂质化合物的浓度。

采用一点法在数据计算时也是尽可能采用同一类型的脂质对照品进行计算。另外一点法进行计算时，还可以采用提取前加入的内标的方法进行归一化，以减少提取的批间差异。

组织样品计算的时候，还需要考虑采用蛋白含量进行归一化。

参 考 文 献

[1] Erdman Jr JW, MacDonald IA, Zeisel SH. Present Knowledge in Nutrition (10th edition). USA: Wiley-Blackwell, 2012.

[2] Nicholson JK, Lindon JC, Holmes E. 'Metabonomics': understanding the metabolic responses of living systems to pathophysiological stimuli via multivariate statistical analysis of biological NMR spectroscopic data. Xenobiotica, 1999, 29 (11): 1181-1189.

[3] Fiehn O. Metabolomics-the link between genotypes and phenotypes. Plant Mol Biol, 2002, 48 (1-2): 155-171.

[4] Nicholson JK, Connelly J, Lindon JC, et al. Metabonomics: a platform for studying drug toxicity and gene function. Nat Rev Drug Discov, 2002, 1 (2): 153-161.

[5] Brennan L. Metabolomics in nutrition research: current status and perspectives. Biochem Soc Trans, 2013, 41 (2): 670-673.

[6] Sumner LW, Amberg A, Barrett D, et al. Proposed minimum reporting standards for chemical analysis Chemical Analysis Working Group (CAWG) Metabolomics Standards Initiative (MSI). Metabolomics, 2007, 3 (3): 211-221.

[7] Vernocchi P, Vannini L, Gottardi D, et al. Integration of datasets from different analytical techniques to assess the impact of nutrition on human metabolome. Front Cell Infect Microbiol. 2012, 2: 156.

[8] Scalbert A, Brennan L, Fiehn O, et al. Mass-spectrometry-based metabolomics: limitations and recommendations for future progress with particular focus on nutrition research. Metabolomics, 2009, 5 (4): 435-458.

[9] Lindon JC, Holmes E, Nicholson JK. Metabonomics techniques and applications to pharmaceutical research & development. Pharm Res, 2006, 23 (6): 1075-1088.

[10] Gonzalez E, van Liempd S, Conde-Vancells J, et al. Serum UPLC-MS/MS metabolic profiling in an experimental model for acute-liver injury reveals potential biomarkers for hepatotoxicity. Metabolomics, 2012, 8 (6): 997-1011.

[11] Arnaudguilhem C, Bierla K, Ouerdane L, et al. Selenium metabolomics in yeast using complementary reversed-phase/hydrophilic ion interaction (HILIC) liquid chromatography-electrospray hybrid quadrupole trap/Orbitrap mass spectrometry. Anal Chim Acta, 2012, 757: 26-38.

[12] Stulten D, Lamshoft M, Zuhlke S, et al. Isolation and characterization of a new human urinary metabolite of diclofenac applying LC-NMR-MS and high-resolution mass analyses. J Pharm Biomed Anal, 2008, 47 (2): 371-376.

[13] Ramautar R, Somsen GW, de Jong GJ. CE-MS for metabolomics: developments and applications in the period 2010-2012. Electrophoresis, 2013, 34 (1): 86-98.

[14] Brown SC, Kruppa G, Dasseux JL. Metabolomics applications of FT-ICR mass spectrometry. Mass Spectrom Rev, 2005, 24 (2): 223-231.

[15] Atreya HS. Isotope labeling in biomolecular NMR. USA: Springer, 2012.

[16] Stella C, Beckwith-Hall B, Cloarec O, et al. Susceptibility of human metabolic phenotypes to dietary modulation. J Proteome Res, 2006, 5 (10): 2780-2788.

[17] Solanky KS, Bailey NJ, Beckwith-Hall BM, et al. Application of biofluid 1H nuclear magnetic resonance-based metabonomic techniques for the analysis of the biochemical effects of dietary isoflavones on human plasma profile. Anal Biochem, 2003, 323 (2): 197-204.

[18] Solanky KS, Bailey NJ, Beckwith-Hall BM, et al. Biofluid 1H NMR-based metabonomic techniques in nutrition research-metabolic effects of dietary isoflavones in humans. J Nutr Biochem, 2005, 16 (4): 236-244.

[19] Wang Y, Tang H, Nicholson JK, et al. A metabonomic strategy for the detection of the metabolic effects of chamomile (Matricaria recutita L.) ingestion. J Agric Food Chem, 2005, 53 (2): 191-196.

[20] Daykin CA, Van Duynhoven JP, Groenewegen A, et al. Nuclear magnetic resonance spectroscopic based studies of the metabolism of black tea polyphenols in humans. J Agric Food Chem, 2005, 53 (5): 1428-1434.

[21] Llorach R, Urpi-Sarda M, Jauregui O, et al. An LC-MS-based metabolomics approach for exploring urinary metabolome modifications after cocoa consumption. J Proteome Res, 2009, 8 (11): 5060-5068.

[22] Llorach R, Garrido I, Monagas M, et al. Metabolomics study of human urinary metabolome modifications after intake of almond (Prunus dulcis (Mill.) D. A. Webb) skin polyphenols. J Proteome Res, 2010, 9 (11): 5859-5867.

[23] van Velzen EJ, Westerhuis JA, van Duynhoven JP, et al. Phenotyping tea consumers by nutrikinetic analysis of polyphenolic end-metabolites. J Proteome Res, 2009, 8 (7): 3317-3330.

[24] Edmands WM, Beckonert OP, Stella C, et al. Identification of human urinary biomarkers of cruciferous vegetable consumption by metabonomic profiling. J Proteome Res, 2011, 10 (10): 4513-4521.

[25] Walsh MC, Brennan L, Pujos-Guillot E, et al. Influence of acute phytochemical intake on human urinary metabolomic profiles. Am J Clin Nutr, 2007, 86 (6): 1687-1693.

[26] Ndagijimana M, Laghi L, Vitali B, et la. Effect of a synbiotic food consumption on human gut metabolic profiles evaluated by (1) H Nuclear Magnetic Resonance spectroscopy. Int J Food Microbiol, 2009, 134 (1-2): 147-153.

[27] Bertram HC, Hoppe C, Petersen BO, et al. An NMR-based metabonomic investigation on effects of milk and meat protein diets given to 8-year-old boys. Br J Nutr, 2007, 97 (4): 758-763.

[28] Jiang Z, Liang Q, Wang Y, et al. Metabonomic study on women of reproductive age treated with nutritional intervention: screening potential biomarkers related to neural tube defects occurrence. Biomed Chromatogr, 201, 25 (7): 767-774.

[29] Jacobs DM, Deltimple N, van Velzen E, et al. (1) H NMR metabolite profiling of feces as a tool to assess the impact of nutrition on the human microbiome. NMR Biomed, 2008, 21 (6): 615-626.

[30] van Dorsten FA, Grun CH, van Velzen EJ, et al. The metabolic fate of red wine and grape juice polyphenols in humans assessed by metabolomics. Mol Nutr Food Res, 2010, 54 (7): 897-908.

[31] van Velzen EJ, Westerhuis JA, van Duynhoven JP, et al. Multilevel data analysis of a crossover designed human nutritional intervention study. J Proteome Res, 2008, 7 (10): 4483-4491.

[32] Tulipani S, Llorach R, Jauregui O, et al. Metabolomics unveils urinary changes in subjects with metabolic syndrome following 12-week nut consumption. J Proteome Res, 2011, 10 (11): 5047-5058.

[33] Llorach R, Urpi-Sarda M, Tulipani S, et al. Metabolomic fingerprint in patients at high risk of cardiovascular disease by cocoa intervention. Mol Nutr Food Res, 2013, 57 (6): 962-973.

[34] Moazzami AA, Zhang JX, Kamal-Eldin A, et al. Nuclear magnetic resonance-based metabolomics enable detection of the effects of a whole grain rye and rye bran diet on the metabolic profile of plasma in prostate cancer patients. J Nutr, 2011, 141 (12): 2126-2132.

[35] Van Dorsten FA, Daykin CA, Mulder TP, et al. Metabonomics approach to determine metabolic differences between green tea and black tea consumption. J Agric Food Chem, 2006, 54 (18): 6929-6938.

[36] Lloyd AJ, Fave G, Beckmann M, et al. Use of mass spectrometry fingerprinting to identify urinary metabolites after consumption of specific foods. Am J Clin Nutr, 2011, 94 (4): 981-991.

[37] Matsuzaki K, Kato H, Sakai R, et al. Transcriptomics and metabolomics of dietary leucine excess. J Nutr, 2005, 135 (6 Suppl): S1571-S1575.

[38] He Q, Kong X, Wu G, et al. Metabolomic analysis of the response of growing pigs to dietary L-arginine supplementation. Amino Acids, 2009, 37 (1): 199-208.

[39] Cross AJ, Major JM, Sinha R. Urinary biomarkers of meat consumption. Cancer Epidemiol Biomarkers Prev, 2011, 20 (6): 1107-1111.

[40] Llorach R, Garcia-Aloy M, Tulipani S, et al. Nutrimetabolomic strategies to develop new biomarkers of intake and health effects. J Agric Food Chem, 2012, 60 (36): 8797-8808.

[41] Puiggros F, Sola R, Blade C, et al. Nutritional biomarkers and foodomic methodologies for qualitative and quantitative analysis of bioactive ingredients in dietary intervention studies. J Chromatogr A, 2011, 1218 (42): 7399-7414.

[42] Beckmann M, Lloyd AJ, Haldar S, et al. Dietary exposure biomarker-lead discovery based on metabolomics analysis of urine samples. Proc Nutr Soc, 2013, 1: 1-10.

[43] Hedrick VE, Dietrich AM, Estabrooks PA, et al. Dietary biomarkers: advances, limitations and future directions. Nutr J, 2012, 11: 109.

[44] Solanky KS, Bailey NJ, Holmes E, et al. NMR-based metabonomic studies on the biochemical effects of epicatechin in the rat. J Agric Food Chem, 2003, 51 (14): 4139-4145.

[45] Daykin CA, Van Duynhoven JP, Groenewegen A, et al. Nuclear magnetic resonance spectroscopic based studies of the metabolism of black tea polyphenols in humans. J Agric Food Chem, 2005, 53 (5): 1428-1434.

[46] Van Dorsten FA, Daykin CA, Mulder TP, et al. Metabonomics approach to determine metabolic differences between green tea and black tea consumption. J Agric Food Chem, 2006, 54 (18): 6929-6938.

[47] Cavaliere B, De Nino A, Hayet F, et al. A metabolomic approach to the evaluation of the origin of extra vir-

gin olive oil: a convenient statistical treatment of mass spectrometric analytical data. J Agric Food Chem, 2007, 55 (4): 1454-1462.

[48] Pongsuwan W, Fukusaki E, Bamba T, et al. Prediction of Japanese green tea ranking by gas chromatography/mass spectrometry-based hydrophilic metabolite fingerprinting. J Agric Food Chem, 2007, 55 (2): 231-236.

[49] Woodcock T, Downey G, Kelly JD, et al. Geographical classification of honey samples by near-infrared spectroscopy: a feasibility study. J Agric Food Chem, 2007, 55 (22): 9128-9134.

[50] Griffin JL, Muller D, Woograsingh R, et al. Vitamin E deficiency and metabolic deficits in neuronal ceroid lipofuscinosis described by bioinformatics. Physiol Genomics, 2002, 11 (3): 195-203.

[51] Fardet A, Canlet C, Gottardi G, et al. Whole-grain and refined wheat flours show distinct metabolic profiles in rats as assessed by a 1H NMR-based metabonomic approach. J Nutr, 2007, 137 (4): 923-929.

[52] Simmons-Boyce JL, Purcell SL, Nelson CM, et al. Dietary Ascophyllum nodosum increases urinary excretion of tricarboxylic acid cycle intermediates in male Sprague-dawley rats. J Nutr, 2009, 139 (8): 1487-1494.

[53] Selman C, Kerrison ND, Cooray A, et al. Coordinated multitissue transcriptional and plasma metabonomic profiles following acute caloric restriction in mice. Physiol Genomics, 2006, 27 (3): 187-200.

[54] Wang Y, Lawler D, Larson B, et al. Metabonomic investigations of aging and caloric restriction in a life-long dog study. J Proteome Res, 2007, 6 (5): 1846-1854.

[55] Lenz EM, Bright J, Wilson ID, et al. A 1H NMR-based metabonomic study of urine and plasma samples obtained from healthy human subjects. J Pharm Biomed Anal, 2003, 33 (5): 1103-1115.

[56] Lenz EM, Bright J, Wilson ID, et al. Metabonomics, dietary influences and cultural differences: a 1H NMR-based study of urine samples obtained from healthy British and Swedish subjects. J Pharm Biomed Anal, 2004, 36 (4): 841-849.

[57] Dumas ME, Maibaum EC, Teague C, et al. Assessment of analytical reproducibility of 1H NMR spectroscopy based metabonomics for large-scale epidemiological research: the INTERMAP Study. Anal Chem, 2006, 78 (7): 2199-2208.

[58] Holmes E, Loo RL, Stamler J, et al. Human metabolic phenotype diversity and its association with diet and blood pressure. Nature, 2008, 453 (7193): 396-400.

[59] Zhang X, Wang Y, Hao F, et al. Human serum metabonomic analysis reveals progression axes for glucose intolerance and insulin resistance statuses. J Proteome Res, 2009, 8 (11): 5188-5195.

第六章 脂质组学

脂质组学作为代谢组学最重要的分支，最近几年成为国内外研究的一大热点。新技术、新方法的不断涌出，为研究生物体脂质代谢提供了良好的技术支持。脂质组学的研究对象为生物体内的所有脂质分子，并以此为依据推测其他与脂质作用的生物分子的变化，进而揭示脂质在各种生命活动中的重要作用机制。通过研究脂质提取物，可以获得脂质组（lipidome）的信息，它反映了在特定生理状态下脂质的整体变化。代谢物是生理活动中基因水平和蛋白质水平调控的终端体现，因此脂质组学通过与基因组学及蛋白质组学的相互结合相互补充，对生物现象进行不同层次的分析，加深对生命本质的了解。现已有许多专家学者将脂质组学结合一种或多种其他组学方法对同一生命现象进行综合分析，并取得了相当显著的成果。

第一节 脂质的分类与生物功能

脂质是生物体内一类重要的化合物，是极易溶于氯仿、乙醚和丙酮等非极性有机溶剂，难溶于水且在化学结构和组成上有很大差异的生物有机分子。应用最为广泛的分类是将脂质分为真脂和类脂两大类，其中真脂是指三酰甘油，而类脂则具体分为胆固醇、磷脂、鞘脂、糖脂、脂肪酸及胆固酯等。若在细胞中则根据脂质分子的极性可大体分为极性脂质（磷脂类、糖脂类和鞘脂类）和非极性脂质（胆固醇、三酰甘油和胆固醇酯）。

1976 年的系统命名法采用由国际应用化学联合会和国际生物化学与分子生物联合会（IUPAC-IUBMB）的生物化学命名委员会提出的规定，Lipid Metabolites and Pathways Strategy（LIPID MAPS）项目严格按照此规定对脂质类化合物进行系统命名。系统命名法具有如下特征：

1. 用前缀“O-”代表烷基醚，例如 PC［O-16：0/18：1（9z）］；用前缀“P-”代表（1Z）-烯基醚（中性缩醛磷脂），例如 PC［P-16：0/18：1（9Z）］。此规则适用于甘油脂类、甘油磷脂类等。当甘油脂类的总体组成已知，但脂肪酸侧链的区域选择性与立体化学未知时，采用诸如 TG（52：1），DG（34：2）的简写，括号内数字表示所有脂肪酸侧链的总碳数与总双键数。

2. 依照 IUPAC-IUBMB 规定中附录 A 与附录 B 的内容定义脂肪酸与脂酰链（甲酰基、乙酰基、丙酰基及丁酰基等）的名称。

3. 鞘磷脂类的核心结构为二氢鞘氨醇（Sphinganine）与鞘氨醇（Sphing-4-mine）时，系统命名法名称不用对核心结构列出具体构型，例如鞘氨醇包含 D-赤式结构、（2S，3R）

立体异构与4E几何异构，以鞘氨醇为核心结构的鞘磷脂命名时可直接书写“鞘氨醇”即可。对于非（2S，3R）立体构型的核心结构，则按照完整系统命名进行定义，例如2R-氨基-1, 3R-十八烷二醇。

5. 对于脂质的聚糖部分采用简写方式，糖残基采用IUPAC的标准简称，包括异头碳的位次与立体化学，且省略了括号。此系统亦被功能糖组学协会推荐。

6. 采用*Z*/*E*命名法定义双键的几何构型，而非顺/反命名法。

7. “lyso”表示甘油脂类与甘油磷脂类丢失脂肪酸酯基团（Radyl，RCO-），不用于系统命名法，但可用作同义词。

8. 采用*R*/*S*命名法定义立体化学，而非α/β或*D*/*L*命名法。特例为甘油（*sn*）与甾醇核心结构的取代基与糖残基的异头碳，均严格采用α/β格式。

9. 对于有一个或两个脂肪酸酯侧链的甘油磷脂类，采用简写以指代其类别，结构用“头部基团（*sn*1/*sn*2）”的格式来表示，例如PC［16：0/I 8：1（9Z）］。默认状态下，甘油的C2原子为R立体构型，在*sn*3位置连接头部基团。对于有1~3个脂肪酸酯侧链的甘油酯类，亦采用简写以指代类别（甘油单酯、甘油二酯、甘油三酯分别简写为MG，DG，TG），结构用“头部基团（*sn* 1/*sn* 2/*sn* 3）”的格式来表示，例如TG［16：0/18：（9Z）/16：0］。

10. 对于鞘磷脂类采用“d”与“t”命名法来简写，前者代表1, 3-二羟基与1, 3, 4-三羟基长链的基本结构。

11. 对于甘油酯类与甘油磷酸类采用立体特异性编号sn方法，甘油基团特征性地在sn1与/或sn2位置酞化或烷基化。特例为包含一个以上甘油基团的脂质与含有sn2与/或sn3位置修饰的古菌脂质。

2003年美国国立卫生研究院（NIH）启动的“脂质代谢途径研究计划”（LIPID MAPS）项目提出的脂质分类系统（The LIPID MAPS Lipid Classification System），又将脂质进一步具体细分为：脂肪酸类（fatty acids）、甘油糖脂类（glycerolipids）、甘油磷脂类（glycerophospholipids）、鞘脂类（sphingolipids）、固醇脂类（sterol lipids）、孕烯醇酮脂类（prenollipids）、糖脂类（sacchatolipids）和多聚乙烯类（polyketides）等八大类。这种分类方式的出现，同时又可将各大类细分为不同的亚类及亚亚类，对于新发现的脂质分子的区分将起到非常重要的指导作用。

脂质分子结构的多样性、复杂性不仅赋予了其多重的生物活性，而且对于维持机体的正常代谢发挥了其重要的生理功能。国际上已有大量关于脂质及其代谢与功能的研究。并且越来越多的证据表明，脂质不仅是生物膜的骨架成分和生物体的能量供应者，而且是维持机体生命活动的重要物质，与机体生命活动的关系主要表现在物质运输、能量代谢、信号识别与传递、细胞发育与分化、细胞凋亡以及代谢调控等。脂质代谢网络和功能调控的变化对生命体或细胞活动的生理性功能与病理性紊乱也具有重要的影响。脂质代谢紊乱，如胆固醇内稳态失调和脂肪酸过氧化等，可引起2型糖尿病、肥胖症、脂肪肝、动脉粥样硬化、阿尔茨海默症、冠心病、代谢综合征及肿瘤的发生等多种代谢相关疾病，严重危害了人类的健康。

第二节 脂质组学的历史与概念

20个世纪90年代末期，随着基因组学、转录组学和蛋白质组学等规模性、整体性、系统性“组学”概念的快速发展及功能基因组学研究的需要，对生物体或细胞内所有小分子代谢产物进行定性和定量分析为目标的代谢组学（metabonomics）应运而生。代谢组学逐渐兴起，但由于代谢物的多样性及复杂性，很难用一种手段将所有的代谢物一次检测清楚，因此部分学者根据代谢物的特异性对其进行分类研究，从而形成了一系列代谢组学的分支，作为其中最重要的代谢组学的分支之一，脂质组学（lipidomics）应运而生。通过研究脂质提取物，可以获得脂质组（lipidome）的信息，它反映了在特定生理状态下脂质的整体变化。代谢物是生理活动中基因水平和蛋白质水平调控的终端体现，因此脂质组学能与基因组学及蛋白质组学相互结合相互补充，对生物现象进行不同层次的分析，加深对生命本质的了解。2003年华盛顿大学医学部的Han等就正式提出了脂质组学的概念。脂质组学的研究类似于其他的“组学”，是利用规模性的技术方法，以所有脂类为研究对象，从系统水平上研究生物体内的所有脂质分子，并以此为依据推测其他与脂质作用的生物分子的变化，进而揭示脂质在各种生命活动中的重要作用机制，从而兴起了一门研究脂质代谢调控在各种生命现象中作用机制的新学科。脂质组学的研究逐渐受到了国内外科研学者的重视，先后成立了脂质组学的研究机构并设立了相应的科研项目，而且更加注重于联合型的规模性研究，重点体现在资源共享性和策略综合性。国内包括军事医学科学院、中国科学院、清华大学、浙江大学等单位都已经开展了脂质组学方面的研究。现已有许多学者将脂质组学结合一种或多种其他组学方法对同一生命现象进行综合研究，并取得了显著的成果。

脂质组学自提出至今，已经获得了迅猛的发展，并且出现了许多的研究分支，如：以细胞研究为主的细胞脂质组学（cellular lipidomics）、以计算机为辅助分析的计算脂质组学（computational lipidomics）、以脂质氧化研究为主的氧化脂质组学（oxidative lipidomics）、以类二十烷酸研究为主的二十烷酸脂质组学（eicosanomics）、以脂质手性目标为研究的靶向手性脂质组学（targeted chiral lipidomics）、以多不饱和脂肪酸转变成脂质调节介质为研究的调节介质脂质组学（mediator lipidomics）、以特定脂质之间及脂质和蛋白质之间相互作用为研究的功能脂质组学（functional lipidomics），以及神经脂质组学（neurolipidomics）等。

脂质组学的研究内容目前主要集中在分析鉴定脂质及其代谢物的、研究脂质功能与代谢调控及绘制脂质代谢途径及网络等三大方面。脂质及其代谢物分析鉴定方面，主要是通过改进脂质样品制备的方法和发展新的分析鉴定技术，特别是注重脂质样品制备技术与先进仪器设备如各种质谱仪的联合应用，实现脂质及其代谢物的分析鉴定。脂质功能与代谢调控，是利用脂质组学技术，结合基因组学、蛋白质组学等技术进行脂质功能与代谢调控研究并形成系统。大部分脂质功能与代谢调控的研究通常是在细胞水平或结合动物进行，通过基础的细胞及动物模型研究不同状态下脂质及其功能与代谢调控相关的关键蛋白质复合物的组成和动态变化规律，以及其相关关键蛋白质的功能调控和重要信号转导途径。通过结合临床疾病进行脂质功能与代谢调控研究，有助于阐明脂质的功能与代谢调控及其相关关键蛋白质在重大疾病发生发展中的作用。脂质代谢途径及网络研究则是在前两个方面工作积累的基础上，整合基因组学、蛋白质组学、代谢组学的研究结果，尝试建立不同条件下脂质的代谢途径，从而不断完善生命体复杂脂质代谢途径及网络研究的绘制。

脂质组学研究目标，不仅是要确定生命体、组织、细胞或亚细胞器中所有脂质的种类及其化学结构，更重要的是需要全面理解这些脂质的功能及其代谢的动态变化和调控，以及它们与其他生物大分子（如脂质-蛋白质相互作用）、基因表达调控、膜性结构组成，以及细胞信号转导、细胞之间、细胞与病原体、细胞乃至生命体与环境变化等的复杂关系，进而揭示生命体或细胞的脂质组代谢调控异常变化与许多重要疾病（如胆固醇、三酰甘油与心血管疾病、肥胖、脂肪肝、糖尿病及肿瘤等）的发生、发展之间的关系。

第二节 脂质组学的研究方法

脂质组学的研究流程通常包括脂质的提取、脂质的分离、脂质的分析及相关的生物信息学技术等几个部分。其具体的流程见图 6-1。脂质分析方法，包括薄层色谱法（TLC）、电喷雾电离质谱法（ESI-MS）、气相色谱质谱联用法（GC-MS）、高效液相色谱质谱联用（HPLC-MS）、超高效液相色谱质谱联用（UPLC-MS）、基质辅助激光解吸附电离飞行时间质谱法（MALDITOF-MS）、核磁共振法（NMR）及鸟枪法等。较先进的 ESI-MS 法能对脂质的分子种进行定性和定量分析，已经成为脂质分析的核心技术。

一、生物样品制备

（一）脂质的提取

脂质可从动物细胞、外周血和组织中提取出来。脂类提取方法主要包括传统的有机溶剂萃取法和一些新兴的技术，如微波辅助萃取（MAE）和超临界流体萃取（SFE）技术等，这些方法各有利弊。有机溶剂萃取主要包括 Folch 法，Bligh & Dyer 法和 Matyash 等人于 2008 年又提出了一种利用甲基叔丁基醚（MTBE）作为萃取剂进行提取的方法。

脂类物质在结构上分为极性的头部和非极性的尾部，故采用氯仿/甲醇混合液提取脂质，更能有效溶出样品中的脂类物质，此法亦为脂质提取的“金标准”即“folch or bligh and dyer recipes”法。

传统的方法是将氯仿/甲醇/水（1∶2∶0.8）加入细胞悬浮液，超声再离心，室温静置取氯仿层，氮气吹干，进样前采用流动相溶解干物待用。这种脂质提取方法，能够提出血浆、脑组织样品中的总脂。Folch 法主要采用氯仿和甲醇（2∶1，V/V）对样品中的脂类进行萃取，然后将含有脂类的有机溶剂与一定体积水混合，脂类成分和非脂类成分最终分布于混合溶液的不同层面，从而达到分离的效果。该方法最关键的因素就是三氯甲烷、甲醇与水的配比。脂质近年研究根据后续检测手段或为纯化特定成分，对此法进行了进一步的优化。Bligh & Dyer 法对 Folch 法所用有机溶剂的比例和萃取时间进行了调整，氯仿和甲醇体积比为 1∶2，结果表明该方法更适合于低脂含量且高水含量的样品。Holland 等发现加大

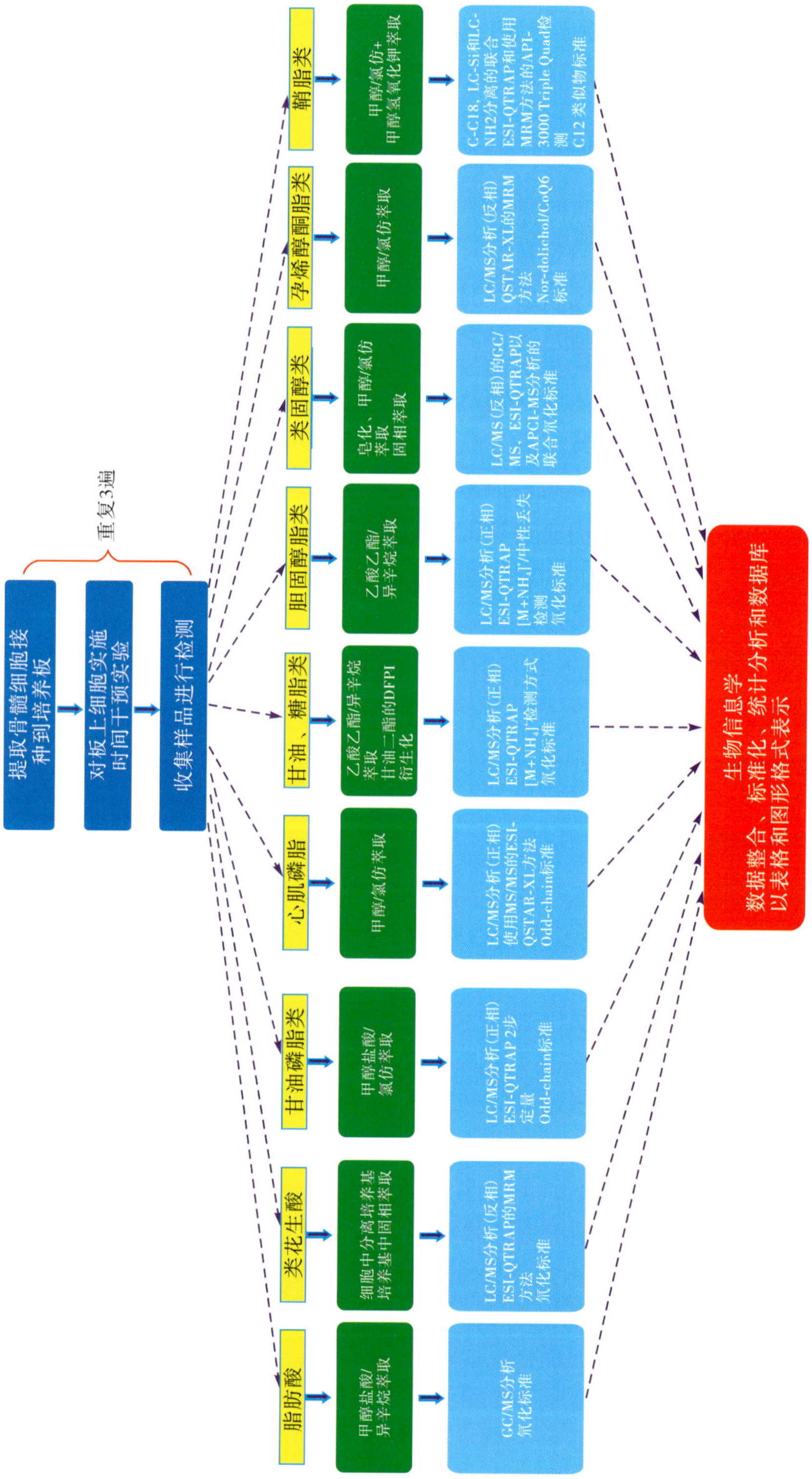

图6-1 脂质代谢组学通用分析流程

提取溶剂中甲醇的比例，可提高磷脂的回收率。MTBE 法与 Folch 法和 Bligh&Dyer 法不同之处在于选用 MTBE 代替了三氯甲烷最为萃取剂。因为 MTBE 密度较低，所以萃取完后脂类所在的 MTBE 层会在整个液体的上层，比起前面两种方法，这种方法简化了富集过程，降低了损失率，不溶于 MTBE 的杂质在容器底部形成小球，容易离心去除。结果表明，用 MTBE 提取比脂质提取的“金标准”效果更好。

对于只检测总脂中的部分脂质，固相萃取（SPE）是一个较好的方法。Persson 等建立了利用 C18 和硅胶柱分离萃取出肠液中的磷脂、胆汁酸、中性脂包括游离脂肪酸的样品制备方法。谭力等采用硅胶固相萃取柱萃取可以在短时间内连续处理较多数量的样品，操作简单，重复性好。

新兴的微波辅助萃取是一种利用微波加热来加速溶剂提取样品中目标萃取物的萃取过程。20 世纪 80 年代中期，Ganzler 等最早采用微波提取技术来分离种子、食物、饲料或土壤中脂类。后来经过一些改进，即现在的微波辅助萃取。该技术可以对脂类进行快速而安全的提取，避免了大量有机溶剂的使用，并且不需要对样品进行脱水处理。但该技术使用的微波可以导致某些脂类氧化及脂肪酸成分的变化。

超临界流体萃取是一种利用超临界流体作为溶剂的提取工艺，通常使用超临界 CO_2（S-CO_2）作为溶剂。用该方法提取样品中的脂类，有明显的优点：避免了大量有机溶剂的使用，无毒无污染；操作温度低，不容易对脂肪酸造成不利影响。采用 S-CO_2 对非极性脂类有很高的提取效率，但对在 S-CO_2 溶解性较差的极性脂类提取效率低。S-CO_2 的极性可以通过加入甲醇、乙醇或水来改变，从而提高对极性脂类的提取效率。另外，样品含水量也会大大影响脂类的提取效率。

（二）脂质的分离

脂质种类众多，提取后一般都需要利用色谱技术进行分离。色谱技术主要利用待分离的混合物在流动相和固定相之间的溶解性和亲和性不同的原理来实现混合物的分离。应用于脂质分离的色谱技术主要有薄层色谱（thin-layerchromatography，TLC）、气相色谱（gas chromatography，GC）、高效液相色谱（high performance liquid chromatography，HPLC）及固相萃取等。

最简单的脂质分离方法是 TLC，虽然灵敏度较低，但可以作为脂质预处理的快速分离方法，是过去应用最广泛的脂质分离技术。GC 具有较好的分离效率且相对较为经济，但其只能分析挥发性的有机化合物，对于不挥发性的脂质需要在分析前将其水解或衍生化。在实际分析中 GC 测定的是脂肪酸酯化物，故脂质中脂肪酸链的信息在测定过程无法获得，因而限制了其在测定复杂脂质分子上的进一步应用。HPLC 是目前最常用的脂质分离方法。在脂质分析中，既可用正相 HPLC（NPLC）也可用反相 HPLC（RPLC），其中以 NPLC 应有较多。HPLC 分离的不足之处在于分析时间相对较长，且样品在过柱过程中会有损失。超高效液相色谱（ultrahigh-performance liquid chromatograp，UPLC）等技术的应用，也极大地提高了脂质分离的效率。二维液相色谱技术（2D-LC）可以将 NPLC 与 RPLC 方法串联在一起，实现绝大部分的脂质的分离，其精确度虽然高，但过程繁琐、耗时。此外，对于特定的脂质组分分离，固相萃取是一种高效、快速的方法。

二、样品的分析鉴定

（一）薄层色谱法（TLC）

TLC 法是最早应用于脂质分析的色谱法，将固定相均匀地涂铺在具有光洁表面的玻璃、塑料或金属板上形成薄层，将待分离样品点于薄层板的一端，再选用不同的展开剂，在此薄层上对待分离样品进行分离的方法。按分离方向可以分为单向薄层层析和双向薄层层析；按分离展开次数可分为一步薄层层析和两步薄层层析；按固定相和移动相的极性差异可以分为正相薄层层析和反相薄层层析等。

1. 单向薄层层析（monodimensional thin-layer chromatography） 单向薄层层析，是在一个方向、一个薄层板上进行分离的一种分离方式。是将不同的中性脂质和极性脂质的混合物用一种或多种混合溶剂进行溶解，然后在薄层板上点样，再通过走样展开分别将各种不同的脂质分离开来。

一般采用正相层析薄层板的方法将磷脂和中性脂质进行分离，并且固定相要选用极性强的物质，如硅胶，但是如果分离的脂质极性比较强，可以通过在硅胶上键合 EDTA，从而增强其吸附能力。展开剂的选择则根据待分离物质极性差异大小来分别选择，极性强的物质选用强极性的展开剂，极性弱的物质选用弱极性的展开剂。同时也可以分别采用多种展开剂，极性由大到小。通过选用不同极性大小的固定相和多种溶剂系统的展开，不仅可以使磷脂和中性脂质分离开来，也可使极性相差不大的不同种磷脂分离开来。

如果选用硅胶铺板并键合了 EDTA 作为固定相，即为正相板（固定相的极性大于流动相），通过选用合适展开剂展开，极性越小的物质应走得越远。在一般显样图上，极性脂质靠近点样端，中性脂质则远离点样端。如果脂质混合生物样品，经过层析，非极性脂质或低极性的 5 种脂质脂质走在前端，分别为胆固醇酯、三酰甘油、二酰甘油、游离胆固醇及游离脂肪酸。而极性脂质则走在较后，分别是 7 种磷脂：鞘磷脂、磷脂酰乙醇胺、磷脂酰肌醇、磷脂酰丝氨酸、磷脂酰胆碱、心磷脂以及溶血磷脂酰胆碱。相反 EDTA 未键合硅胶板，如果只用 5 种展开剂则无法使心磷脂从磷脂酰乙醇胺中分离出来。可见，TLC 分离脂质的关键是样品极性、固定相极性和展开剂极性的相对大小。

TLC 分离法最主要的特征是快速、准确、低费用。而且此类方法的另一个优点是可以根据分离的需要分别选用两种不同的薄层层析系统对样品分离中的极性和非极性脂质进行分离，即采用两步薄层层析。但若分离的样品太多，且极性的相差很小，可选择性的溶剂不多，则分离效果就不会非常明显。

2. 双向薄层层析（two-dimensional thin-layer chromatography） 双向薄层层析，是先后两次从不同的方向在一个薄层板上进行展开的一种分离方式（一般为相互垂直的两个方向）。两次通过不同方向的展开，不仅可以相互分离为极性脂质与非极性脂质，而且还可以分离极性相差极小的不同种类的磷脂。

因为需要从两个方向层析样品，其分离效率和效果明显高于一维薄层层析，展开图一般呈斜线分布。两步层析，先是使用正相层析，使极性物质彼此间分离；然后再采用反向层析，分离非极性物质和极性相差较小的物质。因此，在层析板的左下部分，是极性物质，而右上部分为非极性物质，如甘油二酯、甘油三酯等。

磷脂的分离一般采用双向薄层层析。分离的方法有很多，其中一种是将银法薄层层析和反相层析两种方法相结合，并在同一薄层板上通过两个方向的展开对脂质进行分离。银法薄层层析，是在硅胶板上键合硝酸银，通过吸附键合作用使极性样品得以分离。而反相层析一般键合反相的吸附剂，如 C18，也可使十二烷浸透薄层板，通过相似相溶原理使非极性样品得以分离。

双向薄层层析方法具有技术简单、费时少、检测灵敏度高等优点，并通过在两次不同的固定相中展开，可使极性脂质得到更好的分离，因此，双向薄层层析在极性相近脂质的分离中有着不可替代的作用。但如何将正、反相板更好地固定于同一板上，并在展开时避免相互干扰，还有待改进。

3. 两步薄层层析法（two-step thin-layer chromatography） 两步薄层层析是两种极性不同的溶剂系统对样品进行分离的一种方式。采用强极性的溶剂展开强极性样品，弱极性的溶剂展开弱极性样品，或者采用极性相差不多的溶剂，分离极性相差不多的样品。

两步薄层层析分离方法，类似于一维薄层层析。根据待分离物质的理化性质，如极性、酸碱性等，利用吸附分配、相似相溶等原理，采用两种不同的溶剂系统，将样品中的各种脂质组分进行有效分离。如磷脂酸（PE、PA）、磷脂酰肌醇-4 磷酸（PI、PC、PIP）、磷脂酰肌醇-4, 5 二磷酸（PIP_2）等 6 种磷脂的分离，可先采用弱酸性混合溶剂展开，然后再使用弱碱性混合溶剂展开。利用相似相溶原理用酸性剂系统分离弱酸性磷脂，再利用酸碱反应原理用弱碱性溶剂系统分离强酸性磷脂，即可以使以上 6 种磷脂分离开来。6 种脂质的迁移距离顺序离点样点距离远近为：$PE>PA>PI>PC>PIP>PIP_2$。

对极性相近、但酸碱性差别较大的物质，如磷脂的不同亚类，两步薄层层析能够进行快速有效的分离，为不同磷脂的定性和定量分析提供了一种方便的方法。

4. 反相薄层层析（reverse-phase thin-layer chromatography） 是相对于正相薄层层析而言的。其所用的固定相极性小于流动相，一般采用的固定相为十八烷基键合相。其原理和方法与正相薄层层析相似。一般用来对非极性脂质的分离，对非极性脂质的分离有着较好的灵敏度和分离效果，但对于极性物质的分离效果较差。

5. 双板薄层层析（two-plate thin-layer chromatography） 是将样品先后在两个薄层层析板上展开，使样品中各种成分的脂质彼此分离的一种方法。

双板薄层层析的操作方法与双向薄层层析法相似。该方法是将极性结构接近的脂质（如氢化物和去氢化物）先用非极性的展开剂（如甲苯-乙酸乙酯）在极性板上（如硅胶）展开一定距离，再将含有斑点的薄层板切下，与另一个薄层板（一般为反相，如 C-18 等）相接，用极性溶剂（如丙酮-甲醇）展开，最终使待分离的组分彼此分离。

双板薄层层析法对于衍生物的分离，有较高的灵敏度，但是操作较前面的方法复杂。并且由于样品的移动，不利于样品和标准品之间的比较，如果样品种类较多，则不利于在两个板上进行层析。

各种脂质在TLC板上展开后，脂质的定量可采用薄层色谱扫描仪计算积分值，或将脂质的斑点刮下来，然后测定其含量。TLC法分为单向和双向两种。单向TLC能够同时分析几个样品，但很难将组分完全分开；双向TLC可将脂类各组分完全分开，但它1次只能分析1个样品。TLC法具有直观、快捷的优点，能快速分离脂质，而且价格比较便宜。尽管TLC技术的灵敏度能满足绝大多数脂质生物研究人员的要求，但常规层析方法并不适合用于小剂量生物样品脂质的分离和分析。同时，分离和测定相分离也使方法颇为复杂。为了提高分析效率，已经发展了一些将脂质分离和测定联合进行的技术，比如用气相色谱（GC）和高效液相色谱（HPLC）或GC-MS和HPLC-MS做进一步的分析。但TLC法需要的样品量大，测定的灵敏度和分辨率都很低。而且，由于TLC板上的斑点在切除过程中极易发生不饱和脂类氧化，因而破坏了部分脂类结构。另外，显色反应也容易受到样品杂质的干扰。最近，又开发出用密度计进行定量的高效薄层层析法（HPTLC），这种方法进一步提高了分离效率，但是目前实际应用还不多。

（二）电喷雾电离质谱法（ESI-MS）

电喷离子化法（ESI）是脂质组学分析中应用最多的软电离法。该方法是将含有分析物的洗脱液通过高电压的针尖喷射出来，带电的雾滴溶剂不断蒸发，最后分析物分子形成气相的离子。Fenn等最早将ESI技术应用于大量混合物的分析。根据分析方法不同，可将ESI-MS定量分析脂质的方法分为3类：ESI-MS直接定量法、ESI-MS/MS定量法及HPLC-ESI-MS定量法。

ESI-MS直接定量法是由Han和Gross建立的。该分析方法是将含有分析物的溶剂通过高电压的针尖喷出，带电的雾滴溶剂不断蒸发，最后分析物分子形成气相的离子。采用ESI-MS直接定量法前处理简单，灵敏度高，所需样品少，且用时较短，适用于绝大多数脂质的定量分析。ESI-MS直接定量法的不足之处在于难以分析丰度较低的脂质。另外，该分析方法须加入不挥发性的Li作为缓冲盐，容易导致离子源的污染，缩短质谱仪的使用寿命。Han等采用ESI-MS直接定量法分析了小鼠组织中三酰甘油酯（triacylglycerol）、神经酰胺（cera-mide）和鞘脂类（sphingolipid）的变化。基于ESI-MS直接定量法，Han等又开发出了其他的分析方法。

ESI-MS/MS定量法最早由Brügger等建立。该方法利用同一种类脂质在MS中经过碰撞诱导解离产生相同的特征子离子碎片，通过扫描这个特征子离子碎片的前体离子可以获得这类脂质的所有不同化合物的谱图。与ESI-MS直接定量法相比，该方法获得的谱图信息针对性强，分析相对简单，而且能消除ESI-MS直接定量法存在的基线噪音。其不足之处在于过分依赖碰撞能量的大小及被测脂质分子的结构。

HPLC-ESI-MS定量法是在脂质分析中引入液相色谱分离系统。该方法不仅弥补了传统HPLC法检测器灵敏度和选择性不够的缺点；同时又克服了ESI-MS直接定量法分析复杂样品时出现质量数重叠的脂质分子之间相互干扰，以及无法检测样品中低丰度脂质的问题。HPLC-ESI-MS定量法能够提供可靠、精确的相对分子质量及结构信息，具有高分辨率、高灵敏度和特异性等优点，并且不需要对样品进行衍生化处理，因而目前已成为脂质组学分析的一个强有力的工具。HPLC-ESI-MS 的不足之处在于分析时间相对较长，样品在过柱过程中会有部分损失。HPLC 有正相 HPLC（NPLC）和反相 HPLC（RPLC）。NPLC 依据不同种类磷脂的极性不同其在色谱柱中保留时间不一样，因而能将不同种类的磷脂分开。但是由于一个色谱峰中包含着一种磷脂的不同分子种，因而这种方法常会产生一定的拖尾现象。RPLC 是按脂肪酸链长短进行分离，由于磷脂分子的保留时间主要受脂酰链的长度和不饱和度影响，不同种类的脂质会发生严重重叠，从而导致“离子抑制”现象。在脂质分析中，采用 NPLC-ESI-MS 的分析方法较多。

（三）气相色谱质谱联用法（GC-MS）

质谱法的基本原理是将样品分子置于高真空（$<10^{-3}$Pa）的离子源中，使其受到高速电子流或强电场等作用，失去外层电子而生成分子离子，或化学键断裂生成各种碎片离子，经加速电场的作用形成离子束，进入质量分析器，再利用电场和磁场使其发生色散、聚焦，获得质谱图。根据质谱图提供的信息可进行有机物、无机物的定性、定量分析，复杂化合物的结构分析，同位素比的测定及固体表面的结构和组成等分析。

气相色谱法是一种以气体作为流动相的柱色谱分离分析方法，它可分为气-液色谱法和气-固色谱。作为一种分离和分析有机化合物有效方法，气相色谱法特别适合进行定量分析，但由于其主要采用对比未知组分的保留时间与相同条件下标准物质的保留时间的方法来定性，使得当处理复杂的样品时，气相色谱法很难给出准确可靠的鉴定结果。

气-质联用（GC-MS）法是将 GC 和 MS 通过接口连接起来，GC 将复杂混合物分离成单组分后进入 MS 进行分析检测。

气质联用仪是分析仪器中较早实现联用技术的仪器。自 1957 年 JCHolmes 和 FAMorrell 首次实现气相色谱和质谱的联用以后，这一技术得到了长足的发展。在所有的联用技术中 GC-MS 联用技术发展最为完善，应用最广泛。GC-MS 联用系统的一般由图 6-2 所示的各部分组成。

气相色谱仪分离样品中各组分，起着样品制备的作用；接口把气相色谱流出的各组分送入质谱仪进行检测，起着气相色谱和质谱之间适配器的作用；质谱仪对接口依次引入的各组分进行分析，成为气相色谱仪的检测器；计算机系统交互式地控制气相色谱、接口和质谱仪，进行数据采集和处理，是 GC-MS 的中央控制单元。

样品由一股气流（流动相，又称气相）携带通过一根长长的内壁涂有薄薄的一层液膜（液态固定相）的毛细柱。因为样品的不同组分与固定相的结合能力不同，因此在柱的末端混合物中的各个组分会逐个出来（洗脱）而达到分离的目的。

在一个简单的气相色谱装置中，这些被逐次洗脱出来的组分或者被某种火焰燃烧以便于检测（通用火焰离子化检测器），或者穿过某种其他的检测器后放入大气。在气相色谱中，这些组分在色谱图中是以峰的形式来记录。有关组分的信息通过测量色谱图中该组分峰的峰高和峰面积来确定。这些对应着检测到的组分量及该组分通过毛细柱的时间。色谱图上某个组分峰最高点对应的时间（以进样作为时间起点）称为保留时间。通常利用该组分的特定保留时间对其定性，但这种定性方式并不绝对准确，组分的确定经常会模糊或根

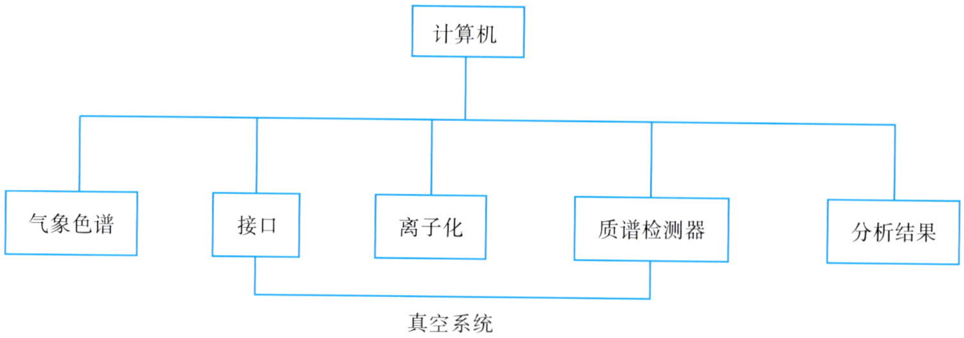

图 6-2 气相色谱质谱联用仪的组成示意

本无法识别该组分。

与气相色谱形成鲜明对比的是，质谱检测器对混合物的检测毫无办法。如果一个单独的组分进入质谱检测器，它的质谱图可以通过各种离子化检测方法而获得。确定了该物质的质谱图通常来说就可以准确的鉴别该物质为何物并可以确定它的分子结构。显然，如果是混合物质进入质谱检测器，所获得的质谱图就会是该混合物中所有组分谱图的总和。

气相色谱质谱联用（GC-MS）在分析检测和研究的许多领域中起着越来越重要的作用，特别是在许多有机化合物常规监测工作中成为一种必备的工具。如环保领域在检测许多有机污染物，特别是一些低浓度的有机化合物，如二噁英等的标准方法就规定用 GC-MS；药物研究、生产、质控及进出口的许多环节中都要用到 GC-MS；法庭科学中对燃烧、爆炸现场的调查，对各种案件现场的各种残留物的检测，如纤维、呕吐物、血迹等检验和鉴定，无一不用到 GC-MS；工业生产许多领域如石油、食品、化工等行业都离不开 GC-MS；甚至竞技体育运动中，用 GC-MS 进行的兴奋剂检测起着越来越重要的作用。GC-MS 分析方法常用于研究脂肪酸代谢，也用于研究血清中的脂肪酸成分、磷脂或胆固醇。只能分析挥发性的化合物，脂质多为不挥发性的化合物，在利用 GC-MS 检测前，需用磷脂酶将脂质水解，使之水解为游离脂肪酸、水溶性产物以及非极性成分。为提高水解产物的挥发性，在进行 GC-MS 分析前，可对水解产物进行甲硅烷基化或甲酯化。GC-MS 与 ESI-MS 比较，样品前处理较繁琐，且适合检测的分子量为小于 500Da，所以除检测脂肪酸外，大都选用 ESI-MS 作为分析方法。

（四）高效液相、超高效色谱飞行时间质谱联用（HPLC-TOF/MS，UPLC-TOF/MS）

高效液相色谱飞行时间质谱联用和超高效液相色谱飞行时间质谱联用（HPLC-TOF/MS，UPLC-TOF/MS）是分离脂质混合物的有效方法，此法可分离胆固醇酯类、甘油酯类、游离胆固醇、脑磷脂、磷脂酰肌醇、鞘磷脂和溶血磷脂胆碱。

高效液相色谱法是在经典色谱法的基础上，引用了气相色谱的理论，在技术上，流动相改为高压输送；色谱柱是以特殊的方法用小粒径的填料填充而成，从而使柱效大大高于经典液相色谱（每米塔板数可达几万或几十万）；同时柱后连有高灵敏度的检测器，可对流出物进行连续检测。

高效液相色谱按其固定相的性质可分为高效凝胶色谱、疏水性高效液相色谱、反相高效液相色谱、高效离子交换液相色谱、高效亲和液相色谱以及高效聚焦液相色谱等类型。用不同类型的高效液相色谱分离或分析各种化合物的原理基本上与相对应的普通液相层析的原理相似。其不同之处是高效液相色谱灵敏、快速、分辨率高、重复性好，且须在色谱仪中进行。根据分离机制的不同，高效液相色谱法可分为下述几种主要类型：

1. 液-液分配色谱法　此法及化学键合相色谱流动相和固定相都是液体。流动相与固定相之间应互不相溶（极性不同，避免固定液流失），有一个明显的分界面。当试样进入色谱柱，溶质在两相间进行分配。LLPC 与 GPC 有相似之处，即分离的顺序取决于 K，K 大的组分保留值大；但也有不同之处，GPC 中，流动相对 K 影响不大，LLPC 流动相对 K 影响较大。

（1）正相液-液分配色谱法（normal phase liquid chromatography）：流动相的极性小于固定液的极性。

（2）反相液-液分配色谱法（reverse phase liquid chromatography）：流动相的极性大于固定液的极性。

（3）液-液分配色谱法的缺点：尽管流动相与固定相的极性要求完全不同，但固定液在流动相中仍有微量溶解；流动相通过色谱柱时的机械冲击力，会造成固定液流失。20 世纪 70 年代末发展的化学键合固定相，可克服上述缺点。

2. 液-固色谱法　此法流动相为液体，固定相为吸附剂（如硅胶、氧化铝等）。这是根据物质吸附作用的不同来进行分离的。其作用机制是：当试样进入色谱柱时，溶质分子（X）和溶剂分子（S）对吸附剂表面活性中心发生竞争吸附（未进样时，所有的吸附剂活性中心吸附的是 S），可表示如下：Xm + nSa = Xa + nSm

式中：Xm：流动相中的溶质分子；Sa：固定相中的溶剂分子；Xa：固定相中的溶质分子；Sm：流动相中的溶剂分子。

当吸附竞争反应达平衡时：K = [Xa] [Sm] / [Xm] [Sa]（K 为吸附平衡常数）

3. 离子交换色谱法（ion-exchange chromatography）　IEC 是以离子交换剂作为固定相。IEC 是基于离子交换树脂上可电离的离子与流动相中具有相同电荷的溶质离子进行可逆交换，依据这些离子以交换剂具有不同的亲和力而将它们分离。

以阴离子交换剂为例，其交换过程可表示如下：

X-（溶剂中）+（树脂-R4N + Cl-）=（树脂-R4N + X-）+ Cl-（溶剂中）

当交换达平衡时：　KX = [-R4N+ X-] [Cl-] / [-R4N+Cl-] [X-]

分配系数为：　DX = [-R4N+ X-] / [X-] = KX [-R4N+Cl-] / [Cl-]

凡是在溶剂中能够电离的物质通常都可以用离子交换色谱法来进行分离。

因 UPLC-TOF/MS 的灵敏度更高，且所需样品量少，而越来越被广泛应用于脂质组学研究中。Pang 等利用 TOF-MS 分析糖尿病患者血浆样品，发现血浆中脑磷脂、磷酸卵磷脂、磷脂酰肌醇、磷脂酰丝氨酸、磷脂酰甘油、鞘磷脂和溶血磷脂胆碱等 7 大类磷脂在糖尿病和肾病患者不同分期阶段的变化规律。Laxman 等利用 UPLC-TOF/MS 检测高 HDLG 和低 HDLG 人群的血浆脂质代谢情况，发现 HDL 的成分和空间分布在两者见存在一定差异。基于 HPLC-MS 技术的脂质分析方法，不仅弥补了传统 HPLC 法检测器灵敏度和选择性不够的缺点，同时又克服了 ESI-MS 直接定量法分析复杂样品时出现质量数重叠的脂质分子之间相互干扰，以及无法检测样品中低丰度脂质的问题。LC-MS 法能够提供可靠、精确的相对分子质量及结构信息，具有高分辨率、高灵敏度和特异性等优点，并且不需要对样品进行衍生化处理，因而目前已成为脂质组学分析的一个强有力的工具。

（五）基质辅助激光解吸附电离飞行时间质谱法（MALDI-TOF-MS）

MALDI-TOF-MS 法已经成为脂质组学研究中比较成熟的分析方法，在组织切片的脂质分析中应用较多。MALDI-TOF-MS 法的基本原理是将组织切片混合或涂上固体基质，这样便会出现特殊的吸收峰。样品被送入真空室后，脉冲激光发射出能被基体吸收的相应波长的激光，样品吸收激光后迅速蒸发，蒸发的气体充满真空室，分析物（如脂质）也一同被蒸发。在整个过程中，脂质会带上 1 个电荷。然后在强电场作用下，脂质分子离子在短距离内迅速地加速。由于电场强度和电荷量相同，这些离子获得了完全相等的动能。由于不同质量的离子速度不同，经过飞行管到达 TOF 质量分析器的时间也不同，因此通过精确测定不同脂质离子到达 TOF 质量分析器的时间，就可以推算出各种脂质离子的 m/z。在实际应用中，可以通过将脉冲激光移动到组织的不同部位，重复以上过程，直到影像出整个脂质组。

（六）鸟枪法

鸟枪法脂质组学（shotgun lipidomics）是由 Han 等人基于 ESI 电离技术和三重四极杆质谱（triple quadrupole tandem mass spectrometry）联用开发的。三重四极杆质谱是串联了三个四极杆质量分析器的质谱仪。其中，第一个四级杆（Q1）和第三个四级杆（Q3）通常用于质量分离，而第二个四级杆（Q2）通常作为碰撞池进行碰撞活化诱导解离（collision-activated dissociation，CAD）碎裂。通过调节三个四级杆的功能，三重四极杆质谱可以实现子离子扫描、母离子扫描、中性丢失扫描、选择离子扫描和多反应监测等功能。由于同一类脂质在 CAD 过程中会具有共同的子离子碎片或中性质量丢失，所以可以根据脂质的质谱碎裂特性，利用串联三重四极杆特异性的扫描功能——母离子扫描和中性丢失扫描，实现不同脂质的特异性扫描和鉴定。此外，利用高特异性、高灵敏度的多反应监测扫描功能，还可以对特定的脂质分子进行扫描和定量。

其主要的技术路线包括：脂质提取、源内分离和选择性离子化，继之对各种脂分子进行多维质谱识别和分步定量以及数据处理等步骤。

1. 脂质提取　脂类提取法是由 Bligh & Dyer 建立的，通过酸、碱或中性等溶剂对生物样品中的脂类进行提取，尤其适用于细胞悬液或组织匀浆中脂类的提取，其主要缺点是对生物样品中含量丰度超过 2% 的脂类成分由于回收而造成的损失呈现明显低估，并且这种低估所导致的偏差随着脂类含量的增加表现得更加显著。其他脂类提取方法如 Floch 法等，更适用于对动物组织内总脂的提取和纯化。

2. 源内分离　基本原理是利用电喷雾离子源在高电势（通常为 4kV）的作用下，使样本中的生物大分子解离成带有不同电荷的离子，进一步历经类似于电泳的分离过程得到选择性的解析。由于不同的脂类分子具有不同的电离特性，所带电荷程度较大程度上依赖于其极性头簇的化学特征，因此通过源内分离可将脂类提取物中的脂质分子根据其内在携带电荷情况的不同得到初步分离，进而通过后续的分析步骤获得脂类生物样品中一系列脂质分子组成的质谱图。

3. 脂类分子的多维质谱辨识　质谱分析主要通过测量离子质荷比对待检物质进行定性分析。其基本过程是使样品中各组分在离子源的作用下发生电离，生成不同质荷比的正电性离子，在加速电场中形成离子束，再进入质量分析器中，利用电场和磁场在不同作用方向上产生的速度色散效应，使不同质荷比的离子在质谱图谱中得到有效的区分，从而确定其质量。多维质谱分析在工作模式类似于多维核磁共振波谱分析，以主要离子质谱作为第一维色谱，在此基础上通过测试设备对实验条件进行一系列渐进性改变，从而引入更多的维度。

4. 脂类分子的质谱定量　定量分析可进一步为脂类分子提供更有价值的信息。鉴于脂类分子种类繁多且元素组成比较接近，定量的过程通常需要经过两步完成。首先，选取脂类提取物中丰度高且质谱峰值不相重叠的分子成分在^{13}C 去同位素之后与预选的内参标准品相比，依据其比值对该类分子定量，随后重新在全部或部分已定量的分子种类中加上预选的内部标准作为新的参照，对其他丰度相对较低及质谱峰值互相重叠的脂类分子进行一维或多维的质谱示踪。通过消除背景噪音和滤除重叠的分子信号，两步定量过程可以使分析的线性测量范围得到极大的扩展。

5. 数据处理和信息学分析　基于多维质谱的鸟枪脂组学分析可以产生大量关于脂类分子质谱鉴定的片段信息，对这些结果的生物信息学处理还需要结合各种不同脂类的物理特征、化学性质和其他资料。在脂组学首创和领先的实验室中，以 EX-CEL 为基础的宏指令程序得到了较好的开发，已经比较成熟，表现出很强的实用性。此类程序可用于实现离子峰值选择、基线校正、质谱峰值比对、二步定量分析及数据输出等一系列功能。所得到的分析结果可以提交到多种生物信息学数据库中进行比对。

鸟枪法利用常规生物样本脂类提取方法，在有效源内分离基础上，根据脂类离子或碎片内在带电特性的不同，选择适当的多维阵列分析方法，以实现对目的脂质分子的定性及定量。源内分离、多维质谱和计算机分析的完美结合，已成为一种脂组学研究中最具代表性的分析技术。

（七）其他方法

其他高分辨质谱，如静电场轨道阱 Orbitrap、傅里叶变换离子回旋共振质谱（fourier transform-ion cyclotron resonance mass spectrometry，FT-ICR-MS）。nano ESI-FT/M S 是基于芯片技术的电喷雾傅立叶转换质谱（nano electrospray fourier transform/mass spectrum），用于脂质的快速分类、半定量、结构鉴定及脂质指纹图谱的建立。利用 NanoMate 芯片与高分辨率的傅立叶变换质谱 FT-MS 或 Orbitrap 技术可以在 1 min 内快速得到血浆和组织（植物、人类、细菌等）的粗提物中脂质的轮廓。由于可以精确获得待测物分子的质核比，因而也被广泛地应用于脂质组学的研究。核磁共振（NMR）法的灵敏度较低，仅限于对胆固醇（cholesterol）和磷脂酰胆碱（phosp-hatidylcholine，PC）等组织中含量较高的脂质的测定，多用于疾病检测。

三、生物信息学技术

脂质组学的发展，有赖于仪器和软件分析的同时，数据库的快速发展也为研究者们提供了更多的信息。这些数据库能够查询大部分的脂质物质结构、质谱信息、分类及实验设计、实验信息等，其功能也越来越完善。脂质组学数据库的建立无疑成为推动其自身的发展。最大的数据库 LIPID Maps，是在 2003 年由美国国立综合医学研究机构（national institute of general medical sciences，NIGMS）组织构建的。它包含了脂质分子的结构信息、质谱信息、分类信息、实验设计等。数据库中除了游离脂肪酸、胆固醇、甘油三酯、磷脂等 8000 余种单一脂质的结构信息外，还包括了 81 个大类、276 个亚类脂质化合物的结构信息。除此之外，不少国家和科研团队也建立了自己的数据库（脂质组学数据库如表 6-1 所示）。

表 6-1 脂质组学研究常用数据库

数据库名称	网址	内容
Lipid Maps	http://www.lipidmaps.org	10 000 多种脂质质谱信息、分类及实验设计
Lipid Bank	http://www.lipidmaps.org	7000 多种脂质分子的结构、分子信息
The European Lipidomics Initiative	http://www.lipidomiceps.net	脂类的结构信息、与蛋白质分子间的作用、生物活性脂类与疾病的关系
Cyber Lipids	http://www.cyberlipid.org	脂质性质描述与信息数据库
Sphingo Map	http://www.sphingolab.biology.gatech.edu	神经鞘磷脂生物合成路径
LMSAD	http://www.zju.edu.cn	脂质质谱分析数据库
Human Metabolome	http://www.hmdb.ca	脂质分类数据库、用于查找脂质化合物的分类
Lipid Monster DB	http://www.lipidmaps.org/tools	上百万中脂质的虚拟数库，包括 lipidmapstools 设计的脂质化合物分子

目前通过脂质质谱数据已经开发出多种用于脂质研究的软件。这些软件可以归纳为 3 类：①可以免费获得的软件；②开放的资源软件；③从商业公司购买的软件。

第①类中的软件有 LipidNavigator，可采用各种类型的原始脂质质谱数据库自动分析磷脂。另一个免费使用的软件是 TriglyAPCI，可以用来解析甘油三酯的 APCI-MS 图谱。第三个免费软件是 Brown 领导的位于 Nashville 的一个研究小组开发的，此软件可以对不同质谱和不同重复获得的数据进行统计学比较。第②类中的软件有 SECD（分析从色谱数据获得的谱图）和 LIMSA（脂质质谱分析）两个软件，可以进行基于正离子和负离子模式的数据分析，也可以进行基于 MS/MS 谱图的数据分析。第③类需要付费购买的软件有 LipidView™ 软件，由 AB MDS Sciex 开发，可对获得的电喷雾质谱数据进行处理，进而用于脂质分子表征和定量的数据处理工具。LipidView™ 软件通过在脂质碎片数据库中搜索母离子和碎片离子质量进行脂质分析，并可输出数字化的或图形化的报告，适用于各种脂质分子类型、脂质类别、脂肪酸和长链碱基的分析。

第四节　脂质组学的研究应用

脂质组学研究在脂质及其代谢物的系统研究、脂质功能与代谢调控研究及脂质代谢途径及网络研究取得快速进展的同时，在代谢疾病的检测、脂质生物标志物、药物靶点的鉴定以及新药的研发等方面都取得了重要的进展。

一、在现代医学药物研究中的应用

随着液相色谱质谱联用仪器的更新和技术的发展，为检测更多复杂脂质的分子结构提供更多的手段。脂质组学已逐渐被运用于新药开发和药物疗效评价上。脂质组学在医药研究中最基础的应用就是确定引起生物体病变，或在生物体疾病状态下表达异常的脂生物标志物，分析其在整个病变过程中的变化及与其他生物分子的相互作用，从整体上把握脂代谢紊乱在疾病发生发展中的地位，找到可能的发病机制。近年来，已有许多研究者通过脂质组学研究发现肥胖、糖尿病、阿尔茨海默病及癌症等均与脂代谢紊乱有一定关联。Han 等运用脂质组学方法，提出了糖尿病心肌病在发病学上的一种可能代谢紊乱机制。通过系统研究病原体的脂质组，还能有效地确定在宿主-病原体交互作用时起作用的脂质，进而找到相关的致病途径。Brügger 等通过使用质谱技术发现病毒富集二氢鞘磷脂（dihydrosphingomyelin），推断这类脂质在 HIV 复制循环中起关键作用。此外，脂质组学还能为病原体某些部位特殊功能的形成提供理论依据，研究生物体在正常状态和疾病状态下脂代谢的整体差异，识别疾病脂生物标志物，结合相关酶的研究，就有可能深入地研究代谢途径或致病机制，最终发展出有效的诊断和治疗手段。

二、在疾病诊断中的应用

脂质代谢紊乱与心脑血管的发生发展密切相关，近年来通过脂质组学检测糖尿病、高血压等患者的体内脂质代谢情况，探索疾病的脂质标志物，协助临床上的疾病防治。研究发现，高密度脂蛋白降低与冠心病的发生有关，Laxman 等采用 UPLC/Q-TOFMS（ESI^+）分析比较高 HDL-C 和低 HDL-C 人群的血浆脂质提取物，发现两组人群 HDL 的成分群存在差异，低 HDL-C 人群的甘油三酯升高，溶血卵磷脂和鞘磷脂降低，HDL 分子表面附有更多的甘油三酯。根据此研究发现，可探索溶血卵磷脂和鞘磷脂降低是否与冠心病相关。Chang 等研究发现 2 型糖尿病患者血浆脂质标志物可能为磷脂内的脑磷脂（PE）和溶血磷脂胆碱（lyso-PC）。Li 等采用 UPLC/MS 研究阿尔茨海默病（Alzheimer disease，AD）患者血浆脂质代谢情况，发现了其不同于正常组 9 种血浆脂质标志物，对这 9 种潜在生物标志物进行 LC/

MS/MS 分析，发现它们可能为 AD 发病早期的标志物。Gadomska 等以 64 例卵巢癌患者、27 例良性卵巢肿瘤患者和 44 例健康的年纪相符的女性为研究对象，检测其血清当中各种胆固醇及脂蛋白的含量变化。发现以载脂蛋白 AI（apoAI）和游离胆固醇（FC）为诊断指标排除卵巢瘤的正确率高达 95.5%，这个概率与癌症发展阶段、病人年纪或身体质量指数无关。此外，早有研究报道溶血磷脂酸在卵巢癌的诊断中表现出高度的敏感性和特异性，可作为早期诊断卵巢癌及术后随访的生物学指标。脂质组学能有效测定疾病时具有生物标记作用的脂质的动态变化，在疾病早期诊断及病程监测方面起重要作用。

三、在药物靶点及新药研发中的应用

目前人们使用的许多有效药剂，如罗非昔布（Refecoxib）等环氧化酶抑制剂及辛伐他汀（Simvastatin）等降胆固醇药物的作用靶点都是脂代谢酶，进而调节脂代谢网络。脂质组学为研究疾病状态下脂-脂作用及脂-蛋白质作用提供了平台，通过比较疾病状态和正常状态下细胞或组织中脂质组及相关酶的变化，找到潜在的靶蛋白，与这些靶蛋白特异结合的脂质分子则可能成为有药性的先导化合物，然后对其结构进行分析和优化，进而获得作用于靶蛋白的新的药物分子。也有学者通过脂质组学研究发现糖尿病鼠心肌内钙不依赖性磷脂酶 A2（iPLA2）的表达对心肌缺血或心律不齐有重要影响。通过研究、模拟和优化与 iPLA2 特异结合的脂质分子结构，将有望找到一种有效的以 iPLA2 为靶蛋白的治疗糖尿病心肌炎的新药。越来越多的实验证据显示，在蛋白质组资料与基因组资料的基础上，利用相关性和多变量等统计学方法以及代谢控制等方法对给药和不给药、疾病和健康等不同状态下脂质水平的变化进行研究，有助于发现了更多脂质相关的药物靶点。研究发现，鞘氨醇激酶 1（SK1）的过表达将导致小鼠体内细胞转化和肿瘤形成，而 1-磷酸鞘氨醇与血管内皮生长因子（VEGF）相互作用促进血管生成，从旧的血管生出新的毛细血管。因此，鞘脂类脂质的合成和代谢通路也已经成为一些癌症治疗的新靶点。更为有趣的是脂结合蛋白的底物专一性并不强，而且这些脂质配体结构差异较大，这使得以脂结合蛋白为靶点，寻找到的先导化合物结构具有一定的多样性，大大提高了先导化合物发现的概率。

第五节　发展现状与趋势

脂质组学自建立以来发展迅速，应用范围从动物血浆、组织、细胞至药物的开发、疗效评价、疾病的诊断等。由于脂代谢紊乱于当今社会越来越多见，且呈现年轻化的趋势。因其与心脑血管疾病相关，为有效防治心脑血管疾病，深入研究脂代谢紊乱的机制变得越来越重要。利用脂质组学分析生物体内脂质代谢紊乱中关键的脂质及其代谢产物，寻找潜在的脂质生物标志物，了解其在疾病发生发展的作用，找到可能的发病机制，为有效防治疾病提供依据。但由于起步晚，其仍处于一个早期发展阶段，存在许多机遇和挑战。由于脂质种类繁多，相互作用复杂，现有的分析技术不能同时将生物样本中的脂质完全检测出来。但是，脂质组学所表现出来的巨大潜力不容忽视，特别是鸟枪脂质组学的迅猛发展，加快了复杂脂质分子的定性和高通量量化等问题的解决。随着分析技术的不断发展，脂质

分析会登上一个新的台阶，人们对脂质的结构及作用机制的认识将逐步加深，也将为遗传和细胞生物学发现新的脂质分子的作用机制提供可能的手段。此外，脂质组学数据库的建立和完善对脂质组学的研究将起到非常大的促进作用。

近年来，代谢组学、蛋白质组学、基因组学等技术的不断发展对脂质组学的研究起到了积极的带动作用。脂质组学与其他组学的整合不但为生物体中脂质-脂质、脂质-蛋白质及相关基因调控的相互作用提供数据支持，不断完善着生物体的代谢网络，为寻找致病机制及与其相关的潜在生物标志物提供新的手段，也为毒理学研究提供崭新视角。可以说，脂质组学与蛋白组学、基因组学的整合运用将增加脂质研究的数据信息，为药物研发、发现生物标志物的临床前和早期临床阶段了解脂质功能提供了新的契机。要充分发挥代谢组学研究的优势，从脂代谢水平研究疾病的发生、发展过程的变化规律，寻找疾病相关的脂生物标志物，进一步提高疾病的诊断效率，并为疾病的治疗提供更为可靠的依据。脂质组学能够在一定程度上促进代谢组学的发展，并通过代谢组学技术的整合运用建立与其他组学之间的关系，最终实现系统生物学的整体进步。

目前，尚未见到运用脂质组学研究中医证候实质，但已有研究运用代谢组学研究其他疾病的证候实质。也有相关研究者运用代谢组学研究冠心病心血瘀阻证的证候实质，发现花生四烯酸、硬脂酸、乳酸、尿素、柠檬酸、R-轻基丁酸、油酸等为冠心病心血瘀阻证患者的血浆代谢标志物。此外，还可利用此技术观察临床上常用于调节血脂的中药、中成药对脂质代谢的影响，探讨药物的作用机制，推动中医药的现代化。

第六节 脂质代谢组学标准操作规程

一、标准品溶液及仪器的准备

（一）标准品溶液

内标标准 mixture 包括以下几种脂质：磷脂酰胆碱（PC），磷脂酰乙醇胺（PE），神经酰胺（Cer），磷脂酰丝氨酸（PS），磷脂酸（PA），以及一酰甘油（MG），二酰甘油（DG）和三酰甘油（TG）。

1. 在提取前将标准 mixture 1A 加入到血清或细胞样品中：PC（17∶0/0∶0），PC（17∶0/17∶0），PE（17∶0/17∶0），PG（17∶0/17∶0）［rac］，Cer（d18∶1/17∶0），PS（17∶0/17∶0）及 PA（17∶0/17∶0）（Avanti Polar Lipids，Inc.，AL，USA），MG（17∶0/0∶0/0∶0）［rac］，DG（17∶0/17∶0/0∶0）［rac］，TG（17∶0/17∶0/17∶0）（Larodan Fine Chemicals，AB，Malmo，Sweden）。每个标准品的浓度最大在 0.2 μg/样品。

2. 将标准 mixture 1B 加入到脂肪样品（均质后）或其他组织样品（均质前）中：PC（17∶0/0∶0），PC（17∶0/17∶0），PE（17∶0/17∶0）和 Cer（d18∶1/17∶0）（Avanti Polar Lipids，Inc.）和 TG（17∶0/17∶0/17∶0）（Larodan Fine Chemicals）。每个标准品的浓度在 0.5~1μg。

3. 将标准 mixture 2 加入提取液之后：PC（16∶1/0∶0-D^3），PC（16∶1/16∶1-D^6）和 TG（16∶0/16∶0/16∶0-$^{13}C3$）（Larodan Fine Chemicals）。每个标准品的浓度是 1μg/组织和 0.1~0.2μg/血清或细胞样品。

4. 萃取溶剂 CH_2Cl_2-CH_3OH（2∶1，V/V）混合溶剂。

（二）仪器

1. 超高效液相色谱仪（UPLC；Waters Corporation，Wexford，Ireland）。

2. 自动进样仪。

3. LC 色谱柱：Acquity UPLC BEH C18 1.7μm，2.1mm×100mm 色谱柱（Waters Corporation）。

4. 流动相组成 A 相，1% 1mol/L 醋酸胺和 0.1% 甲酸溶于水；B 相，乙腈/异丙醇（1∶1，V/V），1% 1mol/L 醋酸铵和 0.1% 甲酸。

5. 四级杆飞行时间串联质谱（Waters Corporation）。

6. LTQ-Orbitrap 质谱仪（Thermo Scientific Corp，San Jose，CA）。

二、样品的制备

（一）血清/血浆

1. 取血清 10 μl，加入 10 μl 0.15mol/L（0.9%）NaCl 溶液稀释，并加入内标标准 mixture1A 配成浓度为 0.2 μg/10 μl 血清/血浆。

2.（1）中的样品加入 CH_2Cl_2-CH_3OH（2∶1，V/V）混合溶剂 100 μl。

3. 涡旋混合液 2 min，并静置 30 min。

4. 样品离心 3 min（离心力 7800g）后取下层溶液，并加入 10~20 μl 内标标准 mixture 2 配成浓度为 0.1~0.2 μg/10 μl 血清/血浆后进样测定。

（二）细胞

1. 加入 100 μl PBS 缓冲液或 0.15mol/L（0.9%）NaCl 溶液稀释出 10 μl 细胞浓缩液。

2. 在超声波水浴中匀浆。

3. 取 5 μl 匀浆悬浮液用于蛋白含量检测。加入 PBS 缓冲液稀释样品，用 Micro BCA™ 试剂盒在 Multiskan EX 设备上检测蛋白含量。

4. 提取的细胞脂质混合 20 μl 匀浆液并加入 CH_2Cl_2-CH_3OH（2∶1，V/V）混合溶剂 100 μl。

5. 涡旋混合液 2 min，并静置 30 min。

6. 样品离心 3 min（离心力 7800g）后取下层溶液，并加入 10~20 μl 内标标准 mixture 2 配成浓度为 0.1~0.2 μg/10 μl 细胞浓缩液后进样测定。

（三）组织

1. 加入 10~20 μl 内标标准 mixture 1B 到 5 mg 的心脏，肝或肌肉样品中，配成 0.5~1μg/5mg 的样品，加入 CH_2Cl_2-CH_3OH（2∶1，V/V）混合溶剂在 3 个 3mm 直径的磨球

(20Hz) 均质器中均质 2 min。

2. 加 50 μl 0.15mol/L (0.9%) NaCl 溶液到均质液中，涡旋混合液 2 min，并静置 30 min。

3. 样品离心 3 min (离心力 7800g) 后取下层溶液，并加入 10~20 μl 内标标准 mixture 2 配成浓度为 1 μg/5 mg 组织样品后进样测定。

(四) 脂肪组织

1. 加入 100 μl PBS 缓冲液或 0.15mol/L (0.9%) NaCl 溶液到 5 mg 的白色或褐色脂肪组织样品中，在 3 个 3mm 直径的磨球 (20Hz) 均质器中均质 2 min。

2. 用 10~40 μl 0.15mol/L (0.9%) NaCl 溶液稀释均质液成 10 μl，加入 10~20 μl 内标标准 mixture 1B 配成浓度为 0.5~1μg/5mg 的样品，混合 100~400μl CH_2Cl_2-CH_3OH (2:1, V/V) 的溶剂，涡旋混合液 2 min，并静置 30 min。

3. 样品离心 3 min (离心力 7800g) 后取下层溶液，并加入 10~20 μl 内标标准 mixture 2 配成浓度为 1 μg/5 mg 组织样品后进样测定。

三、仪器条件

1. UPLC 流动相梯度如下　设置开始时在 2min 处从 35%升高到 80% B 相，在 7min 内到 100% B 相并保持一段时间。总的运行时间是 18min 并包括 4min 再度平衡。

2. 设置柱温为 50℃。

3. 设置样品保存温度为 10℃。

4. 设置流速为 0.4ml/min。

5. 使用 LTQ-Orbitap 检测模式；质量扫描范围：m/z 300~1200；分辨率：60 000。MSn 采用 LTQ Full Scan 方式进行扫描，通过数据依赖扫描的设定对最强和次强的离子进行碰撞诱导解离 (CID)，CID 分辨宽度为 2 Da，裂解能量为 35 %或 30%。

6. 过程数据采用 Mzmine 2 软件。

四、脂质化合物浓度计算

通常采用标准曲线法，是以标准品峰面积与内标峰面积的比值为 Y 轴，标准品浓度为 X 轴，建立校准曲线，将实际测量样品的峰面积除以内标峰面积，代入标准品的校准曲线中，得到脂质化合物的浓度。

一点法是在计算数据时用相似类型的脂质标准品进行计算。另外，组织样品在计算的同时，还需将蛋白含量进行归一化。

参 考 文 献

[1] Cuvillier O. Sphingosine in apoptosis signaling. Biochim Biophys Acta, 2002, 1585 (2-3): 153-162.

[2] Baumruker T, Bornancin F, Billich A. The role of sphingosine and ceramide kinases in inflammatory responses. Immunol Lett, 2005, 96 (2): 175-185.

[3] Di PG, Di CP. Phosphoinositides in cell regulation and membrane dynamics. Nature, 2006, 443 (7112): 651-657.

[4] Meyer zu Heringdorf D, Jakobs KH. Lysophospholipid receptors: signalling, pharmacology and regulation by lysophospholipid metabolism. Biochim Biophys Acta, 2007, 1768 (4): 923-940.

[5] Brinkmann V. Sphingosine 1-phosphate receptors in health and disease: Mechanistic insights from gene deletion studies and reverse pharmacology. Pharmacol Ther, 2007, 115 (1): 84-105.

[6] Morales A, Lee H, Goni FM, et al. Sphingolipids and cell death. Apoptosis, 2007, 12 (5): 923-939.

[7] Peter JM, Gerard W, Christopher KB, et al. Lipidomics: Potential role in risk prediction and therapeutic monitoring for diabetes and cardiovascular disease. Pharmacology & Therapeutics, 2014, 143 (1): 12-23.

[8] Kohei Y, Susumu M, Yasuyuki I. Pathological roles of ceramide and its metabolites in metabolic syndrome and Alzheimer's disease. Biochimicaet Biophysica Acta-Molecular and Cell Biology of Lipids, 2014, 1841 (5): 793-798.

[9] Han XL, Gross RW. Global analyses of cellular lipidomes directly from crude extracts of biological samples by ESI mass spectrometry: a bridge to lipidomics. J Lipid Res, 2003, 44 (6): 1071-1079.

[10] Wenk MR. The emerging field of lipidomics. Nat Rev Drug Discov, 2005, 4 (7): 594-610.

[11] 王涛，梅旭荣，钟秀丽，等. 脂质组学研究方法及其应用. 植物学报，2011，45 (2): 249-257.

[12] Han XL, Gross RW. Shotgun lipidomics: electrospray ionization mass spectrometric analysis and quantitation of cellular lipidomes directly from crude extracts of biological samples. Mass Spectrom Rev, 2005, 24 (3): 367-412.

[13] Forrester JS, Milne SB, Ivanova PT. Computational lipidomics: a multiplexed analysis of dynamic changes in membrane lipid composition during signal transduction. Mol Pharmacol, 2004, 65 (4): 813-821.

[14] Tyurin VA, Tyurina YY, Kochanek PM. Oxidative lipidomics of programmed cell death. Methods Enzymol, 2008, 442 (2): 375-393.

[15] Balazy M. Eicosanomics: targeted lipidomics of eicosanoids in biological systems. Prostaglandins Other Lipid Mediat, 2004, 73 (3-4): 173-180.

[16] Lee SH, Williams MV, Blair IA. Targeted chiral lipidomics analysis. Prostaglandins Other Lipid Mediat, 2005, 77 (1-4): 141-157.

[17] Serhan CN. Mediator lipidomics. Prostaglandins Other Lipid Mediat, 2005, 77 (1-4): 4-14.

[18] Gross RW, Jenkins CM, Yang J. Functional lipidomics: the roles of specialized lipids and lipid-protein interactions in modulating neuronal function. Prostaglandins Other Lipid Mediat, 2005, 77 (1-4): 52-64.

[19] Han XL. Neurolipidomics: challenges and developments. Front Biosci, 2007, 12: 2601-2615.

[20] 蔡潭溪，刘平生，杨福全，等. 脂质组学研究进展. 生物化学与生物物理进展，2010，37 (2): 121-128.

[21] Jordi F, Lees M, Sloane Stanley GH. A simple method for the isolation and purification of total lipids from animal tissues. Isolation of tatal tissue lipids, 1957, 226 (1): 497-509.

[22] Bligh EG, Dyer WJ. A rapid method of total lipid extraction and purification. Can J Biochem Physiol, 1959, 37 (8): 911-917.

[23] Matyash V, Liebisch G, Kurzchalia TV, et al. Lipid extraction by methyl-tert-butyl ether for high-throughput lipidomics. Lipid Res, 2008, 49 (5): 1137-1146.

[24] Yoo HH, Son J, Kim DH. Liquid chromatography-tandem mass spectrometric determination of ceramides and

related lipid species in cellular extracts. J Chromatogr B Analyt Technol Biomed Life Sci, 2006, 843 (2): 327-333.

[25] Pang LQ, Liang QL, Wang YM, et al. Simultaneous determination and quantification of seven major phospholipid classes in human blood using normal-phase liquid chromatography coupled with electrospray mass spectrometry and the application in diabetes nephropathy. J Chromatogr B Analyt Technol Biomed Life Sci, 2008, 869 (1-2): 118-125.

[26] Han XL, Hua C. Characterization and direct quantitation of cerebroside molecular species from lipid extracts by shotgun lipidomics. J Lipid Res, 2005, 46 (1): 163-175.

[27] Holland WL, Stauter EC, Stith Bj. Quantification of phosphatidic acid and lysophosphatidic acid by HPLC with evaporative light-scattering detection. J Lipid Res, 2003, 44 (4): 854-858.

[28] Persson E, LE fgren L, Hansson G, et al. Simultaneous assessment of lipid classes and bile acids in human intestinal fluid by solid-phase extraction and HPLC methods. J Lipid Res, 2007, 48 (1): 242-251.

[29] 谭力, 鞠熀先, 黎介寿, 等. 血清总磷脂脂肪酸组分的固相萃取-气相色谱法分析. 分析科学学报, 2006, 22 (2): 125-128.

[30] Peterson BL, Cummings BS. A review of chroma-tographic methods for the assessment of phospholipids in biological samples. Biochem Chromatogr, 2006, 20 (3): 227-243.

[31] Alegría CP, Natalia NI, Luis CR. From lipid analysis towards lipidomics, a new challenge for the analytical chemistry of the 21st century. Part I: modern lipid analysis. Trends Anal Chem, 2009, 28 (3): 263-278.

[32] Sek L, Porter CJH, Charman WN. Characterisation and quantification of medium chain and long chain triglycerides and their in vitro digestion products, by HPTLC coupled with in situ densitometric analysis. J Pharm Biomed Anal, 2001, 25 (3-4): 651-661.

[33] Boguslaw PP, Richard BC. Current measurements within the electrospray emitter. JASMS, 2007, 18 (4): 737-748.

[34] Fenn JB, Mann M, Meng CK. Electrospray ionization for mass spectrometry of large biomolecules. Science, 1989, 246 (4926): 64-71.

[35] Han XL, Gross RW. Electrospray ionization mass spectroscopic analysis of human erythrocyte plasma membrane phospholipids. Proc Natl Acad Sci USA, 1994, 91 (22): 10635-10639.

[36] Han XL, Gross RW. Quantitative analysis and mo-lecular species fingerprinting of triacylglyceride molecular species directly from lipid extracts of biological samples by electrospray ionization tandem mass spectrometry. Anal Biochem, 2001, 295 (1): 88-100.

[37] Han XL. Characterization and direct quantitation of ceramide molecular species from lipid extracts of biological samples by electrospray ionization tandem mass spectrometry. Anal Biochem, 2002, 302 (2): 199-212.

[38] Jiang XT, Cheng H, Yang K, et al. Alkaline methanolysis of lipid extracts extends shotgun lipidomics analyses to the low-abundance regime of cel-lular sphingolipids. Anal Biochem, 2007, 371 (2): 135-145.

[39] Brügger B, Erben G, Wieland GRFT, et al. Quantitative analysis of biological membrane lip-ids at the low picomole level by nano-electrospray ionization tandem mass spectrometry. J Cell Biol, 1997, 94 (6): 2339-2344.

[40] Lima A. High-performance liquid chromatography of fatty acids in biological samples. Anal Chim Acta, 2002, 465 (1): 81-91.

[41] Hou WM, Zhou H, Elisma F, et al. Technological developments in lipidomics. Brief Funct Genomic Proteomic, 2008, 7 (5): 395-409.

[42] Gao F, Tian XK, Wen DW, et al. Analysis of phospholipid species in rat peritoneal surface layer by liquid chromatography/electrospray ionization ion-trap mass spectrometry. Biochim Biophys Acta, 2006, 1761 (7): 667-676.

[43] Perona JS, Ruiz-Gutierrez V. Simultaneous deter-mination of molecular species of monoacylglycerols, diacylglycerols and triacylglycerols in human very-lowden-sity lipoproteins by reversedphase liquid chromatography. J Chromatogr B, 2003, 785 (1): 89-99.

[44] Laxman Y, Sanni S, Artturi K. Compositon and lipid spatial distribution of HDL particles in subjects with low and high HDL-cholesterol. J Lipid Res, 2010, 51 (8): 2341-2351.

[45] Han X, Gross RW. Shotgun lipidomics: multid im ensional MS analys is of cellular lipidomes. Expert Rev P roteomics, 2005, 2 (2): 253~ 264.

[46] Han X. Lipidomics: developments and applications. J Chromatogr B Analyt Technol Biomed Life Sci, 2009, 877 (26): 2663.

[47] 白雪佳，丁卫，等. 鸟枪脂组学研究进展及其应用. 生理科学进展，2010，5 (2): 323-328.

[48] Rolim AE, Henrique-Araújo R, Ferraz EG, et al. Lipidomics in the study of lipid metabolism: Current perspectives in the omic sciences. Gene, 2014, 554 (2): 131-139.

[49] Massey KA, Nicolaou A. Lipidomics of oxidized polyunsaturated fatty acids. Free Radic Biol Med, 2013, 59 (100): 45-55.

[50] Hinterwirth H, Stegemann C, Mayr M. Lipidomics: quest for molecular lipid biomarkers in cardiovascular disease. Circ Cardiovasc Genet, 2014, 7 (6): 941-954.

[51] Jong MC, Tae-Eun K, Joo-Youn C, et al. Development of lipidomic platform and phosphatidylcholine retention time index for lipid profiling of rosuvastatin treated human plasma. J Chromatography B, 2014, 944 (1): 157-165.

[52] Han X, Yang J, Cheng H, et al. Shotgun lipidomics identifies cardiolipin depletion in diabetic myocardium linking altered substrate utilization with mitochondrial dysfunction. Biochemistry, 2005, 44 (50): 16684-16694.

[53] Brügger B, Glass B, Haberkant P, et al. The HIV lipidome: a raft with an unusual composition. Proc Natl Acad Sci U S A, 2006, 103 (8): 2641-2646.

[54] Wang C, Kong H, Guan Y, et al. Plasma phospholipid metabolic profiling and biomarkers of type 2 diabetes mellitus based on high-performance liquid chromatography/elctrospray mass spectrometry and multivariate statistical analysis. Anal Chem, 2005, 77 (13): 4108-4116.

[55] Li NJ, Liu WT, Li W, et al. Plasma metabolic profiling of Alzheimer's disease by liquid chromatography/mass spectrometry. Clin Biochem, 2010, 43 (12): 992-997.

[56] Gadomska H, Grzechocińska B, Janecki J, et al. Serum lipids concentration in women with benign and malignant ovarian tumours. Eur J Obstet Gynecol Reprod Biol, 2005, 120 (1): 87-90.

[57] Xu Y, Shen Z, Wiper DW, et al. Lysophosphatidic acid as a potential biomarker for ovarian and other gynecologic cancers. JAMA, 1998, 280 (8): 719-23.

[58] Xia P, Gamble J, Wang L. An oncogenic role of sphingosine kinase. Curr Biol, 2000, 10 (23): 1527-1530.

第七章 金属组学

生物体由几十种元素所组成。根据元素在生物体内的含量不同，可分为宏量元素和微量元素两大类。宏量元素由 11 种元素组成，约占生物体的 99.9%，其余占 0.1%的元素称为微量元素。微量元素（主要指金属及类金属元素）在体内的含量虽小，但在生命活动过程中起着重要的作用。

第一节 金属和类金属在生物体中存在形式的多样性

生物体系中金属及类金属元素以不同的形式发挥生物作用，包括同位素、金属离子、矿物盐、金属络合物、氨基酸、肽、金属蛋白或金属酶等。

一、金属元素和类金属元素的同位素分布

《中国居民膳食营养素参考摄入量》(2013 版）中列入的人体中重要金属元素和类金属元素有 23 种，包括：钠、钾、钙、镁、铜、锌、铁、钴、铬、锰、钼、镍、钒、锂、锡、锶、硒、碘、砷、磷、硫、硅和硼，还有几种与人体健康相关的金属和类金属，如铅、镉、汞、锗等，见图 7-1。

同位素（isotope）是同一元素的不同原子，其原子具有相同数目的质子，但中子数目却不同。自然界中许多元素都有同位素。同位素有的是天然存在的，有的是人工制造的，有的有放射性，有的没有放射性。人体中重要金属元素和类金属元素的天然同位素分布存在明显的差异，详见表 7-1。

如今的研究表明，不仅动物与人体之间相同元素的同位素分布有所不同，即使是同一人体内器官组织或组织液中同一种金属元素的不同稳定同位素分布发生改变，也可能预示着机体的生理功能或健康状况发生改变。比如，2012 年美国亚利桑那州立大学（ASU）和 NASA 的科学家正在尝试通过宇航员处于“骨失重（skeletal unloading）”状态下血液或尿液中钙的稳定同位素分析和数学模型，早期预测宇航员骨骼骨密度的降低，该现象被称为“同位素分离（isotope fractionation）”。又如金属元素和类金属元素，如铜和硫等，在肿瘤病人血液中的同位素分布改变。

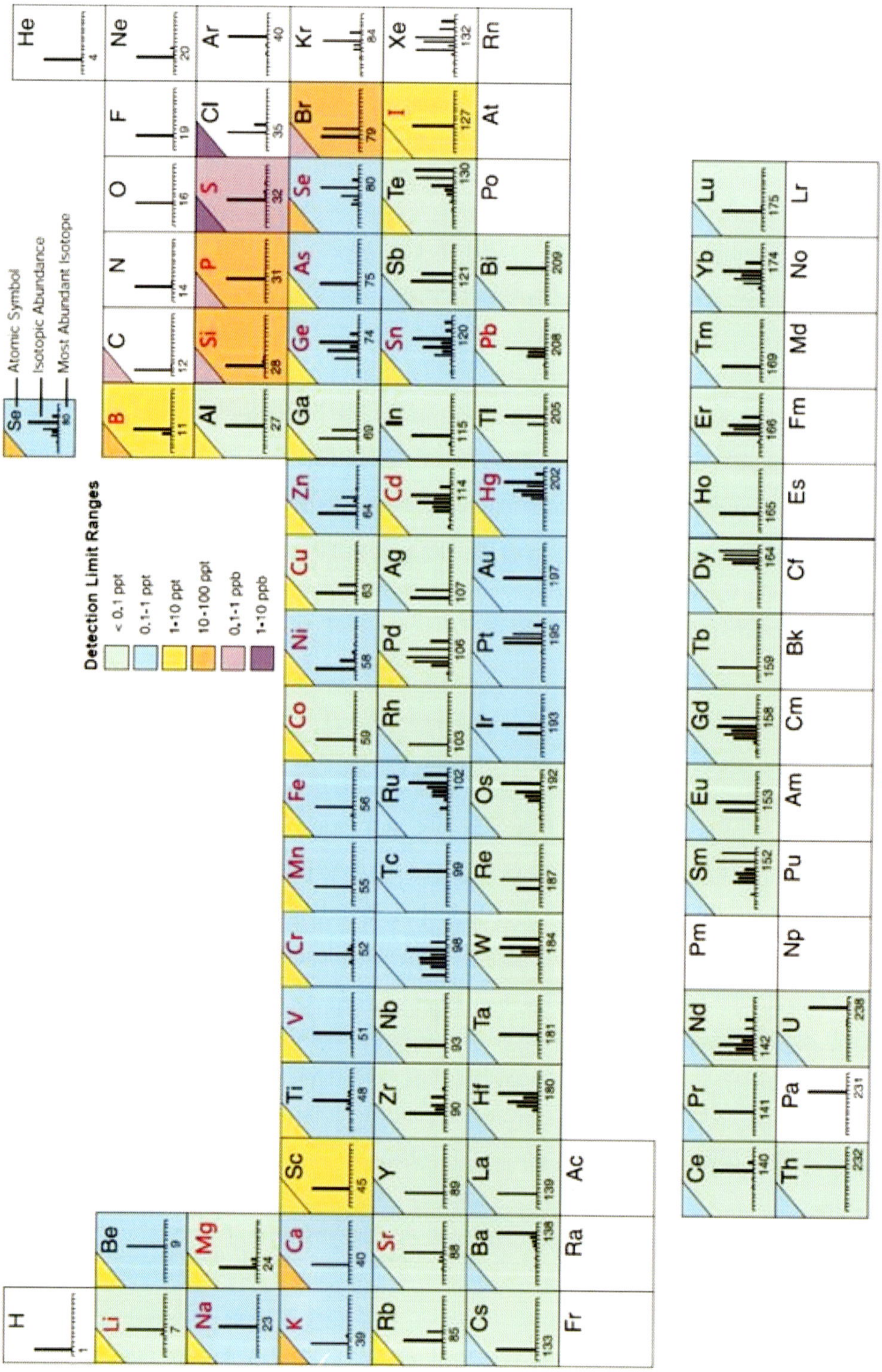
Detection Limit Ranges
< 0.1 ppt
0.1-1 ppt
1-10 ppt
10-100 ppt
0.1-1 ppb
1-10 ppb
Atomic Symbol
Isotopic Abundance
Most Abundant Isotope
H He
Li Be B C N O F Ne
Na Mg Al Si P S Cl Ar
K Ca Sc Ti V Cr Mn Fe Co Ni Cu Zn Ga Ge As Se Br Kr
Rb Sr Y Zr Nb Tc Ru Rh Pd Ag Cd In Sn Sb Te I Xe
Cs Ba La Hf Ta W Re Os Ir Pt Au Hg Tl Pb Bi Po At Rn
Fr Ra Ac
Ce Pr Nd Pm Sm Eu Gd Tb Dy Ho Er Tm Yb Lu
Th Pa U Np Pu Am Cm Bk Cf Es Fm Md No Lr

图7-1 元素周期表

表 7-1　部分天然同位素丰度

Isotope	%	%	Isotope	%	%	Isotope	%	%
6	Li 7.5		58	Fe 0.28	Ni 68.077	106		Cd 1.25
7	Li 92.5		59	Co 100		108		Cd 0.89
10	B 19.9		60		Ni 26.223	110		Cd 12.49
11	B 80.1		61		Ni 1.140	111		Cd 12.80
23	Na 100		62		Ni 3.634	112	Sn 0.97	Cd 24.13
24	Mg 78.99		63	Cu 69.17		113		Cd 12.22
25	Mg 10.00		64	Zn 48.6	Ni 0.926	114	Sn 0.65	Cd 28.73
26	Mg 11.01		65	Cu 30.83		115	Sn 0.34	
28	Si 92.23		66	Zn 27.9		116	Sn 14.53	Cd 7.49
29	Si 4.67		67	Zn 4.1		117	Sn 7.68	
30	Si 3.10		68	Zn 18.8		118	Sn 24.23	
31	P 100		70	Zn 0.6	Ge 21.23	119	Sn 8.59	
32	S 95.02		72		Ge 27.66	120	Sn 32.59	
33	S 0.75		73		Ge 7.73	122	Sn 4.63	
34	S 4.21		74	Se 0.89	Ge 35.94	124	Sn 5.79	
36	S 0.02		75	As 100		127	I 100	
39	K 93.2581		76	Se 9.36	Ge 7.44	196	Hg 0.15	
40	K 0.0117	Ca 96.941	77	Se 7.63		198	Hg 9.97	
41	K 6.7302		78	Se 23.78		199	Hg 16.87	
42		Ca 0.647	80	Se 49.61		200	Hg 23.10	
43		Ca 0.135	82	Se 8.73		201	Hg 13.18	
44		Ca 2.086	84	Sr 0.56		202	Hg 29.86	
46		Ca 0.004	86	Sr 9.86		204	Hg 6.87	Pb 1.4
48		Ca 0.187	87	Sr 7.00		206		Pb 24.1
50	V 0.250	Cr 4.345	88	Sr 82.58		207		Pb 22.1
51	V 99.750		92	Mo 14.84		208		Pb 52.4
52		Cr 83.789	94	Mo 9.25		231	Pa 100	
53		Cr 9.501	95	Mo 15.92		232	Th 100	
54	Fe 5.8	Cr 2.365	96	Mo 16.68		234	U 0.0055	
55	Mn 100		97	Mo 9.55		235	U 0.7200	
56	Fe 91.72		98	Mo 24.13		238	U 99.2745	
57	Fe 2.2		100	Mo 9.63				

二、金属离子、价态与形态

人体内金属和类金属均不是以原子的形态出现，而是以离子、不同价态或不同形态存在。

（一）金属离子

金属离子广泛存在于生物体之中。它们不仅存在于细胞液中，细胞膜上，而且存在核糖体上，存在于蛋白质和核酸之中。它们参与生物体内的物质运送、能量转换、信息传递、代谢调控等各种复杂的生化过程，用以维持生命体系的一切正常活动。

人体内的细胞与细胞间普遍存在着游离的带电离子，包括阳离子（K^+、Na^+、Ca^{2+}和H^+）和阴离子（Cl^-、HCO_3^-、OH^-和HPO_4^{2-}）等。这些离子发挥着重要的生理作用，其价态一般不会发生变化，但在机体内组织内外或细胞内外发生位移，会出现重要的生理反应。这里我们主要讨论重要的游离金属离子。

1. K^+、Na^+　在正常人体内，Na^+占细胞外液阳离子总量的92%，钾离子占细胞内液阳离子总量的98%左右。K^+和Na^+的相对平衡和稳态，维持着整个细胞的功能和结构的完整。神经冲动的产生，是在神经细胞的细胞膜上钠-钾泵和离子通道的作用下，两种离子的对位跨膜运输，从而导致膜内外离子浓度的不同，引发膜电位的产生。

2. Ca^{2+}　Ca^{2+}是机体各项生理活动不可缺少的离子。Ca^{2+}是凝血因子，参与凝血过程；Ca^{2+}参与肌肉（包括骨骼肌、平滑肌）收缩过程；Ca^{2+}参与神经递质合成与释放；与激素（降钙素、甲状旁腺激素和1，25二羟基维生素D_3）合成与分泌有密切关系。

3. Mg^{2+}　Mg^{2+}是维持神经、肌肉和心脏应激性的重要离子之一。Mg^{2+}对中枢神经系统有抑制作用。Mg^{2+}可抑制神经突触释放乙酰胆碱，阻止神经系统肌肉接头处冲动传导，具有镇静作用。Mg^{2+}对心肌应激性具有抑制作用，血Mg^{2+}过高可使心脏在舒张期停跳，此种作用可被Ca^{2+}拮抗。Mg^{2+}可作用于周围血管系统，使血管扩张，具有降低血压的作用。

（二）金属元素的价态

许多金属或类金属在自然界中以不同的价态出现。食物或水中同一种金属或类金属的价态不同，对于人体的生物学意义有或多或少的差异。某些过渡金属离子具有可变的氧化数，当它们作为酶的活性中心时可以与底物发生电子的交换作用，从而催化底物的氧化与还原，自身发生价态变化，实现其生理功能。这里我们举几个离子：

1. 铬（Cr）　铬的价态较多，2^-、1^-、0、1^+、2^+、3^+、4^+、5^+、6^+等。其中，2^+、3^+、6^+的铬化合物最常见。不同价态的铬在生物体内会表现出完全相反的作用。Cr^{3+}是生物体所必需的微量元素之一，是维持生物体内正常葡萄糖代谢的有益因子。而Cr^{6+}毒性很强，被认为是一种致癌物质，可引起动物肺癌和皮肤癌。

2. 铁（Fe）　铁的化合价有0、2^+、3^+。我们已知，食物中的铁包括Fe^{2+}和Fe^{3+}，在人体胃肠道Fe^{2+}比Fe^{3+}吸收效率要高出许多，且吸收后只有Fe^{3+}转化为Fe^{2+}，才能有效发挥生理效应：参与血红蛋白、肌红蛋白及多种含铁酶的合成，激发一些铁依赖酶的活性，通过血红蛋白、肌红蛋白运输至全身，细胞色素酶、过氧化物酶等含铁酶可参与组织呼吸，在三羧酸循环中，多种酶参与物质代谢过程，一些铁依赖酶对免疫系统有影响。

3. 铜（Cu）　在动物和人体中主要存在于铜蓝蛋白之中，每个亚单元中都含有两个铜离子，氧合前以 Cu^{+} 的形式存在，是反磁性的，氧合后转变成 Cu^{2+}，实现其生理功能：促进机体内的血红蛋白中的 Fe^{3+} 转化为 Fe^{2+}；具有较强的抗氧化活性，清除自由基。

（三）金属或类金属有机配体的形态

配体（ligand，也称为配基）是一个化学名词，表示可和中心原子（金属或类金属）产生配位键的原子、分子和离子。

许多金属或类金属大都可以和碳、氧、磷、氮、硫和硒等形成配位键。配体给出孤对电子或多个不定域电子，中心原子（金属或类金属）接受孤对电子或多个不定域电子，以配位键结合成配体化合物。

配体可简单地分为单齿配体和多齿配体。单齿配体仅有一个配位原子，例如 CN、CO、NH_3 和 Cl 均是单齿配体，配位原子分别是 C、N 和 Cl，它们直接与中心原子（金属或类金属）键合。而多齿配体则有两个或两个以上配位原子：乙二胺 $H_2NCH_2CH_2NH_2$ 是双齿配体，配位原子是两个 N 原子；乙二胺四乙酸根（简称 EDTA）$(OOCCH_2)_2N-CH_2-CH_2-N(CH_2COO)_2$ 是六齿配体，配位原子是两个 N 和四个羧基上的 O。多齿配体还可细分为非螯合多齿配体、螯合配体和 π 键配体。配体通常为负离子或中性分子，偶尔也有正离子。

配体化合物构型相同条件下，各种配体对同一中心离子产生的分裂能值由小到大的顺序（光谱化学序列）：$I^- < Br^- < Cl^- < SCN^- < F^- < OH^- < C_2O_4^{2-} < H_2O$ < NCS-< EDTA < NH_3 < en < bipy < phen < $SO_3^{2-} < NO^{2-} < CN^-$，CO。

有机金属化合物指含有金属-碳化学键的化合物，配体为有机基团（如烯烃、炔烃、烷基、芳香环）或性质类似的化学品，如膦、氢负离子、一氧化碳。很多有机物都可以作为配体，其中以氨基、羧基最普遍，常见的配体有：EDTA（乙二胺四乙酸，氨羧配体）、乙二胺、甘氨酸（氨羧配体）、乳酸（羟羧双配体）、苯氧根离子等。

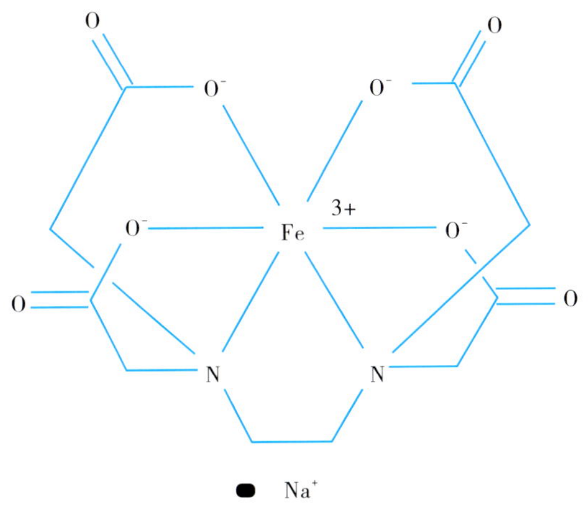

图 7-2　铁强化酱油中 NaFeEDTA 的分子结构

三、金属蛋白或类金属蛋白的基因多态性与异构

含有金属离子的蛋白质称为金属蛋白。通常又把能执行催化功能的金属蛋白称为金属酶。金属酶之外的其他金属蛋白大致可分为电子载体蛋白、小分子载体蛋白、金属贮运蛋白和金属调节蛋白四大类。

（一）金属硫蛋白

1957 年，美国科学家 Margoshoes 在研究金属生物学作用时，从动物器官中分离出的一种低分子量的金属蛋白质。因其是一种高巯基含量，能大量结合重金属离子，因此称为金属硫蛋白（metallothionein，简称 MT）（图 7-3）。

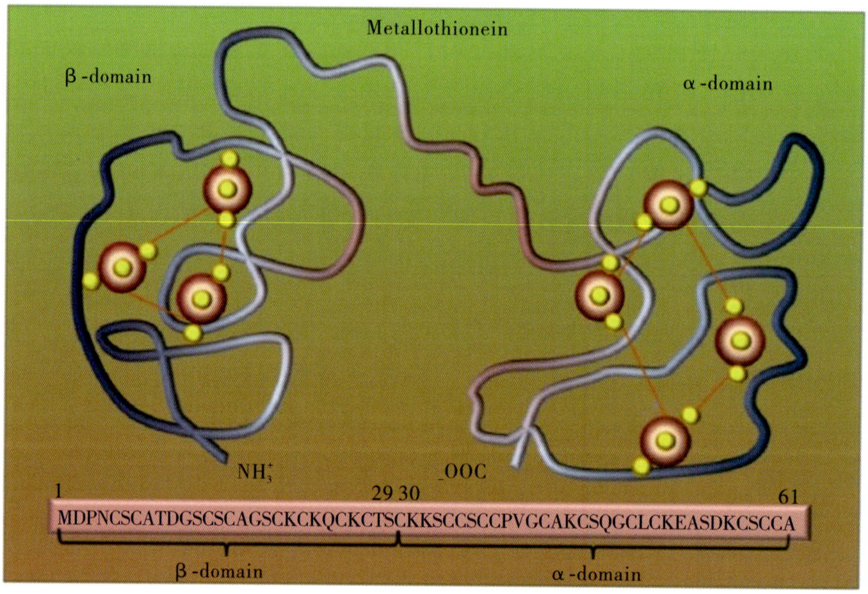

图 7-3 金属硫蛋白的结构示意

MT，广泛地存在于从低等生物到高等生物再到人类各种生物中，其结构在生物进化中高度保守，有四种异构体：MT-1～MT-4。在人体内，MT-1 和 MT-2 以肝、肾细胞为主。MT-3 主要分布在中枢神经系统的星形胶质细胞（集中于细胞体和突起部分），其次为神经元细胞，少量分布于生殖细胞、小肠、胃、肾和嗅觉皮质细胞中。MT-4 主要分布于皮肤、舌、消化道等器官的角质细胞和复层鳞状上皮细胞中。与其结合的金属主要是镉、铜和锌。

MT 被认为是一种现已知的最有效的自由基清除剂，其清除氧自由基（·O）的能力约是谷胱甘肽（GSH）的数十倍，而其清除自由基（·OH）的能力则是 SOD 的上千倍，而具有超强的抗氧化性能。另外，由于 MT 是一种富含半胱氨酸的金属结合蛋白，其巯基能有效螯合有毒的重金属。对于人体来讲，它有效结合有毒金属并将之排出体外，从而实现

解毒。对于环境来说，它则是一种高效的排毒“清道夫”，人们正在通过选育或用基因工程的手段建立高效表达 MT 的生态体系，力求有效治理重金属污染。MT 基因多态性与疾病发生或人体血液某些重金属水平的相关性也有报道。

（二）金属酶

酶可分为两类，单纯蛋白酶和结合蛋白酶。单纯蛋白酶只含蛋白质。结合酶除含有蛋白质外，还含有其他成分，即辅基或辅助因子。结合蛋白酶也称全酶，它由两部分组成，即酶蛋白和辅基或辅助因子。

金属酶（metalloenzyme），即一种含有一种或几种金属离子作为辅基的蛋白酶。根据金属离子和酶蛋白结合的稳定程度，通常将其划分为金属酶和金属激活酶两类。在金属酶中，金属离子与蛋白牢固地结合在一起，且金属离子通常为蛋白酶的催化活性中心，如羧肽酶碳和碳酸酐酶都是锌酶；在金属激活酶中，金属离子与蛋白只是松散地结合在一起，但金属离子常是激发酶活性的激活剂。金属酶种类很多，以含锌、铜、铁的酶最多，如铁金属酶-细胞色素 C。还有一种双金属酶（bimetallic enzyme），一个酶分子中包括两类功能不同的金属离子组成的酶。一类金属离子直接涉及酶的活性，而另一类只起稳定酶的四级结构作用。如钼酶，其中的铁硫蛋白等作为电子载体，钼作为底物结合的部位及氧化还原部位。

金属离子在金属酶中的作用如下：①在酶促反应中，金属离子、酶和底物若以酶桥连接起来，金属离子所起的作用是使酶的活性中心位置发生变化，或是增加酶的活性，使其便于与底物结合；②当金属离子、酶和底物通过金属桥结合时，金属离子起桥梁作用。它使酶和底物相互接近，把反应基团引导到正确位置上，以利于底物与酶的活性中心的某些基团结合；③金属离子可促使酶和底物形成具有互相匹配的空间构象，以利于它们结合成中间产物；④金属离子的正电荷还可以屏蔽、中和底物的某些部位的负电荷，或改变酶蛋白的电荷分布，以利于酶和底物的结合，使酶促反应顺利进行；⑤金属离子可以起到传递电子的作用，使酶促反应有控制的分步进行。

金属酶的基因也存在多态性分布。下面以基质金属蛋白酶（matrix metallo-proteinases，MMPs）基因为例，讨论金属酶基因多态性与人类疾病关系的进展情况。

MMPs 是依赖于金属离子 Zn^{2+} 的、高度保守的内切蛋白水解酶家族，可降解细胞外很多基质成分。迄今发现与人类有关的 17 个成员。人们对 MMPs 的结构、功能及生理（病理）作用有了较为深入的了解。

根据结构域及酶与底物亲和力的不同，MMPs 被分为 4 组：胶原酶（MMP_1、MMP_8 和 MMP_{13}），明胶酶（MMP_2 和 MMP_9），基质溶解素（MMP_3、MMP_7、MMP_{10} 和 MMP_{11}）和模型金属蛋白酶（MT_1-MMP、MT_2-MMP 和 MT_3-MMP）。有研究资料表明，MMPs 基因多态性与肿瘤的易感性、侵袭、转移有相关性，如 MMP_2。MMPs 基因多态性还可能与精神疾病及自然流产等有关。

（三）类金属蛋白

类金属（metalloid），包括硼（B）、硅（Si）、锗（Ge）、砷（As）、钋（Po）、砹（At）、硒（Se）、锑（Sb）和碲（Te）。它们在元素周期表中处于金属向非金属过渡的位置，物理性质和化学性质介于金属和非金属之间。因此，含有这些类金属的蛋白，被称为类金属蛋白。下面重点介绍含硒的蛋白质。

硒在蛋白质中有 2 种存在状态，一种为非共价结合，另一种为共价结合。

非共价结合于蛋白质的硒，主要见于硒代谢的中间形式。食物中的硒经胃肠道吸收后，先是非特异性地结合于血浆白蛋白，硒也可与血浆高密度脂蛋白或低密度脂蛋白非特异结合，并随时间而有动态变化。

硒共价结合于蛋白质中的确切形式只有硒代半胱氨酸和硒代蛋氨酸 2 种，既可以以硒蛋氨酸随机取代蛋氨酸进入蛋白质，也可以由 mRNA（信使 RNA）上的三联密码子 UGA 编码硒半胱氨酸（Sec）掺入的蛋白质。前者为含硒蛋白，后者则被称为硒蛋白（selenoprotein）。部分硒蛋白具有酶活性，因此也被称为硒酶（selenoenzyme）。

在人体，现已发现多大 25 种硒蛋白基因编码的蛋白质。功能较清楚的分别是谷胱甘肽过氧化物酶家族（GPxl、GPx2、GPx3 和 GPx4）、脱碘酶家族（ID Ⅰ、ID Ⅱ 和 ID Ⅲ）、硫氧还蛋白还原酶家族（TrxRl、TrxR2 和 TrxR3）、硒磷酸合成酶、硒蛋白 P、精子线粒体膜硒蛋白、人淋巴细胞硒蛋白、硒蛋白 W、15ku 硒蛋白（Sepl5）、硒蛋白 S、硒蛋白 M、硒蛋白 X。

调查研究表明，许多硒蛋白基因发生遗传变异，硒蛋白基因多态性与多种疾病易感性存在相关关系，报道较多的是 GPxl、GPx4、SepS 和 Sepl5。

1. GPxl　位于 GPxl 基因的 2 号外显子、启动子和外显子 1 均被发现存在遗传变异。GPxl 基因多态性与多种癌症（如乳腺癌、肺癌、直肠癌）、糖尿病有关，GPxl 基因和 SepS 基因的多态性地方性硒缺发病（克山病和大骨节病）等存在相关性。

2. GPx4　与男性生殖健康相关的 GPx4 基因较为常见的单核苷酸多态性（SNP）位点是 rs713041（C/G）、rs4807542（A/G）、rs4807543（G/T）和 m757229（C/G）。

3. SepS　SepS 基因被发现有多个单核苷酸多态性位点，其中 rs8025174 和 rs7178239 等位点被发现与冠心病相关。

4. Sepl5　Sepl5 基因的 3′端非编码区存在两个 SNP 位点，一个位于 811 位（C/T），另一个位于 1125 位（G/A）。Sepl5 基因多态性与多种癌症的关联性研究也有报道。

第二节　金属组学的兴起和发展

一、从元素分析到形态学分析

生物体中的金属元素和类金属分析，最初为元素总量分析。主要观察元素被机体吸收、转运、分布和排泄等相关的新陈代谢规律；必需元素被机体利用所具有的特定功能、机制及过多或缺乏对机体的影响，或有毒元素对机体的危害、机制及排毒。

20 世纪 50 年代，发生在日本熊本县水俣镇的日本水俣病事件震惊了世界：化工厂排放工业废水中的无机汞，经环境中的微生物转化为毒性更大的甲基汞，并由于生物放大作用以数百万倍的浓度富集于鱼体内，人食用后出现中毒死亡。金属元素或类金属元素其化学形态转变导致毒性的增强，开始引起人们特别关注。

形态分析（speciation analysis）是指表征和测定某个元素在生物样品或环境中存在的不同化学形态和物理形态的过程。元素的形态分析在环境和生物分析中特别重要，元素在环境中的迁移、转化规律及最终归宿，元素在生物体内的代谢行为、分布、毒性或功能在相当大的程度上取决于该元素存在的化学形态，也在一定程度上与相关形态物质的溶解性和挥发性有关。

形态分析在环境科学、营养科学、生物医学等领域中得到了广泛的应用。利用形态分析还可以了解必需营养元素的不同形态在人体中代谢行为、分布和生物利用度的差异性，利于筛选适宜的营养补充剂，优化膳食指导原则。

二、金属组和金属组学的概念

金属组学是继基因组学（genomics）、转录组学（transcriptomics）、蛋白质组学（proteomics）和代谢组学（metabonomics）之后提出的一种新的组学。在生物体系（特别是蛋白质和代谢物）的合成和代谢过程中都有金属及类金属元素的参与（图 7-4）。

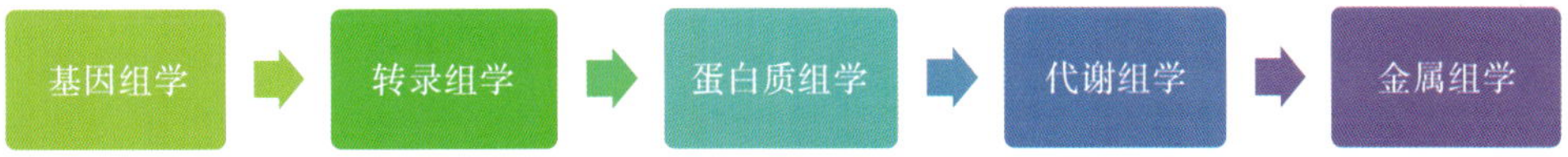

图 7-4　金属组学的发展史

2001 年，Williames 在一篇名为《细胞对元素的化学选择》的综述中，首次提出了“金属组”（metallome）的概念，用来描述生物细胞和器官组织中元素分布和对金属的选择。2002 年 10 月，在日本举行的国际生物痕量元素研讨会上，名古屋大学的 Hiroki Haraguchi 等提出了“金属组学”（metallomics）和“金属组”的概念，并在 2004 年对这两个概念作了进一步阐述，指出“金属组学”就是“生物金属科学”，目的是解释含有金属结合离子的生理作用和功能。

金属组学（metallomics）是一门研究重要金属元素和类金属元素在生物体系内的分布、存在形态、含量、结构特征及生理功能等的综合学科。

2004 年和 2007 年，英国皇家化学学会在出版的刊物《Journal of Analytical Atomic Spectrometry》发行了两期金属组学的专刊。2007 年，第一届金属组学国际研讨会在日本名古屋举行。2009 年 1 月，首个金属组学专业性期刊《Metallomics》创刊发行，于同年被 SCI 收录。此后，金属组学相关研究和综述数量逐年增多（图 7-5）。

在中国，2005 年江桂斌等人介绍金属组学的概念和研究方法，并展望了金属组学的发展前景。2008 年 4 月，在北京成功举办了首届“金属组学及金属蛋白质组学研讨会”，来自香港大学、复旦大学、厦门大学、北京大学医学部、中国科学院生态环境研究中心和高能物理研究所多学科中心等多位国内专家在会上报告了各自在金属组学及金属蛋白质组学

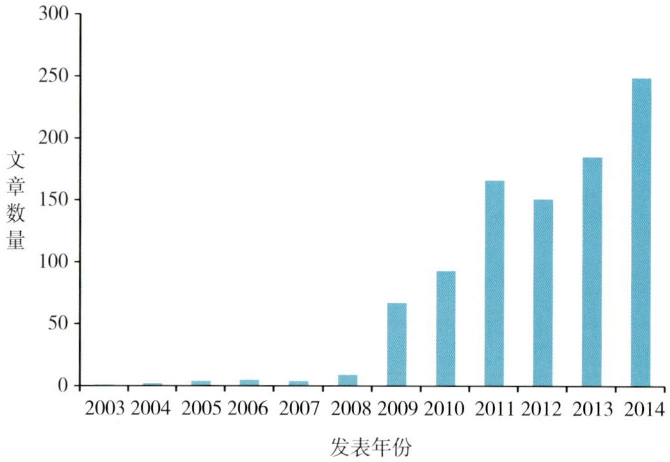

图 7-5 PubMed 中金属组学期刊文章走势

领域的最新进展。

在金属组学中，生物体系中所有的金属蛋白质、金属结合蛋白、金属酶及其他含有金属及类金属的生物分子统称为金属组。金属组特指对于细胞或者组织中所有的金属及类金属离子组分的研究，例如元素分布、自由金属离子的平衡浓度或者在某个组织、细胞和器官中的自由元素的组成。由于蛋白质组学研究的是一种细胞内全部蛋白质，而许多蛋白质中含有金属及类金属原子的活性中心，因此，金属组学与蛋白质组学研究形成了一门全新的交叉学科，金属蛋白质组学（metalloproteomics），主要研究一个蛋白组内所有金属蛋白质的结构、金属的配位环境、蛋白质功能和结构关系。随着金属组学和金属组在生物科学研究中的不断应用，带有“组学”相关的定义逐渐增多，如：离子组学（ionomics）、杂环原子标记的蛋白质组学（heteroatom-tagged proteomics）、糖组学（glycomics）、元素组学（elementomics）等。

三、金属组的研究内容

金属组学研究金属及类金属离子与基因、蛋白质、代谢物和其他生物分子在生命体系中的功能，研究内容包括：①生物体中器官、组织、体液、细胞中元素的分布分析；②生物体系中元素的形态分析；③金属组学（金属络合离子）的结构分析；④解释金属组反应机制；⑤金属蛋白质和金属酶的鉴定；⑥生物分子和金属（金属组代谢物）的代谢分析；⑦与微量元素相关的健康和疾病的医学诊断的多元素分析；⑧无机药物在化学治疗中的设计；⑨地球上生命体系的化学演变；⑩医学、环境科学、食品科学、农业、毒物学、生物地质化学中的其他金属辅助功能性生物科学等。

四、研究路线

如今人们越来越认识到生物体中的金属元素的重要性，如金属的含量、价态、金属化合物的形态和结构等。研究金属元素及其金属化合物在生物体中的变化，以及产生的作用，对生物体的营养研究至关重要。

金属组学的研究伴随在食物进入人体后消化和代谢的各个过程中（图 7-6）：

1. 食物未进入人体前可对食物进行元素含量、价态、形态分析。
2. 同位素标记食物后，经过胃肠进入体内开展吸收代谢及肠道微生物的影响。
3. 吸收的金属或类金属经门脉系统进入肝脏代谢后，可进行同位素分析和形态分析。
4. 肝代谢产物进入血液循环系统运转及在机体各组织的分布特征。
5. 对整个机体已知低分子成分的影响，即代谢组分析。
6. 在各组织的利用及其生物效应。包括基因组学、金属组学、蛋白组学等分析。

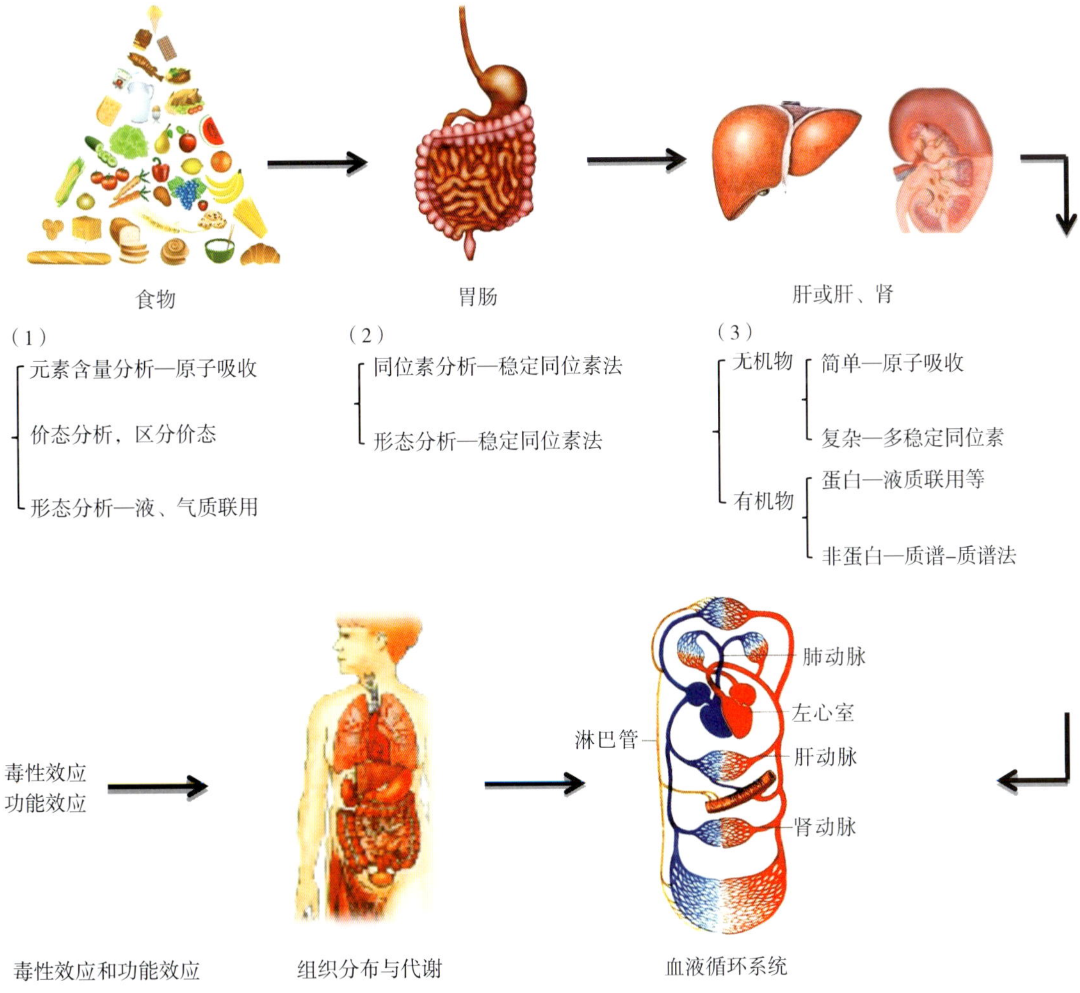

图 7-6　金属组学在人体中食物消化和代谢研究中的作用

第三节 金属组学技术

一、金属或类金属自身的分析

（一）元素含量—原子吸收分光光度法

1. 历史和定义 原子吸收现象在19世纪初就已被发现，1802年Wollaston利用狭缝和棱镜，第一次发现太阳光谱中的暗线，这是原子吸收光谱的最初观测。1814年Fraunhofer在棱镜后放置了一个望远镜来观察太阳光谱，对那些暗线作了粗略的测量，并列成谱图，暗线条数超过700条，后来这些线便称为Fraunhofer线。直到1955年澳大利亚联邦科学与工业研究组织的科学家Alan Walsh才奠定了原子吸收光谱法的测量基础，应用于金属元素分析。该法在20世纪60年代后得到迅速发展，已趋于成熟（表7-2）。

表7-2 原子吸收分光光度法发展简介

年份	人物	贡献
1952～1953	Sir Alan Walsh& CSIRO	研制、发展了AAS
1962	Techtron	推出世界上第一台商品化AAS仪器
1966	John Willis& Phil Thomas	采用氧化亚氮/乙炔作为AAS的工作气
1967	Varian-Techtron	Varian与Techtron合作
1971	Varian-Techtron	Zeeman专利，开发出GFAAS
1987	Varian-Techtron	引入石墨炉Zeeman
1991～1992	Varian-OSI	通过ISO-9001质量论证

原子吸收分光光度法（atomic absorption spectrophotometry，AAS），又称原子吸收光谱法（atomic absorption spectrometry，AAS），是基于蒸汽相中待测元素的基态原子对其共振辐射的吸收强度来测定试样中该元素含量的一种仪器分析方法。它是测定痕量和超痕量元素的有效方法，可以做元素定量分析，几乎可以测所有金属和B、Si、Se、Te等半金属元素70多种。具有灵敏度高、干扰较少、选择性好、操作简便、快速、结果准确、可靠、应用范围广、仪器比较简单、价格较低廉等优点，而且可以使整个操作自动化，因此近年来发展迅速，已普遍应用于冶金、化工、地质、农业、医药卫生及生物等各部门，尤其在环境监测、食品卫生和生物机体中微量金属元素的测定中发挥了重要的作用。

2. 基本原理 在原子中，电子按一定的轨道绕原子核旋转，各个电子的运动状态是由4个量子数来描述。不同量子数的电子，具有不同的能量，原子的能量为其所含电子能量的总和。原子处于完全游离状态时，具有最低的能量，称为基态（E_0）。在热能、电能或光能的作用下，基态原子吸收了能量，最外层的电子产生跃迁，从低能态跃迁到较高能态，它就成为激发态原子，见图 7-7。

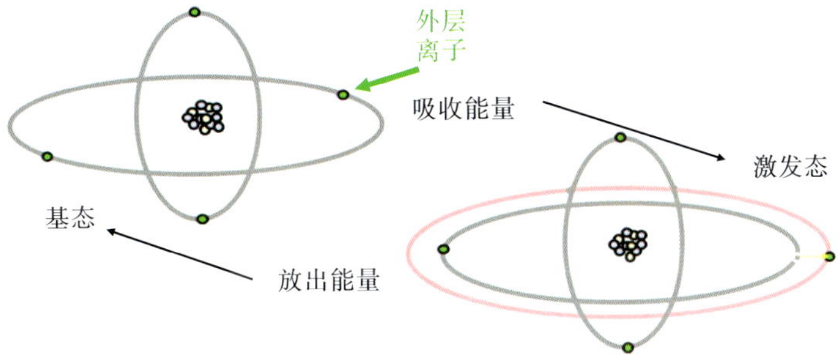

图 7-7　原子能量的吸收和发射

原子的电子从基态激发到最接近于基态的激发态，称为共振激发。当电子从共振激发态跃迁回基态时，称为共振跃迁。这种共振跃迁所发射的谱线称为共振发射线，与此过程相反的谱线称为共振吸收线，见图 7-8 及图 7-9。

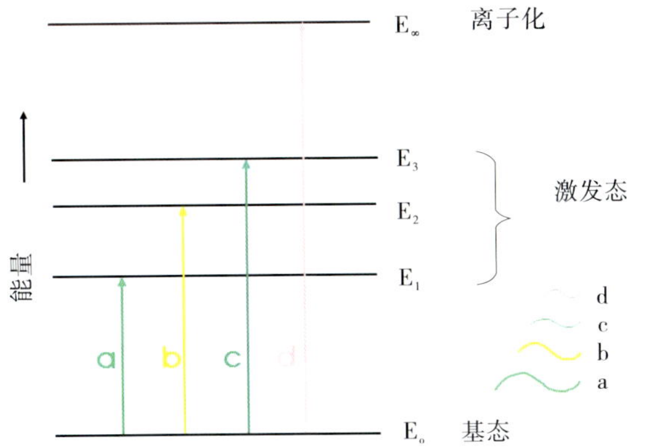

图 7-8　吸收能量（每个元素的吸收线较少）

每一种元素的原子不仅可以发射一系列特征谱线，还可以吸收与发射线波长相同的特征谱线。当光源发射的某一特征波长的光通过原子蒸气时，即入射辐射的频率等于原子中的电子由基态跃迁到较高能态（一般情况下都是第一激发态）所需要的能量频率时，原子中的外层电子将选择性地吸收其同种元素所发射的特征谱线，使入射光减弱。特征谱线因吸收而减弱的程度称吸光度 A，与被测元素的含量成正比：

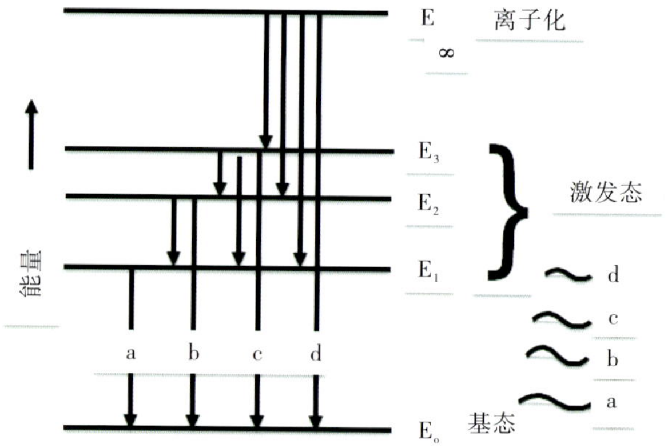

图 7-9 发射能量（每个元素有较多的发射线）

$$A = KC$$

式中 K 为常数；C 为试样浓度；K 包含了所有的常数。此式就是原子吸收分光光度法进行定量分析的理论基础。

由于原子能级是量子化的，因此，在所有的情况下，原子对辐射的吸收都是有选择性的。由于各元素的原子结构和外层电子的排布不同，元素从基态跃迁至第一激发态时吸收的能量不同，因而各元素的共振吸收线具有不同的特征。原子吸收光谱位于光谱的紫外区和可见区。

3. 主要步骤

（1）样品制备：样品制备是原子吸收分光光度法测定的关键步骤之一，在具体的分析工作中，样品要被吸喷雾化后才能被分析。为使测量结果具有代表性，许多样品需要经过前处理，以保证样品均匀地分布在溶液中才能进行测定。而根据样品的不同有不同的前处理方法，同一样品也有多种的前处理方法，选择不同方法的依据是保证数据的代表性、前处理过程方便快捷，同时还要尽量减少样品的用量，减少有效成分的流失。下面介绍常用的几种样品前处理方法。

1）灰化法：一般使用温度在 400~550℃之间，用来破坏样品中的有机物成分，使之转化成无机形态。可以处理鱼类、水果、肉、蛋、奶等样品。样品前处理步骤如下：取适量样品滤膜于铂坩埚或裂解石墨坩埚中，加入 0.7% H_2SO_4 溶液 2ml，使样品充分润湿，浸泡 1h，然后在电热板上加热至蒸干。将坩埚置于马弗炉中（400±10℃）加热 4h，至有机物完全烧尽。停止加热，待炉温降至 300℃以下时，取出坩埚，冷至室温，加 4~6 滴 HF，摇动使其中残渣溶解。在电热板上小心加热至蒸干，在加入 7~8 滴 HNO_3，继续加热至蒸干，用 0.16mol/L HNO_3 溶液将样品定量转移至 10ml 容量瓶中，并稀释至标线，摇匀，即为待测样品溶液。这种方法的优点是能灰化大量样品，方法简单，无试剂污染，空白值低，但操作时间长、操作繁琐、对低沸点的元素常有损失，含 Hg、As、Cd、Pb、Sb、Se 等元素的样品不宜采用灰化法。

2）酸消解法：用适当的酸消解样品的基体，并使被测元素形成可溶盐。可以处理大米、中草药、矿石、茶叶，骨骼等几乎所有样品，植物的花叶一般用硝酸，个别的可用 HNO_3-$HClO_4$，根茎则视其种类需要添加 H_2SO_4 或 HF，矿物类和动物类样品大多需用混合酸，如用 HCL-HF-$HCLO_4$ 消解法处理铜钴矿。步骤如下：准确称取 0.1～0.2g 样品放置在 150ml 聚四氟乙烯烧杯中，加入 15ml HCl，5～10ml HF，3ml $HClO_4$，盖上表面皿，加热溶解并蒸至白烟冒尽，取下冷却后，加入 2ml HCl，用少量蒸馏水冲洗杯壁和表面皿，加热溶解盐类，冷却，定容试液在 100ml 容量瓶中，同时做试剂空白。此法由于对设备要求低，效果相对好，但不适合处理包含易挥发元素的样品，对环境也有一定的污染。

3）非完全消化法：此法消化温度低，用酸少、耗时短、操作简单，是一种快速的样品预处理技术。只要求消化液均匀透明，不要求消化液无色，消化液中含有可溶有机物。样品处理方法如下：①挑去样品中杂物，用洗衣粉浸泡 8h，洗净，于 75～85℃烘干 2h，剪碎，充分混匀；②称取经处理的样品 0.30g 于 50ml 锥形瓶中，加入浓硝酸 2.5ml，用玻璃棒压紧样品，置控温消煮炉上，在 80～130℃下消化 5～6min 后，边摇动烧杯边滴加 $H_2O_2$2.0ml，消化至溶液呈透明黄棕色，取下锥形瓶，趁热加入乳化剂 OP 溶液 2.0ml，摇匀，转入 25ml 带塞比色管中，以二次蒸馏水定容，得均匀透明的乳浊液，同时制备空白样。

4）微波消解法：该方法具有快捷、高效、简便、节约试剂、空白值低等优点，是最近几年发展起来的新方法，但是需要配置微波溶样炉。可以测定如烟叶、蔬菜、头发、花生、中成药等多种样品。由于微波消解样品是在全封闭状态下进行的，避免了易挥发元素的损失，因此回收率高、准确性好，也减少了样品的玷污和环境污染。微波消解法是以被分解的试样及酸的混合液作为发热体，从内部进行加热使试样被分解的方法。目前常用的微波消解法有常压敞口分解和仅用厚壁聚四氟乙烯容器的密闭式分解法，也有密闭加压分解法。这种方法以聚四氟乙烯密闭容器作内筒，以能透过微波的材料如高强度聚合物树脂或聚丙烯树脂作外筒，在该密封系统内分解试样能达到良好的分解效果，尤其对于易挥发样品元素最适合用此法。微波消解也可分为开放系统和密闭系统两种。开放系统可分解多量试样，且可直接和流动系统相组合实现自动化，但由于要排出酸蒸气，所以分解时使用酸量较大，易受外环境污染，挥发性元素易造成损失，费时间且难以分解大部分试样。密闭系统的优点较多，酸蒸气不会逸出，仅用少量酸即可，在分解少量试样时十分有效，不受外部环境的污染。在分解试样时不用观察及特殊操作，由于压力高，所以分解试样很快，不会受外筒金属的污染（因为用树脂做外筒）。可同时分解大批量试样。其缺点是需要专门的分解器具，不能分解量大的样品，操作疏忽还有发生爆炸的危险。例如，在进行土样的微波分解时，无论使用开放系统或密闭系统，一般使用 HNO_3-HCl-HF-$HClO_4$、HNO_3-HF-$HClO_4$、HNO_3-HCl-HF-H_2O_2、HNO_3-HF-H_2O_2 等体系。当不使用 HF 时（限于测定常量元素且称样量小于 0.1 g），可将分解试样的溶液适当稀释后直接测定。若使用 HF 或 $HCLO_4$ 对待测微量元素有干扰时，可将试样分解液蒸至近干，酸化后稀释定容。

5）酸浸提法：用酸从样品中提取金属元素也是样品处理的一种方法，可以从食品或粪便中提取锌、锰等，还可以处理化妆品、保健品等。例如：用 HNO_3-H_2O_2 浸提牙膏中的铅、镉、铜、锶，再用石墨炉法测定元素含量，具体的处理步骤如下：取牙膏样品约 1g 于 50ml 比色管中，加入 5ml HNO_3，2ml H_2O_2，放置过夜，次日置于未加热的水浴锅中，先缓慢加热，以防止气泡产生而溢出，待剧烈反应停止后，在水浴中煮沸 1h，取出冷却后，定容至 25ml，混匀后，过滤，滤液用于测定。该法操作简便快捷，但不适于含蜡质的样品。

6）悬浮液进样技术：该方法保留了固体进样，不必预分解样品，具有简便、快速、干扰少、准确度高等特点，常用的悬浮剂有甘油、琼脂、黄原胶和 Triton X-100 等，以琼脂的悬浮性能最佳，加热溶于水后形成胶体，具有良好的动力学稳定性。例如，用浓硝酸和高氯酸混酸体系在超声波作用下消解滤膜，加入稳定剂琼脂，用超声波震荡 15min 制成悬浮液，用原子吸收光谱法测定 TSP 中的锌、铅和铁的含量，并以传统浓度 HNO_3-H_2O_2 湿法消解-火焰原子吸收光谱法的测定结果为参考对测定值进行 t 检验，结果表明：$RSD \leq 3.27\%$（n=6），两种方法的相对误差 $< \pm 0.85\%$，且两种方法无显著性差异，说明悬浮液进样法的测定结果准确、可靠。

7）萃取法：该方法具有处理迅速、易掌握等特点。如使用原子吸收分光光度法测定环境空气中的镉时，首先取适量经灰化法取得的样品溶液，加入 0.10mol/L 硝酸溶液使总体积在 25ml 左右，加 1.0mol/L 碘化钾溶液 5.0ml，5%抗坏血酸溶液 2.5ml，摇匀。加入甲基异丁基酮 5.00ml，振摇 1.5min，静置分层后，小心地沿瓶壁加入水，使有机相上升到瓶颈部，将吸样毛细管插入有机相中进行测定。

（2）仪器：原子吸收分光光度计主要由光源、原子化器、单色器、检测器、记录显示系统和数据处理系统等部分组成，见图 7-10。

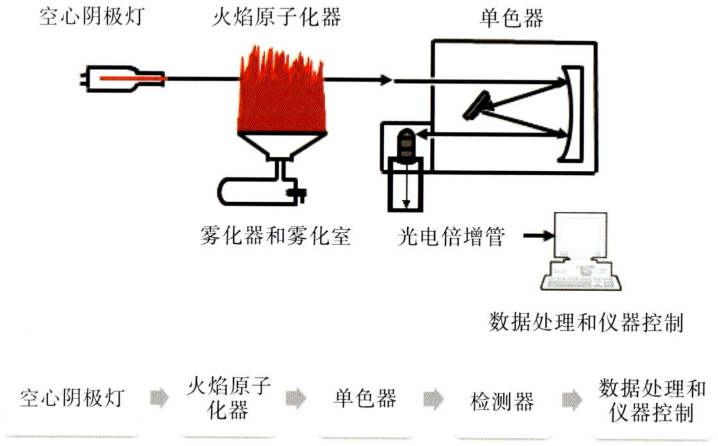

图 7-10　72 型分光光度计光路

1）光源：原子吸收对光源的要求：①发射锐线光，以满足峰值吸收的要求；②发射待测元素的共振线；③辐射稳定的光强；④辐射强度大，稳定性高，锐线性强，背景小等。由于原子光谱为线光谱，原子吸收分光光度计的光源应能在窄的光谱范围内有高强度的辐射，否则检测器得不到准确测量信号。因此，需要应用能满足上述要求的线光源。原子吸收分光光度计常用的光源为空心阴极灯，此外还有蒸气放电管、无极放电灯。灯的阴极由待分析元素的物质构成，工作时使该元素激发并发射特征光谱。被测元素只能用该元素的空心阴极灯进行分析。

2）原子化器：常用的原子化器有火焰型、电热型、氢化物发生型和冷蒸气型 4 种。

火焰型原子化器：样品溶液导入雾化器中使试样溶液雾化成气溶腔，并与燃气和助燃气充分混合后在燃烧器上成火焰燃烧，不同物质需要不同能量使其离子态转变成基态的原子。入射光通过基态原子时部分能量被吸收，并由传感器转变为电信号，用记录仪进行记录。改变燃气和助燃气种类及比例可以控制火焰温度，以提供使供试品转变成原子状态所需的能量。最常用的混合气体为乙炔-空气，其特点见表 7-3。

表 7-3　火焰的种类、性质及特点

燃气	助燃气	温度℃	特点
天然气	空气	1700～1900	
天然气	氧气	2700～2800	
氢气	空气	2000～2100	
氢气	氧气	2550～2700	氧化性火焰，燃烧速度快，但温度较低；优点是背景发射小、透射性好
乙炔	空气	2100～2400	稳定、重现性好、噪声低、燃烧速度适中、温度足够高、对大多数元素有足够的灵敏度、价廉，但在短波紫外区有较强的吸收
乙炔	氧气	3050～3150	
乙炔	氧化亚氮	2600～2800	火焰温度高，适合于难原子化的元素的测定

电热型原子化器：又称无火焰原子化器，其中以石墨炉应用最广。石墨炉原子化器为用电流控制温度的炉子，其中放入可置放样品的石墨管或其他合适的样品置放装置。在测定过程中炉内通入氩或其他保护气体，以防止炉的氧化。以一定体积的样品溶液加入石墨管后用电加热使其原子化。电加热的过程至少有三个阶段：干燥阶段用略高于溶剂沸点的温度，以较长的时间使溶剂蒸发至干。灰化阶段是去掉比分析元素容易挥发的样品基体以减少背景吸收，根据具体情况选择合适的灰化温度及时间。最后阶段为原子化阶段。温度应升至能使样品转变成气态原子，该阶段的升温速度必须很快，加热时间应尽可能短，以延长石墨炉的寿命。原子蒸气迅速从入射光束通道中扩散出去，形成一个瞬态吸收信号，用记录仪记录。

氢化物发生原子化器：利用某些元素易形成低沸点氢化物的性质而设计的氢化物发生原子化器可以减少或避免因高温导致的背景干扰与化学干扰。As、Sb、Bi、Ge、Sn、Pb、

Se 等元素在存在还原剂（除另有规定外，通常采用硼氢化钠）的酸性介质中易生成低沸点的易受热分解的氢化物，再依次由载气导入由石英管与加热器组成的原子吸收池中，在石英管中氢化物因受热而分解，并形成基态原子。

冷蒸气原子化器：测汞时，在汞蒸气发生器中，汞离子被还原成汞，然后将汞蒸气直接导入原子吸收池中。

3）单色器：通常用衍射光栅为色散元件。仪器光路应能保证有良好的光谱分辨率和在相当窄的光谱带（0.2nm）下正常工作的能力。单色器的作用在于将空心阴极灯阴极材料的杂质发出的谱线、惰性气体发出的谱线以及分析线的邻近线等与共振吸收线分开。单色器的结构与一般紫外可见分光光度计相同。

4）检测器：将单色气分出的光信号进行光电转换，将光能量转换成电信号。一般采用对紫外及可见光敏感的宽光谱工作范围的光电倍增管作为检测元件。要求检测器的输出信号灵敏度高、噪声低、漂移小及稳定性好。

5）记录仪和数据处理系统：原子吸收分光光度计常用绘图打印机记录测定结果。数据处理系统需能测量信号积分值和制备标准曲线以及统计计算处理。有的仪器将参数设定和操作系统和数据处理系统放在一起工作。

（3）背景干扰的消除：背景吸收干扰是原子吸收测定中常见的现象。造成背景干扰的原因多种多样，并往往随样品情况的变化而变化。一般认为，背景来源于样品中共存组分及其在原子化过程中形成的次生分子或原子的热发射，光吸收或光散射。其中有些干扰可以通过适当的样品前处理或优化原子化过程的条件得以消除或减少，但许多干扰仍难以避免。必须另辟蹊径，通过改进仪器设计予以克服。

（4）样品测定操作方法

1）标准曲线法：先配制一个被测元素的标准贮备液，通常可用该元素的基准化合物或纯金属按规定方法配制，亦可从有关单位中购得，用通常作空白的溶液稀释成标准工作液。再按测定方法的操作步骤配制一组合适的系列标准溶液。在仪器推荐的浓度范围内，制备含待测元素的标准溶液至少 3 份，浓度依次递增，并分别加入供试品溶液配制中的相应试剂。除另有规定外，一般用去离子水制成水溶液。将仪器按规定启动后，先将去离子水喷入火焰，调读数为零，再将最浓的标准溶液喷入火焰，调节仪器至近满量程的读数，然后依次喷入每一标准溶液，读数。每喷完 1 份溶液后，均用去离子水喷入火焰充分冲洗灯头并调零。取每一浓度 3 次读数的平均值，与相应浓度作标准曲线。

按各品种项下的规定制备供试品溶液，使待测元素的估计浓度在标准曲线浓度范围内，将供试品溶液喷入火焰，取 3 次读数的平均值，从标准曲线上查得相应的浓度，计算元素的含量 C_X，见图 7-11。

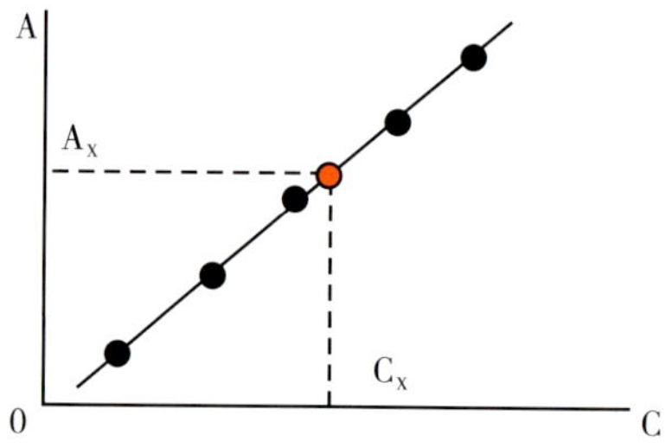

图 7-11 标准曲线法测定元素含量

供试品溶液测定完后，应用与供试品溶液浓度接近的标准溶液进行回校。标准曲线应取符合线性范围的浓度。样品的测定读数宜在线性范围中间或稍高处。

石墨炉原子化器的标准曲线可以用相同体积不同浓度的系列标准溶液或相同浓度不同体积的标准液制备，一般以前者为佳。

2）标准加入法：分取几份相同量的被测试液，分别加入不同量的被测元素的标准溶液，其中一份不加被测元素的标准溶液，最后稀释至相同体积，使加入的标准溶液浓度为 0、CS、2CS 、3CS……，然后分别测定它们的吸光度，绘制吸光度对浓度的校准曲线，再将该曲线外推至与浓度轴相交。交点至坐标原点的距离 Cx 即是被测元素经稀释后的浓度，见图 7-12。

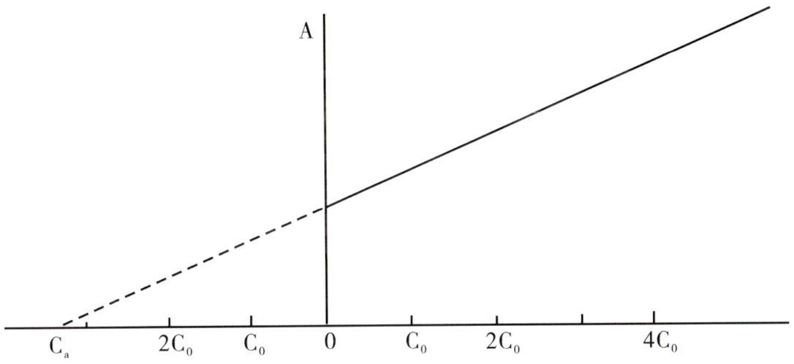

图 7-12 标准加入法测定元素含量

标准加入法注意要点：①待测元素的浓度与其对应的吸光度呈线性关系；②最少采用四个点来做外推曲线，第一份标准溶液与式样浓度比要恰当；③不能消除背景吸收的影响；④曲线斜率要恰当。

3）浓度直读法：在标准曲线的直线范围内，应用仪器上的标尺扩展或数字直读装置进行测量。

浓度直读法注意要点：①仪器必须用标注溶液反复校正后再进行测量；②整个测量范围内吸光度和浓度间应有良好的线性关系；③保证仪器工作条件稳定；④标样与式样应在相同条件下进行测定。

（二）稳定同位素丰度——电感耦合等离子体质谱法

1. 历史和定义

（1）电感耦合等离子体质谱法的起源和历史：20 世纪 60 年代末期至 80 年代末期是电感耦合等离子体原子发射光谱（ICP-AES）技术发展的昌盛时期。尽管直至 1974 年才由美国应用实验室（Applied Research Laboratories）生产出第一台商品仪器，但是由于 ICP-AES 在痕量元素分析中的优势：高灵敏度、低检测限、宽动态范围、多元素同时分析等，使其在很短时间内发展成为痕量多元素分析的非常重要且具有前途的技术，并开始广泛应用于环境、生命及材料等诸多发展活跃的学科领域。随着更多厂商的加入，使 ICP-AES 的市场获得极大发展。然而，ICP-AES 分析中基体的干扰及光谱干扰问题，严重地制约了该技术的进一步发展，尤其在地质学、地球化学领域中目标元素分析所受基体的干扰就更为严重。

在当时情况下，承担多元素分析测定的火花源质谱分析技术尚不能满足痕量元素测定的要求。因而为质谱仪寻找新的离子源就成为当务之急。

1981 年，加拿大多伦多大学的 Douglas & French 也将他们的微波等离子体质谱研究转到 ICP-MS，并成功解决了 Houk 和 Gray 所遇到的“界面层采样难题”，研发了第一个实用的 ICP-MS 接口：实现了“连续流采样”。

1983 年诞生了两台商品仪器：英国 VG 公司的基于 Surrey 系统的 Plasma Quad 系统和加拿大 Sciex 公司基于 Toronto 研究小组工作的 ELAN 250 系统。

（2）电感耦合等离子体质谱法的定义：电感耦合等离子体质谱（inductively coupled plasma mass spetctrometry，ICP-MS）是以等离子体为离子源的一种质谱型元素分析方法，是 20 世纪 80 年代发展起来的无机元素和放射性核素分析测试技术，它以独特的接口技术将电感耦合等离子体的高温电离特性与质谱计的灵敏快速扫描的优点相结合而形成一种高灵敏度的分析技术。经过 20 多年的发展历程，已渐趋成熟，目前 ICP-MS 技术的分析能力，几乎可取代传统的元素分析技术，已被广泛地应用于环境、地质、材料、化工、医药、食品安全等领域。

（3）近年来的技术进展

1）背景降低，灵敏度提高：现代仪器由于在等离子体工作模式（比如热等离子体高灵敏度模式）、离子透镜聚焦系统以及电子倍增器方面的改进，不仅离子传输效率大大提高（灵敏度提高），而且背景显著降低。

2）线性动态范围扩大：早期仪器多使用通道式电子倍增器，动态范围只有 6 个数量级。现代仪器使用双模式不连续打拿极电子倍增器，以脉冲和模拟信号方式同时测定同一样品中低浓度和高浓度的元素含量。准确检测的动态线性范围达 8~9 个数量级，新型的全数字型检测器甚至达 12 个数量级。

3）复合离子干扰的克服：现代 ICP-MS 仪器在克服多原子离子干扰方面有了较大进展。①软件设计上增加了详细的干扰信息、校正公式和质量监控等措施；②仪器硬件方面采取了一些先进设计，消除干扰：冷等离子体，屏蔽炬，碰撞反应池。

4）ICP-MS 联用技术发展：近年来，ICP-MS 连用技术发展很迅速。一些仪器在硬件和软件方面都考虑到了联用技术：① HPLC/GC-ICP-MS；②LA-ICP-MS；③ CE-ICP-MS；④ IC-ICP-MS；

仪器除了标准配置外，还提供多种可选件，比如耐氢氟酸的进样系统，有机分析系统，环境分析接口等。

5）仪器自动化程度高：仪器的一些设计细节也在不断改善，结构更加合理、使用更加方便：①软件设计上实现了从等离子体参数设置到点火、调谐、分析操作全部自动化，集成软件系统操作简易，数据处理管理更为灵活；②真空系统也采用涡流分子泵代替早期的机械泵，减少了油蒸汽污染系统的可能性，优良的工作真空可以保证获得实际上没有碰撞引起的拖尾效应的高质量质谱；③ICP-MS 接口稳定，易于维护；④样品引入系统外置，易于操作更换。

2. 电感耦合等离子体质谱法　质谱法是通过将样品转化为运动的气态离子并按质荷比（m/z）大小进行分离记录的分析方法。所获得结果即为质谱图（亦称质谱）。根据质谱图提供的信息可以进行多种有机物及无机物的定性和定量分析、复杂化合物的结构分析、样品中各种同位素比的测定及固体表面的结构和组成分析等。

（1）质谱仪的工作原理：质谱仪是利用电磁学原理，使带电的样品离子按质荷比进行分离的装置。离子电离后经加速进入磁场中，其动能与加速电压及电荷 z 有关，即

$$zeU = 1/2\ mv^2$$

其中 z 为电荷数，e 为元电荷（$e=1.60\times10^{-19}$C），U 为加速电压，m 为离子的质量，v 为离子被加速后的运动速度。

具有速度 v 的带电粒子进入质谱分析器的电磁场中，根据所选择的分离方式，最终实现各种离子按 m/z 进行分离。

（2）质谱仪的分类：根据质量分析器的工作原理，可以将质谱仪分为静态仪器和动态仪器两大类。

在静态仪器中用稳定的电磁场，按空间位置将 m/z 不同的离子分开，如单聚焦和双聚焦质谱仪。

在动态仪器中采用变化的电磁场，按时间不同来区分 m/z 不同的离子，如飞行时间和四极滤质器式的质谱仪。

（3）质谱仪结构：电感耦合等离子体质谱仪由样品引入系统、电感耦合等离子体（ICP）离子源、接口、离子透镜系统、四极杆质量分析器、检测器等构成，其他支持系统有真空系统、冷却系统，气体控制系统，计算机控制及数据处理系统等（图 7-13）。

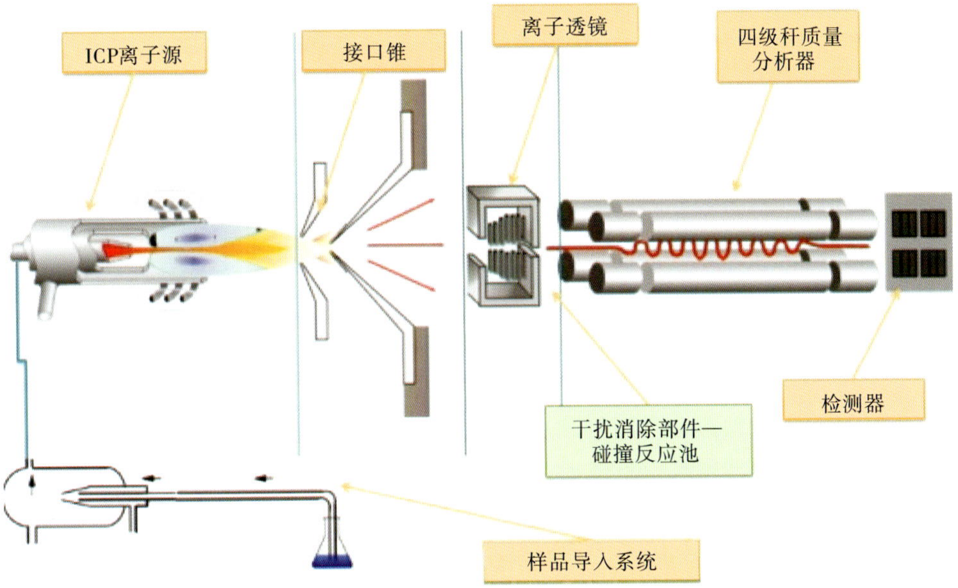

图 7-13　ICP-MS 结构示意

1）样品引入系统：按样品的状态不同可以分为以液体、气体或固体进样，通常采用液体进样方式。样品引入系统主要由样品提升和雾化两个部分组成。样品提升部分一般为蠕动泵，也可使用自提升雾化器。要求蠕动泵转速稳定，泵管弹性良好，使样品溶液匀速地泵入，废液顺畅地排出。雾化部分包括雾化器和雾化室。样品以泵入方式或自提升方式进入雾化器后，在载气作用下形成小雾滴并进入雾化室，大雾滴碰到雾化室壁后被排除，只有小雾滴可进入等离子体离子源。要求雾化器雾化效率高，雾化稳定性高，记忆效应小，耐腐蚀；雾化室应保持稳定的低温环境，并应经常清洗。常用的溶液型雾化器有同心雾化器、交叉型雾化器等；常见的雾化室有双通路型和旋流型。实际应用中宜根据样品基质，待测元素，灵敏度等因素选择合适的雾化器和雾化室。

2）电感耦合等离子体离子源：电感耦合等离子体的“点燃”，需具备持续稳定的高纯氩气流（纯度应不小于99.99%）、炬管、感应圈、高频发生器，冷却系统等条件。样品气溶胶被引入等离子体离子源，在6000K～10000K的高温下，发生去溶剂、蒸发、解离、原子化、电离等过程，转化成带正电荷的正离子。测定条件如射频功率，气体流量，炬管位置，蠕动泵流速等工作参数可以根据供试品的具体情况进行优化，使灵敏度最佳，干扰最小。

3）接口系统：接口系统的功能是将等离子体中的样品离子有效地传输到质谱仪。其关键部件是采样锥和截取锥，平时应经常清洗，并注意确保锥孔不损坏，否则将影响仪器的检测性能。

4）离子透镜系统：位于截取锥后面高真空区里的离子透镜系统的作用是将来自截取锥的离子聚焦到质量过滤器，并阻止中性原子进入和减少来自ICP的光子通过量。离子透镜参数的设置应适当，要注意兼顾低、中、高质量的离子都具有高灵敏度。

5）四极杆质量分析器：质量分析器通常为四极杆分析器，可以实现质谱扫描功能。四极杆的作用是基于在四根电极之间的空间产生一随时间变化的特殊电场，只有给定m/z的离子才能获得稳定的路径而通过极棒，从另一端射出。其他离子则将被过分偏转，与极棒碰撞，并在极棒上被中和而丢失，从而实现质量选择。测定中应设置适当的四极杆质量分析器参数，优化质谱分辨率和响应并校准质量轴。

四极杆是一个顺序质量分析器，必须依次对感兴趣的质量进行扫描，并在一个测量周期内采集离子，其扫描速度很快，大约每100毫秒可扫描整个元素覆盖的质量范围。

6）检测器：通常使用的检测器是双通道模式的电子倍增器，四极杆系统将离子按质荷比分离后引入检测器，检测器将离子转换成电子脉冲，由积分线路计数。双模式检测器采用脉冲计数和模拟两种模式，可同时测定同一样品中的低浓度和高浓度元素。检测低含量信号时，检测器使用脉冲模式，直接记录撞击到检测器的总离子数量；当离子浓度较大时，检测器则自动切换到模拟模式进行检测，以保护检测器，延长使用寿命。测定中应注意设置适当的检测器参数，以优化灵敏度，对双模式检测信号（脉冲和模拟）进行归一化校准。

7）其他支持系统：真空系统由机械泵和分子涡轮泵组成，用于维持质谱分析器工作所需的真空度，真空度应达到仪器使用要求值。冷却系统的功能为有效地排出仪器内部的热量，包括排风系统和循环水系统，循环水温度和排风口温度应控制在仪器要求范围内。气体控制系统运行应稳定，氩气的纯度应不小于99.99%。

（3）干扰和校正：电感耦合等离子体质谱法测定中的干扰大致可分为两类：一类是质谱型干扰，主要包括同质异位素、多原子离子、双电荷离子；另一类是非质谱型干扰，主要包括物理干扰、基体效应、记忆效应等。

干扰的消除和校正方法有优化仪器参数、内标校正法、干扰方程校正、采用碰撞反应池技术、稀释校正、采用标准加入法等。

（4）供试品溶液的制备：所用试剂一般是酸类，包括硝酸、盐酸、过氧化氢、高氯酸、硫酸、氢氟酸，以及混合酸如王水等，纯度应为优级纯。其中硝酸引起的干扰最小，是样品制备的首选酸。所用水应为去离子水（电阻率应不小于18MΩ・cm）。

供试品溶液制备时应同时制备试剂空白，标准溶液的介质和酸度应与供试品溶液保持一致。

1）固体样品：除另有规定外，称取样品适量（0.1～3g），结合实验室条件以及样品基质类型选用合适的消解方法。消解方法有敞口容器消解法、密闭容器消解法和微波消解法。微波消解法所需试剂少，消解效率高，对于降低试剂空白值、减少样品制备过程中的污染或待测元素的挥发损失及保护环境都是有益的，可作为首选方法。样品消解后根据待测元素含量定容至适当体积后即可进行质谱测定。

2）液体样品：根据样品的基质、有机物含量和待测元素含量等情况，可选用直接分析、稀释或浓缩后分析、消化处理后分析等不同的测定方式。

（5）测定法：对待测元素，目标同位素的选择一般需根据待测样品基体中可能出现的干扰情况，选取干扰少，丰度较高的同位素进行测定；有些同位素需采用干扰方程校正；对于干扰不确定的情况亦可选择多个同位素测定，以便比较。常用测定方法包括：

1）标准曲线法：在选定的分析条件下，测定待测元素的3个或3个以上含有不同浓度的标准系列溶液（标准溶液的介质和酸度应与供试品溶液一致），以选定的分析峰的响应值为纵坐标，浓度为横坐标，绘制标准曲线，计算回归方程，相关系数应不低于0.99。在同样的分析条件下，同时测定供试品溶液和试剂空白，扣除试剂空白，从标准曲线或回归方程中查得相应的浓度，计算样品中各待测元素的含量。

内标校正的标准曲线法：在每个样品（包括标准溶液、供试品溶液和试剂空白）中添加相同浓度的内标（ISTD）元素，以标准溶液待测元素分析峰响应值与内标元素参比峰响应值的比值为纵坐标，浓度为横坐标，绘制标准曲线，计算回归方程。利用供试品中待测元素分析峰响应值和内标元素参比峰响应值的比值，扣除试剂空白后，从标准曲线或回归方程中查得相应的浓度，计算样品中各待测元素的含量。使用内标可有效地校正响应信号的波动，内标校正的标准曲线法为最常用的测定法。选择内标时应考虑如下因素：①待测样品中不含有该元素；②与待测元素质量数接近；③电离能与待测元素电离能相近；④元素的化学特性。内标的加入可以通过在每个样品和标准溶液中分别加入，也可通过蠕动泵在线加入。

2）标准加入法：取同体积的待测供试品溶液4份，分别置4个同体积的量瓶中，除第1个量瓶外，在其他3个量瓶中分别精密加入不同浓度的待测元素标准溶液，分别稀释至刻度，摇匀，制成系列待测溶液。在选定的分析条件下分别测定，以分析峰的响应值为纵坐标，待测元素加入量为横坐标，绘制标准曲线，将标准曲线延长交于横坐标，交点与原点的距离所相应的含量，即为供试品取用量中待测元素的含量，再以此计算供试品中待测元素的含量。此法仅适用于标准曲线法中标准曲线呈线性并通过原点的情况。

3. 食品中微量元素的分析测定　随着时代的发展，人们对健康标准的要求也越来越高。食品中化学污染物是食品卫生监督和管理工作的一项重点。由联合国有关机构组织的全球环境监测规划（GEMS）中食品污染的监测是一个重要组成部分，重金属元素的测定也是其中的一项。我国目前正在开展的全国性食品污染物监测工作包括科技部食品安全专项、由卫生部食品卫生监督检验所牵头的市售食品中污染物的监测和中国预防医学科学院营养与食品卫生研究所牵头的中国总膳食研究（Total Diet Study）等。目前GEMS/FOOD要求各国监测的重金属污染物主要有铅、镉、汞、锡。

结合标准研制工作，我国先后对食品中铅、铬、镉、汞、砷、锌、硒、铁、铜等重金属污染状况进行了调查，基本上摸清了我国食品污染的现状。以下将就食品重金属元素的分析测定，介绍几个相关实例。

（1）仪器工作条件

仪器：Agilent 7500a ICP-MS（Agilent Technologies Co. Ltd，USA）。

雾化器：Agilent 100μl/min　微流雾化器（PFA）。

雾化室：石英双通道，Piltier半导体控温于（2±0.1）℃。

炬管：石英一体化，2.5mm中心通道。

采样锥材料：Ni。

采样深度：7mm。

经优化的ICP-MS工作条件，见表7-4。

表7-4　ICP-MS工作条件

项目	条件	项目	条件
正向功率	1200W	样品提升速率	1.0ml/min
采样深度	6.5mm	分析模式	定量分析
等离子体气流量	16.0L/min	单位质量数采集点数	3
辅助气流量	1.00L/min	数据采集模式	跳峰采集模式
载气流量	1.00L/min	驻留时间	30ms
采样锥孔径	1.0mm	数据采集重复次数	3
截取锥孔径	0.8mm	积分时间	0.1000s

（2）样品采集及预处理方法

1）样品采集：① 新鲜蔬菜样品：采集整株新鲜植物样品，用大量二次水洗净，滤纸拭干，60℃烘箱干燥至恒重或于-40℃冰箱冷冻干燥数小时后，用冻干机干燥 24h，置于干燥器中。然后进行样品粉碎：干燥后样品用玻璃研钵粉碎后，过 60 目筛。收集已粉碎了的样品，编号，置于干燥器中；② 茶叶样品：市面上购买的茶叶直接用粉碎机粉碎过 60 目筛，收集粉碎过的样品，编号，置于干燥器中；③ 母乳样品：消解前无需进行预处理工作；④食油样品：除消解后测定外，还进行下列前处理，处理后样品无需进行消解步骤即可直接测定。

2）预处理方法：①洗洁精处理：准确称取 0.05g 油样，加入 0.050g 洗洁精，用 5% HNO_3 稀释定容至 50.0ml，振荡摇匀，超声处理 5min；② 丙酮处理：分别准确称取 0.05g 油样 3 份，各加入 250μl、500μl、1000μl 丙酮，振摇后用 5% HNO_3 稀释定容至 50.0ml，超声处理 5min；③ 乙醇处理：分别准确称取 0.05g 油样 3 份，各加入 250μl、500μl 无水乙醇，振摇后用 5% HNO_3 稀释定容至 50.0ml，超声处理 5min；④稀 HNO_3 处理：分别准确称取 0.05g 油样三份，直接用 1%、3%、5% HNO_3 稀释定容至 50.0ml，超声处理 5min。

（3）样品的消解方法

1）蔬菜和茶叶样品：方法 1：准确称取约 0.3g 的样品于聚四氟乙烯（PTFE）消解罐中，加入 5ml 浓 HNO_3 静置过夜进行预消解，加盖密闭后于微波消解炉中消解 7min（分 3 挡，即 5atm、1min；10atm、2min；15atm、2min，1atm=101 325Pa）；冷却后再加入 1ml 浓 H_2O_2，在 10atm 下消解 2min，消解后溶液澄清透明，用超纯水定容至 50ml。方法 2：采用聚四氟乙烯（PTFE）密封罐进行样品消解。在酸煮洗净的 PTFE 密封罐中加入 0.5g 干样品，5ml HNO_3（68%，GR，Merck），加入 100ml 10mg/L Rh 元素作为消解控制内标。不盖紧 PTFE 密封罐，室温静置 4h，然后密封 PTFE 罐，在 160℃烘箱中加热过夜（从室温加热到 160℃约需 2h，在 160℃维持约 2h，冷却到室温约需 4h，该过程可由烘箱定时程序控制，一次可同时处理 50 个以上的样品）。小心打开 PTFE 罐，加入 10ml 超纯水，然后将样品转移到干净的 PTFE 塑料瓶中，稀释定重到 50g。标准溶液系列用同样酸度的溶液稀释并定重到 50g。

2）食油样品：①酸湿法消解：准确称取样品 0.5g 置于 50ml 玻璃消解管中，加入 8ml 硝酸，1ml 高氯酸，置于自动电热消解器中，消解管上加回流冷凝管，设置 120℃消解 4h 后，升温至 240℃消解至白烟冒尽，溶液呈淡黄色或无色（约 4h），自然冷却后，用 5%硝酸溶液定容至 50ml。同时做试剂空白。临用时再用 5%硝酸稀释 10 倍；② 微波消解：准确称取样品 0.5g 置于微波消解罐聚四氟乙烯内胆中，加入 5ml 硝酸，置于 DKP-Ⅰ型电子控温加热板上预消解（100℃）半小时，取下冷却后补加 2ml 硝酸和 2ml 过氧化氢。在 1、2、3、4 挡的消解时间分别设为 1min、0.5min、0.5min、4min，消解后将试液转移出来，用 5%硝酸溶液定容至 50ml。同时做试剂空白。临用时再用 5%硝酸稀释 10 倍。

3）母乳样品：采用湿法高温消解。所用消解罐为里外全氟，使用前经 15%～20%硝酸浸泡过夜后，100℃加热 3h，再用高纯水冲洗；使用微量可调移液管取样，所有取样、加标操作均采用一次性移液头。

（4）标准物质的分析结果：用标准物质进行分析过程的控制。蔬菜茶叶标准样品测定结果见表 7-5，脱脂奶粉标准样品测定结果见表 7-6。

表 7-5 各种标准参考物质的 ICP-MS 测定结果及与标准值的比较

元素	茶叶参考值 GBW 08505	茶叶测定值	茶树叶参考值 GBW 08513	茶树叶测定值	小麦定参考值 GBW 08503	小麦粉测定值	大米粉参考值 GBW 08502	大米粉测定值	猪肝参考值 GBW 08551	猪肝测定值
Na/(μg/g)	-	ND	-	ND	-	ND	8. 4±0. 6	8. 47	2330±40	2162
Mg (μg/g)	1700±100	1847	2760±240	2747	551±21	594	120±5	125. 7	747±26	643
Al/(ng/g)	3000	2652	-	6748	-	25. 1	-	ND	-	81993
P/(μg/g)	2840±60	2991	1480±80	1504	1500±?	1607	-	739. 2	13000	12820
K/(μg/g)	16600±600	17440	8630±620	8363	1980±140	2001	656±15	663. 8	11500±200	10724
Ca/(μg/g)	4300±200	4333	8000±660	7459	441±22	431. 8	-	ND	197±7	203
Cr/(ng/g)	800±20	819. 4	2000	1897	-	88. 7	-	20. 14	-	1341
Mn/(μg/g)	1240±40	1265	2170±120	2008	19. 6±1	20. 1	9. 8±0. 2	9. 7	8. 32±0. 19	8. 75
Fe/(μg/g)	264±10	266. 9	347±12	353. 7	39. 8±2. 6	37. 1	5. 1±0. 2	4. 1	1050±40	1055
Co/(/μg/g)	180±20	201	180	186. 9	-	15. 7	-	4. 9	100	94
Ni/(ng/g)	4600±300	4813	5090±760	4953	-	123. 4	-	50. 5	-	227
Cu/(μg/g)	17. 3±1	18. 3	8. 96±0. 58	7. 77	4. 4±0. 3	4. 6	2. 6±0. 2	2. 92	17. 2±0. 5	17. 5
Zn/(μg/g)	26. 3±0. 9	27. 9	22. 6±1. 5	21. 5	22. 7±2	23. 7	14. 1±0. 5	15. 1	172±4	171
As/(ng/g)	280±30	279. 6	180±48	152. 2	220±20	166	51±3	56. 8	44±4	48
Se/(ng/g)	72	112. 1	40±6	90. 6	100	57. 8	45±8	13. 6	940±30	1054
Cd/(ng/g)	57±8	65. 6	23±4	26. 5	31±2	25. 9	20±2	18. 2	67±2	83
Ba/(μg/g)	58±3	56. 2	120±10	103. 8	-	1. 85	-	104. 6	-	494
Hg/(ng/g)	13	9. 9	17	25. 9	-	1. 7	-	191. 9	-	327
Pb/(ng/g)	4400±200	4409	1000±40	853. 7	350±80	359. 5	750±100	756. 6	540±20	549
Th/(ng/g)	61±8	53. 4	104±14	93. 5	-	3. 8	-	0. 455	-	2. 2
U/(ng/g)	-	15. 34	-	36. 8	-	1. 3	-	ND	-	3

注："-" 表示参考值未给出

表 7-6 脱脂奶粉标准样品（GBW08509）测定结果

元素	标准值	测定值	元素	标准值	测定值
Na/(mg/g)	5.26±0.17	5.30±0.06	As/(μg/g)	(0.013)	0.017±0.004
Mg/(mg/g)	1.30±0.05	1.30±0.02	Se/(μg/g)	0.22±0.02	0.23±0.01
K/(mg/g)	18.6±0.5	20.3±0.2	Pb/(μg/g)	0.034±0.010	0.070±0.003
Ca/(mg/g)	12.2±0.5	15.6±0.2	Fe（茶）/(μg/g)	347±12	351±9
Zn/(mg/g)	46.8±2.8	49.1±0.7	Cu（茶）/(μg/g)	8.96±0.59	7.20±0.12
Mn/(mg/g)	0.28±0.05	0.25±0.01			

从各标准物测定的结果可看出，食品样品的 PTFE 密封罐消解方法及 ICP-MS 和 EPA200.8 标准方法同时测定消解液中多元素是一个快速准确的方法，该方法不仅可准确测定常规的痕量有毒元素如 As、Pb、Hg、Cr、Cd、Cu、Zn、Ni 等，还可以测定常量元素包括 P、Na、Mg、Al、K、Ca、Fe、Mn 等元素。大多数元素的测定结果与标准参考物质的标准值的误差小于 10%。个别样品中的超痕量元素，例如 Se、Hg 等由于受到氩气纯度的影响及记忆效应等因素的影响，测定误差较大，但仍可满足食品分析的要求。

（5）实际样品的分析结果

1）电感耦合等离子体质谱法（ICP-MS）快速测定食油中的锡

① 分析同位素和内标的选择：Sn 的同位素有 10 个，需要仔细选择干扰最小、灵敏度最高的同位素用于测定。由于 Sn 同位素 ^{112}Sn、^{114}Sn、^{115}Sn 的丰度很低，同时，^{115}Sn 受到 In 干扰、^{124}Sn 受到 YCl 干扰较大，因此本工作选择 m/z 分别为 116、117、118、119、120、122 的 Sn 同位素制作工作曲线，进行分析测定，结果见表 7-7。

表 7-7 以 ^{115}In 和 ^{72}Ge 为内标 Sn 同位素的工作方程及相关系数

项目	m/z		
	116	117	118
丰度	14.53	7.68	24.23
内标 ^{115}In			
工作方程	Y=1.581X+6.710E-2	Y=0.8438X+4.368E-2	Y=2.669X+1.147E-1
相关系数	0.9981	0.9969	0.9980
内标 ^{89}Y			
工作方程	Y=1.839X+1.379E-2	Y=0.9809X+1.561E-2	Y=3.102X+2.490E-2
相关系数	0.9999	0.9996	0.9999
内标 ^{72}Ge			
工作方程	Y=13.66X+5.537E-2	Y=7.290X+9.018E-2	Y=23.06X+1.044E-1
相关系数	1.0000	0.9998	1.0000

项目	m/z		
	119	120	122
丰度	8.59	32.59	4.63
内标^{115}In			
工作方程	Y=0.9579X+4.978E-2	Y=3.666X+1.640E-1	Y=0.5442X+2.568E-2
相关系数	0.9966	0.9976	0.9971
内标^{89}Y			
工作方程	Y=1.113X+1.800E-2	Y=4.261X+4.112E-2	Y=0.6324X+7.556E-3
相关系数	0.9994	0.9997	0.9996
内标^{72}Ge			
工作方程	Y=8.275X+1.044E-1	Y=31.67X+1.960E-1	Y=4.701X+3.963E-2
相关系数	0.9997	0.9999	0.9998

从表 7-7 中结果可知，Sn 同位素^{118}Sn 和^{120}Sn 的丰度最高，相关系数最好，同时两者受到氧化物、多原子离子、氢化物、氩化物、氯化物等的干扰亦较少，因此选用这二者进行测定比较合适，本工作选择了锡同位素^{118}Sn 进行实际样品的测定和分析。

在 ICP-MS 分析过程中，分析信号会随时间而发生漂移，而且分析实际样品时基体效应常可使被测物信号受到抑制或增强。选用内标分析法，不仅能改善测定的精密度，而且补偿了基体浓度变化的干扰。本工作所研究的样品，基体差异很大，合适的内标元素的选择很重要。选择内标的原则是：质量应尽量与被分析元素接近（差别小于 50amu），电离能尽量相近，沸点相近，而且最好是单同位素，所选的内标元素在所检测样品中含量可以忽略不计。Stotesbury 等报道选择^{115}In 作为^{118}Sn 测定的内标，测定 Sn 的准确度得到了改善，但由于^{115}In 和^{115}Sn 谱线重叠，测定 Sn 时 In 的信号会随之波动，因此当测定较高浓度的锡时，选择^{72}Ge 或^{89}Y 作为内标应更适合一些。Ge 与 Sn 属同一族元素，第一、第二电离能和沸点都很接近，表 4-5 表明，相同条件下，以^{72}Ge 为内标的工作曲线相关系数均优于以^{115}In 和^{89}Y 作为内标的结果，同时表 7-8 的实验结果显示，当测定高浓度锡的标准溶液时，以^{72}Ge 为内标更接近标准值，因此本工作选择^{72}Ge 做内标。

表 7-8　以^{115}In、^{89}Y 和^{72}Ge 为内标 Sn 标准工作曲线的测定结果（mg/l）

项目	标准值				项目	标准值			
	0.100	0.500	1.00	2.00		0.100	0.500	1.00	2.00
以^{115}In 为标准测定值	0.083	0.528	1.08	1.96	以^{72}Ge 为内标测定值	0.105	0.492	1.01	2.00
以^{89}Y 为内标测定值	0.102	0.493	1.02	1.99					

②分析溶液介质浓度的影响：在进行 ICP-MS 分析时，一般要求溶液中酸的浓度不超过

10%，常用分析溶液介质为1%~5%的硝酸溶液。食用油样品用浓度分别为1%、3%、5%的硝酸溶液直接稀释后，经超声处理5min，直接用ICP-MS进行测定，所得结果见表7-9。

表 7-9　用不同浓度硝酸溶液直接稀释食用油中 Sn 的测定结果（mg/g）

硝酸浓度%			酸湿法消解样品
1	3	5	
1.30	1.34	1.42	1.46

实验结果表明，酸的浓度越大，Sn的测定结果越接近消解样品的测定值，原因可能有二：一是酸浓度越高，油样中的锡溶解在酸液中越多；二是样品为油样，含有机物较多，硝酸浓度越高，提供的氧越多，燃烧有机碳越完全，减少了未燃烧碳粒对锥孔的附着和堵塞，提高了测定的灵敏度。因此在实际样品分析时选择5%硝酸溶液配制标准物和稀释样品。

③方法检测限和精密度测试：以空白溶液11次测定结果计算标准偏差获得方法检测限为Sn 0.020μg/L；根据公式LOD=3σ×标准溶液浓度/（标液cps-空白cps）计算，可得定量下限为0.068μg/L。用酸湿法消解样品测定7次，所得结果见表7-10，相对标准偏差为0.92%。

表 7-10　食用油样品测定的相对标准偏差（mg/g）

序号							平均值	RSD/%
1	2	3	4	5	6	7		
1.46	1.45	1.47	1.48	1.45	1.44	1.46	1.46	0.92

④几种不同前处理方法测定结果比较：对食用油样品的几种不同前处理方法的测定结果比较列于表7-11，表中所列的测定值均为样品与其平行样的均值。

表 7-11　几种不同前处理方法结果比较（mg/g）

ICP-MS	样1	与酸湿法结果的相对偏差%	样2	与酸湿法结果的相对偏差%	样2加标量	样2加标后的测定值	加标回收率%
酸湿法消解	2.19	-	1.46	-	0.5	1.87	94.0
微波消解	0.893	-59.2	0.386	-73.6	0.5	0.62	46.8
0.1%洗洁精	2.38	8.7	1.53	4.8	0.5	2.04	102.0
0.25%洗洁精	2.35	7.3	1.48	1.4	0.5	1.97	98.0
0.5%丙酮	1.92	-12.3	1.11	-24.0	0.5	1.67	112.0

续 表

ICP-MS	样 1	与酸湿法结果的相对偏差%	样 2	与酸湿法结果的相对偏差%	样 2 加标量	样 2 加标后的测定值	加标回收率%
1.0%丙酮	1.10	-49.8	0.93	-36.3	0.75	1.60	89.3
5.0%丙酮	-	-	0.82	-43.8	0.5	1.16	68.0
0.5%乙醇	2.12	-3.2	1.31	-10.3	0.5	2.09	156.0
1.0%乙醇	1.99	-9.1	1.33	-8.9	0.5	1.89	112.0
5% HNO_3	2.02	-7.8	1.42	-2.7	0.5	2.00	116.0
火焰原子吸收光谱法（FL-AAS）	2.18	-0.5	1.45	-0.7	-	-	-

由表 4-8 的测定结果可得如下结论：

A. 样品经消解后测定，可以减少有机物干扰和基体效应。酸湿法消解，是传统的消解方法，虽然耗时较长，但元素损失小，加标回收率较高，与火焰原子吸收光谱法结果相差小于 1%，结果较准确。

B. 预消解后微波消解，损失过半，这可能是因为样品为油样，在预消解过程中因消解内罐较浅，易冒泡喷出，同时 Sn 是易挥发元素，在敞口的预消解过程中会挥发损失。该法若在加入硝酸后加盖放置过夜，损失会减少，但需要的时间就会很长，不能满足应急事件的要求，因此本工作尝试了不用消解，样品经稀释后直接进样并能准确定量的方法。

C. 样品中加入 0.1%~0.25%的洗洁精，有助于油样均匀溶解于水相中（5% HNO_3 介质），形成均一透明的溶液。其测定结果与湿法消解结果相比，有 1%~9%的正误差，原因可能是由于洗洁精在 ICP-MS 中有增强信号的效应，同时酸湿法消解也会有一定的损失。其加标回收率约为 98%~102%，比较理想。

D. 样品中加入丙酮，测定结果不十分理想，与酸湿法消解结果的负偏差在 10%以上。加入丙酮浓度越高，测定值和加标回收率越低，这可能与丙酮在溶液中的性质有关，其原因尚需进一步研究。

E. 样品中加入乙醇（0.5%~1.0%）时，结果变化较大，约有 10%的负偏差，而加标回收率却在 112%以上，这可能是因为乙醇虽能起增强效应，但其本身不能良好溶解和分散油样，故测定的油样本底值偏低；加标的氯化亚锡溶液能很好溶解在 5% HNO_3 溶液中，同时有乙醇起增强效应，所以加标回收率较高。

F. 直接用 5%硝酸稀释测定，结果偏差在 10%以内。样品浓度较低时，偏差小一些，这可能与硝酸溶解出油中锡的完全程度有关。该法可作为一种急用的方法。

2）蔬菜中微量元素的 ICP-MS 测定：用前述的样品处理方法及 ICP-MS 操作条件，随机抽取测定了市面上现有 12 种蔬菜的 Cu、Zn、As、Cd 和 Pb 五种重金属的含量，测定结果见表 7-12，由表中结果可以看出，所有抽查的蔬菜中重金属元素的含量均未超过国家限量标准，达到无公害食品要求。

表 7-12　常见蔬菜（鲜样）中金属元素含量（μg/g）

元素	限量标准	油菜	菠菜	木耳菜	香菜	小白菜	白菜
Cu	1.0	0.510	0.422	0.444	0.289	0.399	0.283
Zn	20.0	2.14	2.63	5.00	1.04	3.37	2.73
As	0.5	0.039	0.058	0.043	0.045	0.041	0.34
Cd	0.05	0.008	0.015	0.34	0.008	0.017	0.005
Pb	0.2	0.038	0.034	0.014	0.031	0.021	0.011
元素	包菜	蒜	花菜	胡萝卜	土豆	辣椒	
Cu	0.244	0.227	0.470	1.02	0.842	0.522	
Zn	1.14	0.92	4.02	1.26	2.05	1.28	
As	0.037	0.054	0.057	0.052	0.064	0.034	
Cd	0.005	0.006	0.023	0.008	0.013	0.002	
Pb	0.021	0.039	0.100	0.104	0.051	0.001	

3）茶叶中微量元素的 ICP-MS 测定：用前述的样品处理方法及 ICP-MS 操作条件，随机抽取测定了市面上现有 12 种茶叶中的 Cu、Zn、As、Cd 和 Pb 五种重金属的含量，测定结果总结于表 7-13 中。

表 7-13　12 种茶叶中的 5 种重金属元素测定结果（μg/g）

元素	铁观音	粒粒香	乌龙茶	黄山毛峰	苦丁茶 1	碧螺春
Cu	7.06±0.16	6.68±0.08	6.95±0.02	11.6±0.2	13.6±0.2	13.2±0.2
Zn	17.7±1.8	17.7±1.2	15.4±1.5	37.9±2.9	49.9±1.0	39.0±3.0
As	0.055±0.009	0.108±0.009	0.100±0.036	0.105±0.042	0.222±0.034	0.168±0.061
Cd	0.016±0.000	0.011±0.003	0.011±0.003	0.027±0.002	4.46±0.07	0.101±0.037
Pb	1.53±0.00	1.37±0.01	1.50±0.05	0.618±0.014	0.496±0.057	1.40±0.03
元素	龙井茶	兰桂人	大红袍	花茶	苦丁茶	普洱茶
Cu	15.9±0.1	13.3±0.2	13.1±0.2	22.2±0.2	14.2±0.2	24.5±0.2
Zn	31.6±1.0	22.4±2.0	28.3±0.6	33.7±1.1	56.6±2.1	34.2±2.0
As	0.166±0.022	0.187±0.023	0.194±0.050	0.207±0.035	0.283±0.015	0.311±0.015
Cd	0.059±0.002	0.046±0.004	0.023±0.002	0.028±0.001	11.2±0.2	0.082±0.005
Pb	1.78±0.06	2.15±0.08	0.741±0.001	1.21±0.09	0.274±0.010	1.97±0.10

在我国国家标准中，仅对茶叶中的铜和铅两种重金属含量进行了限制：铜≤60.0 mg/kg，铅≤2.0 mg/kg，无公害茶的铅含量放宽至5.0 mg/kg，根据本工作随机抽查的样品分析结果，这12种茶叶中铜、铅含量基本不超标（仅兰桂人茶中铅含量偏高）。但同时也应看到，这仅是参照低残留茶的标准，若按照较高等级的有机茶（铜≤30.0 mg/kg，铅≤2.0 mg/kg）和绿色食品茶（铜≤15.0 mg/kg，铅≤1.0 mg/kg）的标准要求，尽管前者仍只有兰桂人茶中铅含量超标，但对于绿色茶品的要求，样品超标率达25%（铜）和67%（铅）。

另外，这些茶叶中其他重金属元素，如镉和砷，含量值也较低，只有苦丁茶中镉含量偏高。

二、金属或类金属化合物的分布与归属——同位素标记法

（一）放射性同位素与稳定性同位素的优缺点

同位素示踪剂包括放射性及稳定性的两种。放射性同位素被广泛用于研究金属或类金属在土壤中的转移和分布、在动植物的代谢规律及其机制及人体的代谢、分布与生物利用等规律。它们具有方法简单及对来自人体的生物样品中易于检测的优点。但是，由于放射性同位素存在体内的放射暴露而成为一种潜在的危险因素，尤其不适于用于一些特殊人群，包括婴儿和孕妇。而且，一些无机营养素（例如铜和镁）的放射性同位素会迅速衰减，因此用于人群实验的价值不大。

相对应的，稳定性同位素的主要优点是它对于受试者和研究者无害，用于研究婴儿、孕妇及哺乳期妇女尤为有利。更有意义的是，它还可以用来进行“复合元素测定法”，在这种检测方法中，可在受试者的膳食中一次加入多种不同元素的同位素。此外，稳定性同位素不会衰减，因此所得的组织及体液样品在放置了较长时间后仍可检测；而对于那些在检测前储存了多长时间无法确定的生物样品也同样适用。稳定性同位素的主要缺点是：①昂贵；②分析方法相对复杂，费用较高；③而且，实际上它并非一种完全可信的示踪剂，因为在体内的同位素能升高至大于内源性同位素的天然贮值从而能被检测出之前，需要在受试者的膳食中加入大剂量的稳定同位素。

（二）内标与外标

1. 内标　通过将同位素以生物合成的方式掺入到生长的食物中，植物性和动物性食物可以采用内标。

（1）植物：同位素可以通过如下几种方式实施植物内标：①加入到每个罐（在酸洗沙或溶液培养基中）里喂植物的营养液中；②通过连续液流的方法注入到在培养基中生长的植物中；③注射到在酸洗沙中生长的植物茎中；④作为叶片施肥而给予。

（2）动物：同位素给予可以是喂饲或灌胃，或注射（静脉，肌内或腹膜内注射）。因为成本高，稳定性同位素标记掺入的效率非常重要，且必须采取措施保证同位素以天然化学形式掺入到植物或动物的可食部分。

2. 外标

（1）假设：在进食前以外标方式加入到饮食中的示踪物，其应用比内标则要简单得多，且便宜得多。利用这种方法时，假定外标的元素和本身的无机元素完全交换，并且以相同的方式被吸收和代谢。就稳定性同位素和机体自身无机元素的交换来说，存在潜在的困难，因为与放射性同位素的情况相比，稳定性同位素在总无机池中占的比重更大。外标假设所有的无机元素都存在共有的代谢池，实际上来自于食品的铁、锌、钙、镁和铜似乎进入了共有池。由此，则可以通过稳定性同位素外标来测定吸收率。应该采取措施来保证外标元素有足够的时间和自身的无机元素达到恒稳态，以及保证所加入的标记同位素的无机元素的量不会影响食品中总无机池的大小。通过利用硒稳定性同位素外标的饮食测定吸收率的价值仍需验证。

（2）化学形式与剂量：富集的稳定性同位素必须以溶液的形式加入到食品中。这保证它与要标记食物的本身无机元素达到稳态，而且这个过程完成应该有足够的时间。无机元素稳定性同位素常以金属氧化物或盐的形式供应。给予的同位素的化学形式取决于研究，但通常是可溶性的盐，如氯化物或硫酸盐，通过在相应的酸中溶解得到。

稳定性同位素和放射性同位素不一样，它们广泛分布于自然环境及其生物中。在设计一个稳定性同位素研究时，最基本的要求是，要达到要研究的生物样品中有足够的同位素富集度。这样，必需的最小量的同位素剂量可以计算出来，其取决于所用分析技术的精确度和预期的迁移或吸收效率。在人体试验中，同位素可以加在一餐饮食中一次给予，也可以多次给予。后一种方法的优点是每天之间吸收效率的变异可以平均后去除，饮食中加入的同位素量可以少一些，这样可以减少向食品中加入过多无机营养素所带来的影响。在单一剂量会明显超过所研究元素正常的日摄入量的情况下，这种方法经常是必需的。多次给予的最大缺点是，在粪便监测研究中，必须收集额外的粪便。在给予几顿标记的膳食时，工作量和成本就会加大。

（三）同位素的定量分析

1. 放射性同位素

（1）组织和排泄样品：可以利用不同的设备进行测定。例如，释放 γ 线的放射性同位素可以利用碘化钾检测器或 Ge 检测器进行分析，这些设备放置在铅腔里，以减少背景放辐射的影响。样品也可以在不同的几何体内进行测定，这取决于样品的活性。对于所使用的每一个几何体，都要对检测系统进行校正，这很重要的。例如，尿样可以放在一个 5 升的塑料桶中进行测定，并把它放置在靠近检测器的容器内，而较小的样品可以利用孔式碘化钾检测器进行分析。

释放 β 粒子的，以及释放 X 线的放射性同位素，可以利用组织样品进行测定。只要将样品进行处理，使穿透力微弱的 β 粒子和 X 射线能够到达检测器。这些样品可以被蒸发，灰化，或化学溶解，以减少样品中的自我吸收；甚至可以用化学方法将放射性核素提取出来。测定经常在液体闪烁计数仪中进行，仪器中，样品与检测器材料混合在一起。这样，β 粒子就不必穿透任何检测器的盖子。

半衰期非常长的放射性同位素，可能很难通过放射性测定进行检测，因为长的半衰期会使衰变极其稀少。计数正在衰减的放射性核素的另一种方法是，利用粒子加速器，对样品中的原子进行计数。这种方法称为加速器质谱分析法（AMS）。

（2）全身测定：全身计数是活体条件下自动记录和（或）定量人体内放射性元素的一种方法，无须取样或进行活组织检查。因为不可能在体外检测到粒子射线，所以要求使用的放射性元素发射出 γ 射线。全身计数最简单的形式是在人体附近放置一个射线检测器，测定从检测器发出的信号。然而，比较理想的是，记录身体大部分的射线；因此，这种设备经常于特定的姿态，如弧型或椅子型。在弧型检测中，把要测定对象安置在弧型床上，而检测器置于弧型床的曲率中心或接近于中心的位置。由于弧型检测对于测定对象可能不方便，因此，经常让其坐在椅子上进行测定。另一种测定人体大部分的方法是使用可移动的检测器扫描躺在床上的检测对象，或者使用大型检测器，几乎能全部覆盖整个人体。测定时间取决于使用的仪器和检查，在 1~30 分钟之间。

2. 稳定同位素

（1）中子活化分析（NAA）：NAA 主要用于总元素的分析，但也可以用于测定同位素的富集水平。NAA 测定稳定同位素富集水平是基于来自核反应堆的热中子与稳定性同位素原子核的相互作用。核转化产生了能发出射线的放射性核素，这种射线能被与锗（锂）探头相偶联的多频道分析仪测定。一些核素不会产生放射性核素，因而不能被 NAA 测定。

（2）气相色谱质谱法（GC-MS）：GC-MS 对金属核素比值分析有一定优点，是所有的 MS 分析中使用最广泛费用最低廉的技术。形成挥发性的金属螯合物作为洗脱液从气相层析引入到 MS 中。这种技术已用于铬、硒、镍、铂、汞、钴、铅、铜；而铁和锌没有合适的螯合物。GC-MS 精密度范围为 1%~2%。GC-MS 实验方面的主要困难在于选择螯合剂和离子来源（电子离子化或者化学离子化），以保证样品之间没有记忆效应。

（3）热电离质谱法（TIMS）：TIMS，最初是为地质研究而开发的仪器。由于它的高精密度，被认为是稳定性同位素分析方法中上选。分为四极杆 TIMS 和扇形磁式 TIMS。TIMS 分析的主要缺点是样品分析周期长，使用 TIMS 仪器非常昂贵，需要专门的操作员。然而，由于它极高的准确性和精密度，TIMS 还将在无机元素营养和代谢的稳定性同位素研究中继续起主要作用。

（4）电感耦合等离子体质谱分析法（ICP-MS）：ICP-MS 是最新的 MS 技术，也是使用最广泛的金属同位素分析技术。多道接收 ICP-MS 仪，它能以很高的精密度测定同位素比值。根据无机元素的不同，ICP-MS 分析的样品预处理非常重要，由于存在干扰，使得一些元素因在特定质量时的干扰而不易分析。这些干扰包括：元素间（同量异位素）谱线重叠；多原子干扰（源于氩，水和空气的背景谱线）；一些分子谱线（来自样品或样品基质的分解产物）。较新的四极杆 ICP-MS 非常灵敏，尤其是当与改进的进样装置（例如超声雾化器相连时）。高分辨 ICP-MS 的检测限更低，同时它的高质量分辨率使干扰大大减少。

（5）快速原子轰击质谱分析法（FAB-MS）：众所周知，FAB-MS 是用来分析不稳定的极性大分子的，但也已证明可用来分析稳定性无机元素同位素，尤其是锌。

三、金属或类金属配体化合物的形态组分——色谱质谱联用

色谱质谱联用包括液相色谱法-质谱联用和气相色谱法-质谱联用，二者互为补充，分析不同性质的化合物。

（一）气相色谱法-质谱联用

1. 气相色谱法-质谱联用定义　GC-MS 是最早商品化的联用仪器，适宜分析小分子、易挥发、热稳定、能气化的化合物；用电子轰击方式（EI）得到的谱图，可与标准谱库对比。GC-MS 是解决复杂样品全组分定性定量分析的常用方法，在研究和分析检测的领域中起着越来越重要的作用，特别是在有机化合物的常规检测工作中成为了一种必需的手段。如石化、化工、食品、环保、药物研究、生产、质控以及进出口许多领域的众多环节中都要用到 GC-MS；法庭医学中各类案件的现场采集物分析（呕吐液、血液等）、毒药、毒品检验与鉴定；甚至体育竞技运动中，国际公认用 GC/MS 对运动员进行兴奋剂检测数据可靠。

2. 气相色谱法-质谱联用色谱图　如图 7-14：

（1）色谱图的横坐标是出峰时间，纵坐标是峰高。

（2）图中每个峰表示样品的一个组分，由每个峰可以得到相应化合物的质谱图。

（3）峰面积和该组分含量成正比，可用于定量。

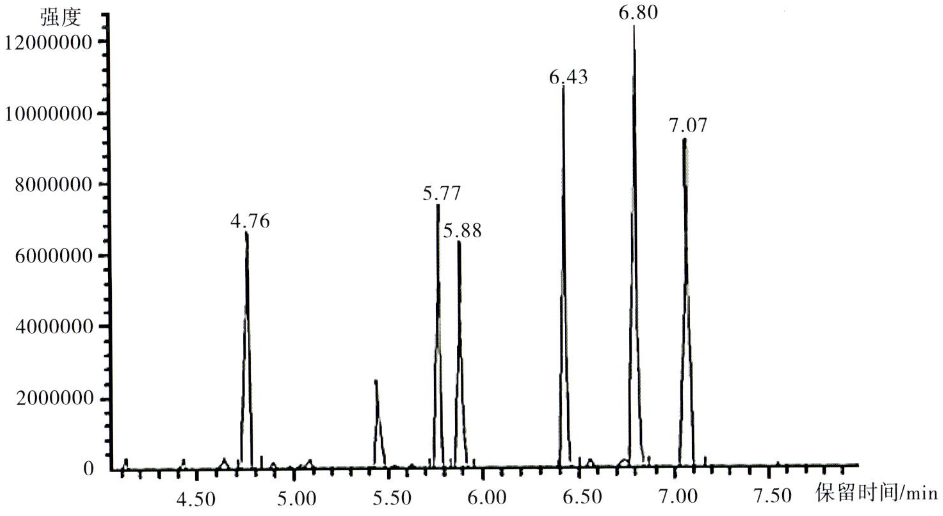

图 7-14　样品的总离子色谱图

3. 气相色谱法-质谱联用的检索数据库　在得到质谱图后，可以通过计算机检索对未知化合物进行定性。检索结果会给出几个可能的化合物，并按匹配度大小顺序排列出这些化合物的名称、分子式、分子量和结构式等。研究者可以根据检索结果及其他相关的信息，

对未知物进行定性分析。

目前 GC-MS 应用最为广泛的数据库有 NIST 库和 Willey 库，NIST 库目前有标准化合物谱图 13 万张，Willey 库有近 30 万张。此外还有毒品库，农药库等专用谱库。

（二）液相色谱法-质谱联用

1. 液相色谱法-质谱联用的定义　高效液相色谱（high performance liquid chromatography，HPLC）是一种准确度高，分离范围广的快速分离方法，它对化合物的结构破坏性小，适合有机分子和生物分子的分离。质谱（mass spectrometry，MS）具有其他分析方法无可比拟的灵敏度，对于未知化合物的结构分析定性十分准确，对相应的标准样品要求也比较低。

液相色谱法-质谱联用（liquid chromatography-mass spectrometry，LC-MS），也叫高效液相色谱-质谱联用，简称液质联用，是一种将高效液相色谱的物理分离能力和质谱的质量分析能力结合起来的分析化学技术。LC-MS 是一项具有非常高的敏感度和选择性的非常强有力的分析技术，在药物分析、食品分析和环境分析等许多领域得到了广泛的应用。

LC-MS 的使用方向是在多种其他化合物存在的复合混合物中，测出各种组分并有可能确定其详细结构。主要可解决如下几方面的问题：不挥发性化合物分析测定；极性化合物的分析测定；热不稳定化合物的分析测定；大分子量化合物（包括蛋白、多肽、多聚物等）的分析测定；没有商品化的谱库可对比查询，只能自己建库或自己解析谱图。

2. 液相色谱法-质谱联用技术的发展　LC 是液相分离技术，而 MS 是在真空条件下工作的方法，因而难以相互匹配。LC-MS 从 1977 年开始，经过了约 30 年的发展，直至采用了大气压离子化技术（atmospheric pressure ionization，API）之后，才发展成为可常规应用的重要分离分析方法。

另外，在 1970 年后，质谱-质谱法（mass separetion-mass spectra characterization，MS-MS）迅猛发展起来。它可以研究母离子和子离子的关系，让大的离子进一步裂解，获得裂解过程及离子组成的信息。这种方法让母离子进一步裂解，从而获得裂解过程和分子结构的信息，通常我们称为串联质谱，二级质谱，二维质谱法，序贯质谱等。液相色谱法与二级质谱的联用使液质联用应用更加广泛。

液质联用的发展：

1977 年，LC-MS 开始投放市场。

1978 年，LC-MS 首次用于生物样品中的药物分析。

1989 年，LC-MS-MS 取得成功。

1991 年，API-LC-MS 用于药物开发。

1997 年，LC-MS-MS 用于药物动力学高通量筛选。

1999 年，API Q-TOFLC-MS-MS 投放市场，大气压离子化接口的应用，彻底改变了面貌，使其迅速成为制药工业中应用最广的分析仪器。

2002 年美国质谱协会统计的药物色谱分析各种不同方法所占的比例。1990 年，HPLC

高达85%，而2000年下降到15%，相反，LC/MS所占的份额从3%提高到大约80%。我们国家目前还有很长的一段路要走，将色谱的分离能力与质谱的定性功能结合起来，实现对复杂混合物更准确的定量和定性分析。

3. 液相色谱法-质谱联用技术的特点　LC-MS除了可以分析GC-MS所不能分析的强极性、难挥发、热不稳定性的化合物之外，还具有以下几个方面的优点：

（1）分析范围广：LC-MS几乎可以检测所有的化合物，比较容易地解决了分析热不稳定化合物的难题。

（2）分离能力强：即使被分析混合物在色谱上没有完全分离开，但通过MS的特征离子质量色谱图也能分别给出它们各自的色谱图来进行定性定量。

（3）定性分析结果可靠：可以同时给出每一个组分的分子量和丰富的结构信息。

（4）检测限低：LC-MS具备高灵敏度，通过选择离子检测（SIM）方式，其检测能力还可以提高一个数量级以上。

（5）分析时间快：LC-MS使用的液相色谱柱为窄径柱，缩短了分析时间，提高了分离效果。

（6）自动化程度高：LC-MS具有高度的自动化程度。

4. 液相色谱法-质谱联用技术仪器工作原理　样品在质谱部分和流动相分离，被在离子源（图7-15中的接口）被离子化后，经质谱的质量分析器将离子碎片按质量数分开，经检测器得到质谱图，通过分析对照已知化合物的色谱及质谱图，可对复杂体系中的已知、未知结构的化合物进行定性分析。

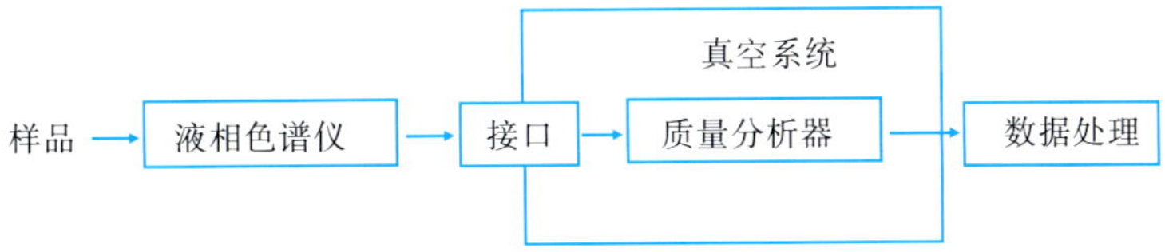

图7-15　LC-MS仪器组成框架图

（1）离子源（接口）：LC-MS最重要的位置是接口装置。样品经液相色谱分离，进入质谱，要除去溶剂并使其电离，同时要求液相色谱的高流速与质谱的气相和高真空度条件相匹配。接口的作用就是将被分析的样品分子电离成带电离子，并使这些离子在离子光学系统的作用下汇聚成一定几何形状和一定能量的离子束，然后进入质量分析器被分离。常用的离子源有电喷雾电离（EPI）和大气压化学离子化（APCI）。

1）电喷雾电离：流出液在高电场下形成带电喷雾，在电场力作用下穿过气帘；气帘的作用：雾化；蒸发溶剂；阻止中性溶剂分子（图7-16）。

ESI特点：①通常小分子得到（M+H）$^+$、（M+Na）$^+$或（M-H）$^-$单电荷离子；②最软的电离技术，通常只产生分子离子峰，因此可直接测定混合物；③生物大分子产生多电荷离子，其易形成多电荷离子的特性可分析蛋白质和DNA等生物大分子；④通过调节离子源电

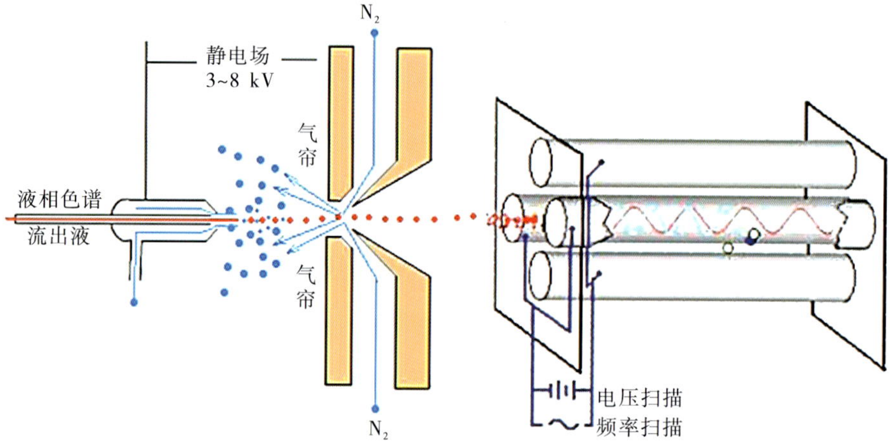

图 7-16 电喷雾电离（ESI）

压控制离子的碎裂（源内 CID）测定化合物结构。

2）大气压化学离子化：样品液从由具有雾化气套管的毛细管端流出，经氮气流雾化，通过加热管被气化，后经电晕尖端放电，溶剂分子被电离形成溶剂离子，然后雾化气和这些溶剂分子与气态样品分子反应，得到样品分子的准分子离子（图 7-17）。

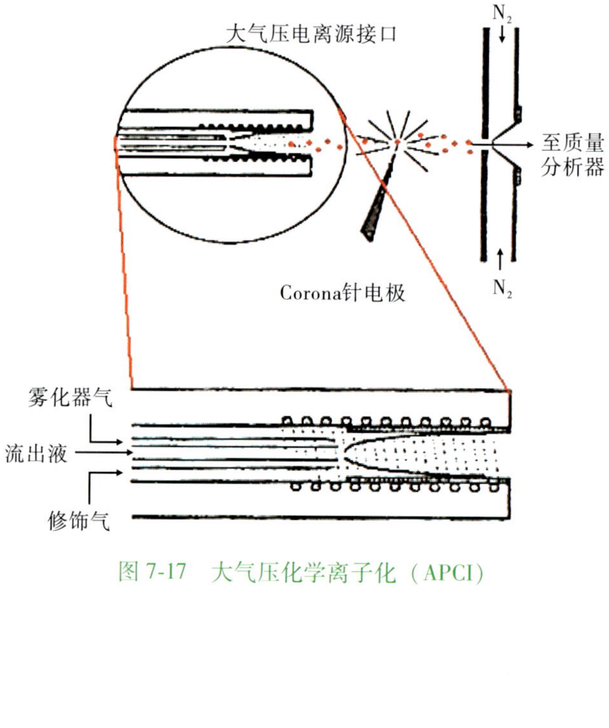

图 7-17 大气压化学离子化（APCI）

APCI 特点：①通常用于分析有一定挥发性的中等极性和弱极性小分子化合物分析；②相较 EPI 对溶剂、流速和添加物的依赖性小；③适应高流量的梯度洗脱或高低水溶液变化的流动相；④通过调节离子源电压控制离子的碎裂（源内 CID）测定化合物结构。

3）电喷雾电离和大气压化学离子化的异同点（表 7-14）：ESI 是相对 APCI 软电离程度较小的电离方式，应用范围较 APCI 的大。有些分析物由于结构和极性方面的原因，用 ESI 不能产生足够强的离子，可以采用 APCI 方式增加离子产率，可以认为 APCI 是 ESI 的补充。一般用 ESI 和 APCI 搭配使用比 ESI 和 APCI 的应用范围更广一些。

ESI 和 APCI 通常产生 $(M+H)^+$ 或 $(M-H)^-$ 等准分子离子，源参数调整简单，容易使用，仪器灵敏度高。对 APCI 源来说，不足就是给出的结构信息有限，样品易发生热裂解，低质量时基线噪声大。ESI 通常只产生分子离子峰，可以直接测定混合物，并可以测定热不稳定的极性化合物。其易形成多电荷离子的特性可分析蛋白质和 DNA 等生物大分子；通过调节离子源电压控制离子的碎裂（源内 CID）得到化合物的部分结构。

表 7-14　ESI 和 APCI 的异同点

项目＼离子源	ESI	APCI
离子化过程	样品先带电再喷雾，带电液滴去溶剂化过程中形成带电离子，是液相离子化	样品先形成雾再被电离，是气相离子化
适合检测物质	检测极性强，分子量大，不稳定的分子，如蛋白质，多肽，糖	中性或极性小的样品
产生离子	小分子产生单电荷离子，生物大分子易形成多电荷离子	主要产生单电荷离子
离子化的影响因素	受溶剂、流速的影响	对溶剂选择、流速和添加物的依赖性较小

（2）质量分析器：质量分析器是质谱仪的核心，质量分析器的作用是将离子源产生的离子按 m/z 顺序分开并排列。

不同类型的质量分析器构成不同类型的质谱仪。不同类型的质谱仪其功能，应用范围、原理、实验方法均有所不同。常用的质量分析器有如下几种：①双聚焦扇形磁场-电场串联仪器（double focusing magnetic sector-electric field）；②四极杆质量分析器（quadrupole-MS，Q-MS）；③离子阱质量分析器（ion-trap-MS，IT-MS）；④飞行时间质量分析器（time-of-flight-MS，TOF-MS）；⑤傅里叶变换-离子回旋共振质量分析器（fourier-transform-ion-cyclotron-resonance-MS，FT-ICR-MS）；⑥串列式多级质量分析器（MS-MS）：四极杆质量分析器-飞行时间质量分析器（Q-TOF）；三重四极杆质量分析器（Q-Q-Q）；双重飞行时间质量分析器（TOF-TOF）。

（3）检测系统：质量分析器分离并加以聚焦的离子束，按 m/z 的大小依次通过狭缝，到达收集器，经接收放大后被记录。质谱仪的检测主要使用电子倍增器（图 7-18），也有的使用光电倍增管。由倍增器出来的电信号被送入计算机储存，这些信号经计算机处理后可以得到色谱图，质谱图及其他各种信息。

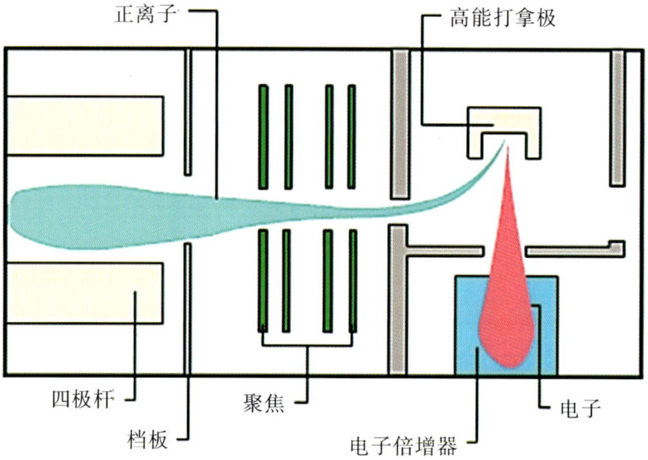

图 7-18 电子倍增器

5. 液相色谱法-质谱联用技术仪器的基本功能

（1）离子极化方式

1）ESI 中正、负离子方式：离子溶液中预先形成的，酸性分子形成负离子，碱性分子形成正离子；正离子检测方式下，通常准分子离子以质子加合离子或加合其他离子的形式存在。

2）APCI 中正离子方式

$$e + N_2 \longrightarrow N_2^{+\cdot} + e$$

$$N_2^{+\cdot} + H_2O \longrightarrow N_2 + H_2O^{+\cdot}$$

$$H_2O^{+\cdot} + H_2O \longrightarrow H_3O^{+} + HO^{\cdot}$$

$$H_3O^{+} + M \longrightarrow (M+H)^{+} + H_2O$$

3）APCI 中负离子方式：样品的准分子离子（M-H）$^-$一般是 OH^- 争夺质子而形成的。

4）正、负离子模式的选择：选择的一般原则为：正离子模式：适合于碱性样品，可用乙酸或甲酸对样品加以酸化。样品中含有仲氨或叔氨时可优先考虑使用正离子模式；负离子模式：适合于酸性样品，可用氨水或三乙胺对样品进行碱化。样品中含有较多的强伏电性基团，如含氯、含溴和多个羟基时可尝试使用负离子模式。

（2）碰撞诱导裂解（CID）谱：目的是裂解某一或某些特定的分子离子，给出其碎片离子从而获得针对这一分子离子的结构信息。选择一定质量的离子作为母体离子进入碰撞室，室内充有靶子反应气体，发生离子—分子碰撞反应，从而产生“子离子”，再经 MS2 的分析器及接受器得到子离子质谱，称为 CID（collision-induced dissociation）谱。碰撞气体：N_2、He、Ar、Xe、CH_4 等。

（3）扫描类型和扫描方式

1）扫描类型：①全扫描（full scan）：提供样品中每个分析物的全部质谱；②选择离子监测（SIM）：用于痕量分析；③选择反应监测（SRM）：用于痕量分析，专属性远高于 SIM。

2）扫描方式：子离子扫描（product ion scan）；②母离子扫描（precursor ion scan）；③中性丢失扫描（neutral loss scan）。

6. 液相色谱法-质谱联用技术对液相色谱的要求

（1）ESI 的最佳流速是 1～50 μl/min，应用 4.6 mm 内径 LC 柱时要求柱后分流比<1/50，目前大多采用 1～2 mm 内径的微柱，并配置 0.1～100 μl/min 的微量泵。采用毛细管 LC 柱时，柱后必须补充一定的流量。

（2）APCI 的最佳流速是 1ml/min，常规的直径 4.6mm 柱最合适。

（3）LC-MS 接口避免进入不挥发的缓冲液，避免含磷和氯的缓冲液，含钠和钾的成分必须<1mmol/l、含甲酸（或乙酸）<2%、含三氯乙酸≤0.5%、含三乙胺<1%、含醋酸胺<10～5 mmol/L。

用 API 作为接口使 LC 与 MS 联用时，磷酸盐缓冲液不适合 LC-MS 系统。因此，在送样前一定要摸好 LC 条件，能够基本分离，缓冲体系符合 MS 要求。

（4）总离子流（TIC）可以与 UV 图像对照，基峰离子流（PBI）有时将更清晰地反映分离状况，特征离子的质量色谱在复杂混合物分析及痕量分析时是 LC-MS 测定中最有用的谱图，它既有保留值信息，又具备化合物结构的特征，抗化学干扰性能好，常用于定性定量。因此，为提高分析效率，常采用<100 mm 的短柱（此时 UV 图上并不能获得完全分离）。

（5）样品的预处理

1）样品预处理的目的：①防止固体小颗粒堵塞进样管道和喷嘴；②获得最佳的分析结果。

2）样品的预处理常用方法：①超滤；②溶剂萃取/去盐；③固相萃取；④灌注（Perfusion）净化/去盐；⑤色谱分离（包括反相色谱分离和亲和技术分离）。

7. 液相色谱法-质谱联用技术的应用

（1）液质联用技术在食品中的应用

1）在食品安全中的应用：中国加入世贸组织后，食品安全问题是食品工业最大阻碍，这将给中国的进出口和国内企业带来极大的威胁。美国食品与药品管理局（FDA）、欧盟、日本、韩国等主要贸易国和地区公布了在进口动物源性食品中禁止使用的药物名单，提高了最高限量标准。

硝基呋喃是国际进口动物源性食品贸易的必检项目之一。硝基呋喃类药物主要包括呋喃唑酮、呋喃它酮、呋喃西林和呋喃妥因，用于治疗和预防由埃希菌和沙门菌引起的哺乳动物消化道疾病。彭涛的研究发现，呋喃西林、呋喃唑酮及其代谢物具有致癌作用，使用 LC-MS-MS 法同时测定奶粉中呋喃唑酮、呋喃它酮、呋喃西林和呋喃妥因的代谢物。此外葛宝坤，徐维海等人采用 LC-MS 法测定了鸡肉及水产品中的硝基呋喃类药物的残留情况。

此外，对食品中违禁物质和有害添加剂的检测也是很重要的一项检测环节。黄芳等人采用 LC-MS 法建立了测定食品中三聚氰胺的方法，用 KromasilC_{18}柱，采用正离子模式的电喷雾质谱检测，线性范围为 0.01～0.5mg/L，检出限为 0.01mg/L，回收率为 80%～99%（图 7-19）。

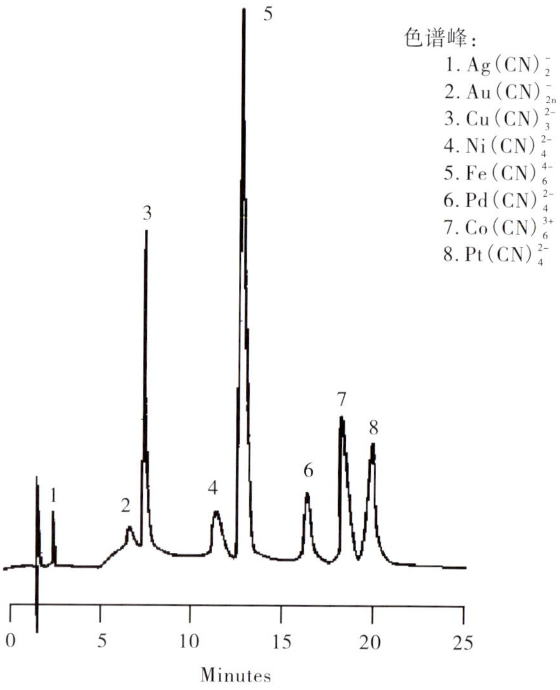

图 7-19　分离金属氰化物

2）在保健食品中的应用：随着社会经济的发展和生活水平的提高，人们对于食品的要求逐步由温饱型向感官满足型转变，并逐步向功能保健进行转变。LC-MS 联用技术在对保健食品功效成分进行分析时，可以同时得到化合物的保留时间、在线紫外光谱、分子量及特征结构碎片等丰富的信息，具有高效快速、准确、灵敏度高的特点，适合保健食品中功效成分的分析。谢瑶等人对近年来采用 LC-MS 法对保健食品中的维生素，多不饱和脂肪酸等营养素的检测方法进行了综述和讨论。

（2）液质联用技术在蛋白质组学中的应用：在蛋白质组学中，要在复合混合物体系中检测出某些组分并用某种方法确定其详细结构。但生物体内的蛋白质和核酸以混合物状态出现，具有强极性，难挥发性，还具有明显的热不稳定性，用 GC-MS 来分析生物大分子存在困难，但可以采用 LC-MS 联用技术进行分析。用于蛋白质组的自下而上（bottom-up proteomics）的 LC-MS 方法一般涉及蛋白酶解消化和变性（通常，选用胰蛋白酶进行酶解消化，用尿素将三级结构变性，用碘乙酰胺给半胱氨酸“戴帽”，最后，用 LC-MS 肽质谱指纹区或 LC-MS-MS 串联质谱去推导各个多肽的序列）。郭寅龙等综述了采用 LC-MS 法在蛋白质分子量测定、蛋白质一级结构分析、蛋白质和多肽纯度的鉴定、肽质量酶谱、蛋白质分子内二硫键的定量和定位、磷酰化位置的测定以及在蛋白质组中的应用。

LC-MS-MS 通常用于复杂试样的蛋白质组分析。对于复杂试样即使用高分辨率的质谱仪多肽的质量也可能发生重叠。对分子量 10 000 以上的蛋白质用离子喷雾技术进行精确的质量测定是常规的分析。有研究用离子喷雾测定甲硫酸氨基-人体生长激素（MET-HGH）的分子量为 22 256. 32±0. 44D，与实际计算分子量 22 256. 2D 相差很小。同经典的蛋白质分子量测定技术相比，LC-MS-MS 法分析时间短，样品消耗少，测定快捷准确。李蓉等利用 LC-MS-MS 开展 DNA-药物结合态的分析，蛋白质与金属离子配位研究。

四、金属配体化合物结构的分析方法

（一）红外光谱

红外光谱（fourier transform infrared spectroscopy，FTIR）为利用红外线光谱经傅立叶转换来分析金属配体化合物结构的光谱分析仪器。光谱仪主要由光源（硅碳棒、高压汞灯）、迈克尔逊干涉仪、检测器和干涉仪组成。而傅里叶变换红外光谱仪的核心部分是迈克尔逊干涉仪，把样品放在检测器前，由于样品对某些频率的红外光产生吸收，使检测器接受到的干涉光强度发生变化，从而得到各种不同样品的干涉图。这种干涉图是光随动镜移动距离的变化曲线，借助傅里叶变换函数可得到光强随频率变化的频域图。这一过程可有计算机完成。

羟基、羧基、氨基、醛基、巯基等的 FTIR 特征吸收峰变化，可以反映出有机配体基团与金属离子的结合信息。用傅里叶变换红外光谱仪测量样品的红外光谱包括以下几个步骤：

1. 分别收集背景（无样品时）的干涉图及样品的干涉图。
2. 分别通过傅里叶变换将上述干涉图转化为单光束红外光。
3. 将样品的单光束光谱处以背景的单光束光谱，得到样品的透射光谱或吸收光谱。

（二）核磁共振

核磁共振（nuclear magnetic resonance，NMR）是根据有磁的原子核，在磁场的作用下会引起能级分裂，若有相应的射频磁场作用时，在核能级之间将引起共振跃迁，从而得到化学结构信息的一门新技术。

核磁共振可以提供不同分子结构上的细微差别，包括同分异构化合物和立体异构化合物。但是，核磁共振要求分析样品是纯物质，对于复杂的生物样品进行分析往往很困难。

因此在使用核磁共振检测前，常需要对生物样品进行分离纯化等前处理。常见有：高效液相色谱-核磁共振联用（HPLC-NMR）、超临界流体色谱-核磁共振联用（SFC-NMR）、超临界流体萃取-核磁共振联用（SFE-NMR）、毛细管电泳-核磁共振联用（CE-NMR）。

固体核磁共振技术则在研究植物体内金属络合物结合的原位结构方面有其优势，用以获得金属有机配体中与金属结合的配体数。至今，国内外学者已对 Cu^{2+}、Fe^{3+}、Mn^{2+}、Al^{3+}、Cd^{2+}等金属的有机配合物进行了 NMR 波谱分析。

（三）X 线吸收光谱

X 线的吸收特征 X 线束透过物质后，其减弱服从指数衰减定律。透射光强度还和入射光的波长 λ 有关。这种和 λ 的关系就是吸收光谱。这种关系用下式表示：$I=I_0e^{-\mu x}$。式中，I_0 为入射光强度，μ 为物质线吸收系数，x 为透过的样品厚度。物质吸收射线后处于激发态，在弛豫回到基态过程中会发出荧光、电子光电子、俄歇电子及非弹性散射电子等。它们的强度是与吸收成正比的，故测量它们的强度也能获得吸收光谱。

吸收边与精细结构。吸收光谱不是单调变化的曲线，会在某些位置出现吸收突跃，称为吸收边。每一种元素都有其特征的吸收边系，可依此做元素分析。吸收边的位置还与元素的价态有关，氧化价增加 1。在吸收边附近及其高能延伸段约存在着一些分立的峰或波状起伏，称精细结构。精细结构包括两段，一段为吸收边前到吸收边后约 50eV 的一段，称近边结构（X-ray absorption near edge structure，XANES；near edge X-ray absorption fine structure，NEXAFS）；另一段为约 50eV 至约 1000eV 的一段，称广延结构（extended X-ray absorption fine structure，EXAFS）。

X 线吸收光谱的 EXAFS 和 XANES 分析，可提供小范围内的原子簇结构信息，而被作为环境化学分析的重要手段。使用的样品可以用结晶体，也可以是非结晶体；它可以用固体，也可以是液体，甚至是气体；它可以用单一的物相，也可以是混合物等，其适用范围特别广大。近年来，由于 X 射线吸收光谱可以基本不破坏样品状态，实现重金属原位检测，而应用于检测生物体内重金属化学形态以及形态转化，已对 Cd、Zn、Ni、As、Se、Cu 等元素形态及转化进行研究。

第四节 金属组学在营养学中的应用

多项研究采用不同的方法，对金属及类金属在生物样品（包括食物、植物、药物等）中进行了形态分析，生理功能和结构分析。

Kotrebai 等采用反相 HPLC-ICP-MS 和 HPLC-ESI-MS 测定了富硒大蒜，酵母酶提取物和热水提取物中硒的形态，结果发现，以 1%甲醇水溶液为流动相，0.1%的七氟丁酸酐为离子对试剂经过分离得到了 20 多种形态的硒化合物；Ueno 等采用了 NMR 技术研究了镉超积累植物遏蓝菜叶中镉存在形态，遏蓝菜叶提取液经凝胶过滤以及阴阳离子交换色谱纯化后表明，镉主要与遏蓝菜叶片中的苹果酸盐结合；Li 等采用 HPLC-ICP-MS 测定了长期汞暴露人群经过补硒后尿液中汞、硒形态的变化，补硒后，汞在尿中主要以无机汞的形式存在，硒在尿中主要以硒代胱氨酸的形式存在。

Suzuki 等采用 HPLC-ICP-MS 技术测定了动物体内全部的砷形态，展示了砷的代谢过程，解释了砷在动物体内代谢过程的机制；胃病病人的胃分泌液中有大量的淋巴成纤维细胞和胃酸，Sun 等对三价铋可能阻挠铁的代谢或是在细菌中与蛋白质或酶相互作用进行研究，发现三价铋与人体朊蛋白或扁桃体成纤维细胞竞争性结合，而大部分的铋离子与转铁蛋白结合，因此扁桃体成纤维细胞是三价铋在血浆中的主要运输者，在铋的药物学研究中不可缺少；Steinbrenner 等研究了高硒摄入与 2 型糖尿病的关系，研究发现，高硒摄入增加了血浆中硒的水平，不利于碳水化合物在人体的新陈代谢，增加了 2 型糖尿病的发病概率。陈同斌等采用 SRXRF 技术研究砷超富集植物蜈蚣草羽叶中砷的结构分布特点，结果表明，蜈蚣草羽叶中的砷具有较强的木质部运输和卸载能力；Shen 等采用 NMR 技术研究铝在荞麦叶片中的结构状态，在铝处理低浓度时，叶片中铝与草酸以 1∶3 形式存在，而当铝处理高浓度时，发现铝的另外配合物，即铝与柠檬酸以 1∶1 形式存在。

第五节 展　望

金属组学是一门新兴学科，它已经广泛地渗透到生物科学的各个研究领域，成为生物科学发展的重要工具。目前研究金属组学的实验方法很多，但仍有一些问题需要解决：仍需改进实验的方法、手段，实现在不破坏金属状态或金属与蛋白质结合的稳定性的条件下进行实验研究；继续发展联用技术，通过多个仪器的相互补充，可以进行更复杂的分析，还可以得到更加完整的生物金属分子。在快速发展的新世纪，食品安全，环境污染，癌症药物等方面越来越被人们重视，金属组学的研究显得尤为重要：①通过金属组学形态学分析提供鉴定标准，尽快建立一个食品安全评价体系；②通过金属组学研究植物中重金属残留和某些植物可以对环境修复问题，为环境治理提供新方法；③通过金属组学的研究，研发抗癌或治好癌症的新药物。

参考文献

[1] Balter V, Lamboux A, Zazzo A, et al. Contrasting Cu, Fe, and Zn isotopic patterns in organs and body fluids of mice and sheep, with emphasis on cellular fractionation. Metallomics, 2013, 5 (11): 1470-1482.

[2] Morgan JL, Skulan JL, Gordon GW, et al. Rapidly assessing changes in bone mineral balance using natural stable calcium isotopes. Proc Natl Acad Sci USA, 2012, 109 (25): 9989-9994.

[3] Balter V, da Costa AN, Bondanese VP, et al. Natural variations of copper and sulfur stable isotopes in blood of hepatocellular carcinoma patients. Proc Natl Acad Sci USA, 2015, 112 (4): 982-985.

[4] Branislav Ruttkay-Nedecky, Lukas Nejdl, Jaromir Gumulec, et al. The Role of Metallothionein in Oxidative Stress. Int J Mol Sci, 2013, 14 (3): 6044-6066.

[5] Lindeque JZ, Jansen van Rensburg PJ, Louw R, et al. Obesity and metabolomics: metallothioneins protect

against high-fat diet-induced consequences in metallothionein knockout mice. OMICS, 2015, 19 (2): 92-103.

[6] Singla N, Dhawan DK. Zinc modulates aluminium-induced oxidative stress and cellular injury in rat brain. Metallomics, 2014, 6 (10): 1941-1950.

[7] Leonhardt T, Sácký J, Šimek P, et al. Metallothionein-like peptides involved in sequestration of Zn in the Zn-accumulating ectomycorrhizal fungus Russula atropurpurea. Metallomics, 2014, 6 (9): 1693-1701.

[8] Wu H, Li Y, Lang X, et al. Bioaccumulation, morphological changes, and induction of metallothionein gene expression in the digestive system of the freshwater crab Sinopotamon henanense after exposure to cadmium. Environ Sci Pollut Res Int, 2015.

[9] Höckner M, Dallinger R, Stürzenbaum SR. Metallothionein gene activation in the earthworm (Lumbricus rubellus). Biochem Biophys Res Commun. 2015.

[10] Raudenska M, Gumulec J, Podlaha O, et al. Metallothionein polymorphisms in pathological processes. Metallomics, 2014, 6 (1): 55-68.

[11] Kayaaltı Z, Aliyev V, Söylemezoğlu T. The potential effect of metallothionein 2A-5A/G single nucleotide polymorphism on blood cadmium, lead, zinc and copper levels. Toxicol Appl Pharmacol, 2011, 256 (1): 1-7.

[12] Haque S, Akhter N, Lohani M, et al. Matrix Metalloproteinase-2-1306 C> T Gene Polymorphism is Associated with Reduced Risk of Cancer: a Meta-analysis. Asian Pac J Cancer Prev, 2015, 16 (3): 889-896.

[13] Ben Néjima D, Ben Zarkouna Y, Gammoudi A, et al. Prognostic impact of polymorphism of matrix metalloproteinase-2 and metalloproteinase tissue inhibitor-2 promoters in breast cancer in Tunisia: case-control study. Tumour Biol, 2015.

[14] Lepeta K, Kaczmarek L. Matrix Metalloproteinase-9 as a Novel Player in Synaptic Plasticity and Schizophrenia. Schizophr Bull, 2015.

[15] Pereza N, Ostojić S, Volk M, et al. Matrix metalloproteinases 1, 2, 3 and 9 functional single-nucleotide polymorphisms in idiopathic recurrent spontaneous abortion. Reprod Biomed Online, 2012, 24 (5): 567-575.

[16] Méplan C, Hesketh J. Selenium and cancer: a story that should not be forgotten-insights from genomics. Cancer Treat Res, 2014, 159: 145-166.

[17] Huang L, Shi Y, Lu F, et al. Association study of polymorphisms in selenoprotein genes and Kashin-Beck disease and serum selenium/iodine concentration in a Tibetan population. PLoS One, 2013, 8 (8): e71411.

[18] Du XA, Wang HM, Dai XX, et al. Role of selenoprotein S (SEPS1) -105G> A polymorphisms and PI3K/Akt signaling pathway in Kashin-Beck disease. Osteoarthritis Cartilage, 2015, 23 (2): 210-216.

[19] Crosley LK, Bashir S, Nicol F, et al. The single-nucleotide polymorphism (GPX4c718t) in the glutathione peroxidase 4 gene influences endothelial cell function: interaction with selenium and fatty acids. Mol Nutr Food Res, 2013, 57 (12): 2185-2194.

[20] Li XX, Guan HJ, Liu JP, et al. Association of selenoprotein S gene polymorphism with ischemic stroke in a Chinese case-control study. Blood Coagul Fibrinolysis, 2015, 26 (2): 131-135.

[21] Cox AJ, Lehtinen AB, Xu J, et al. Polymorphisms in the Selenoprotein S gene and subclinical

cardiovascular disease in the Diabetes Heart Study. Acta Diabetol, 2013, 50 (3): 391-399.

[22] Williams RJP. Chemical selection of elements by cells. Coord Chem Rev, 2001, 216-217 (1): 583-595.

[23] Haraguchi H, MATSUURA H. Proceeding s of International Symposium on Bio-Trace Elements 2002. RIKEN, 2003: 3-8.

[24] Haraguchi H. Metallomics as in tegrated biometal science. J Anal At Spectrom, 2004, 19: 5-14.

[25] Koppenaal DW, Hieftje GM. Metallomics-The future of atomic spectroscopy. Anal At Spectrom, 2007, 22 (2): 111.

[26] 江桂斌，何滨. 金属组学及其研究方法与前景. 中国科学基金，2005，19 (3): 151-155.

[27] Mounicou S, Szpunar J, Lobinski R. Metallomics: the concept and methodology. Chem Soc Rev, 2009, 38: 1119-1138.

[28] Szpunar J. Metallomics: A new frontier in analytical chemistry. Anal Bioanal Chem, 2004, 378 (1): 54-56.

[29] Mounicou S, Szpunar J, Lobinski R. Metallomics: The concept and methodology. Chem Soc Rev, 2009, (4): 1119-1138.

[30] Jakubowski N, Lobinski R, Moens L. Metallobiomolecules: The Basis of Life, the Challenge of Atomic Spectroscopy. J Anal At Spectrum, 2004, 19: 1-4.

[31] Lahner B, Gong J, Mahmoudian M, et al. Genomic scale profiling of nutrient and trace elements in Arabidopsis thaliana. Nat Biotechnology, 2003, 21: 1215-1221.

[32] Sanz-medel A. From metalloproteomics to heteroatom-tagged proteomics. Anal Bioanal Chem, 2005, 381, (1): 1-2.

[33] Orlando R. PITTCON 2005 Abstracts. Orlando: PITTCON, 2005: 1490-1492.

[34] 刘立刚. 原子吸收分光光度法样品前处理方法归纳. 环境研究与监测，2012，25 (2): 49-50，58.

[35] 陈君石. 中国卫生监督杂志，1994，试刊号：28-31.

[36] Stotesbury SJ, Pickering JM, Grifferty MA. J Anal Atom Spectrom, 1989, 4: 457-460.

[37] 许允文，韩文炎. 福建茶叶，2001，2: 26-29.

[38] 彭涛，储晓刚，杨强，等. 高效液相色谱-串联质谱法测定奶粉中的硝基呋喃代谢物. 分析化学，2005，33 (8): 1073-1076.

[39] 葛宝坤，王云凤，常春艳，等. 测定鸡肉、水产品中四种硝基呋喃类药物残留量的固相萃取-液相色谱法. 分析测试学报，2003，(5).

[40] 徐维海，林黎明，朱校斌，等. HPLC-MS 法对呋喃唑酮及其代谢物 AOZ 在罗非鱼体内残留研究. 上海水产大学学报，2005 (1).

[41] 黄芳，黄晓兰，吴惠勤，等. 高效液相色谱-质谱法对饲料及食品添加剂中三聚氰胺的测定. 分析测试学报，2008，27 (3): 313-315.

[42] 谢瑶，石萌萌，庞欣. 高效液相色谱及液相色谱-质谱联用技术在保健食品检测中的应用. 化学通报，2010，(8): 684-688.

[43] Wysocki VH, Resing KA, Zhang Q, et al. Mass spectrometry of peptides and proteins. Methods. 2005, March, 35 (3): 211-322.

[44] 郭寅龙，刘晗青，余中天. 液相色谱-电喷雾质谱（LC-ESI-MS）在蛋白质分析鉴定中的应用. 分析测试技术与仪器，2001，7 (3): 129-133.

[45] 盛龙生，汤坚. 液相色谱质谱联用技术在食品和药品分析中的应用. 北京：化学工业出版社，2008.

[46] 李蓉，邸泽梅，陈国亮. 流动相组成、浓度和 pH 对蛋白质在金属螯合柱上的保留特性的影响. 色谱，2001，19（5）：385-389.

[47] Kotrebai M, Tyson JF, Block E, et al. High-performance liquid chromatography of selenium compounds utilizing perfluorinated carboxylic acid ion-pairing agents and inductively coupled plasma and electrospray ionization mass spectrometric detection. J Chromatogr A, 2000, 866（1）: 51-63.

[48] Uend D, Ma JF, Iwashita T, et al. Identification of the form of Cd in the leaves of a superior Cd-accumulating ecotype of Thlaspi caerulescens using ^{113}Cd-NMR. Planta, 2005, 221（6）: 928-936.

[49] Li YF, Chen C, Li B, et al. Simultaneous speciation of selenium and mercury in human urine samples from long-term mercury-exposed populations with supplementation of selenium-enriched yeast by HPLC-ICP-MS. J Anal At Spectrom, 2007, 22（8）: 925-930.

[50] Suzuki KT, Mandal BK, Ogra Y. Speciation of arsenic in body fluids. Talanta, 2002, 58（1）: 111-119.

[51] Suzuki KT. Metabolomics of arsenic based on speciation studies. Anal Chim Acta, 2005, 540（1）: 71-76.

[52] Sun H, Szeto KY. Binding of bismuth to serum proteins: implication for targets of Bi（III）in blood plasma. J Inorg Biochem, 2003, 94（1-2）: 114-120.

[53] Steinbrenner H, Speckmann B, Pinto A, et al. High selenium intake and increased diabetes risk: experimental evidence for interplay between selenium and carbohydrate metabolism. J Clin Biochem Nutr, 2011, 48（1）: 40-45.

[54] 陈同斌，黄泽春，黄宇营，等. 蜈蚣草羽叶中砷及植物必需营养元素的分布特点. 中国科学（C 辑），2004，34（4）：304-309.

[55] Shen RF, Iwashita T, Ma JF. Form of Al changes with Al concentration in leaves of buckwheat. J Experi Bot, 2004, 55（394）: 131-136.

附表　常见官能团红外吸收特征频率表

化合物类型	官能团	吸收频率（cm^{-1}）					备注
		4000~2500	2500~2000	2000~1500	1500~900	900 以下	
烷基	$—CH_3$	2960，尖［70］ 2870，尖［30］					1. 甲基氧、氮原子相连时，2870 的吸收移向低波数 2. 借二甲基使 1380 的吸收产生双峰
	$—CH_2$	2925，尖［75］ 2825，尖［45］					1. 与氧、氮原子相连时，2850 吸收移向低波数 2. —（CH_2）n—中，$n>4$ 时方有 725~720 的吸收，当 n 小时往高波数移动
	△ 三员碳环	3000~3080［变化］					三员环上有氢时，方有此吸收
不饱和烃	$—CH_2$	3080，［30］ 2975，［中］					
	—CH—	3020，［中］					
	C—C			1675~1600［中~弱］			共轭烯移向较低波数
	$—CH—CH_2$				990，尖［50］ 910，尖［110］		
不饱和烃	$—C═CH_2$ |					895，尖［100~150］	
	反式二氢				965，尖［100］		
	顺式二氢					800~650，［40~100］	常出峰于 730~675
	三取代烯					840~800，尖［40］	
	≡CH	3300，尖［100］					
	—C≡C—		2140~2100，［5］				末端炔基
			2260~2190，［1］				中间炔基

续 表

化合物类型	官能团	吸收频率（cm^{-1}）					备注
		4000~2500	2500~2000	2000~1500	1500~900	900 以下	
苯环及稠芳	C—C				1600，尖［<100］1580［变］1500，尖［<100］	1450，［中］	
	—CH	3030［<60］					
苯环及稠芳环				2000~1600，［5］			当该区无别的吸收峰时，可见几个弱吸收峰
						900~850，［中］	苯环上孤立氢（如苯环上五取代）
						860~800，尖［强］	苯环上两个相邻氢，常出现在 820~800 处
						800~750，尖［强］	苯环上有三个相邻氢
						770~730，尖［强］	苯环上有四个或五个相邻氢
						710~690，尖［强］	苯环单取代；1, 3-二取代；1, 3, 5-及 1, 2, 3-三取代时附加此吸收
杂芳环	吡啶	3075~3020 尖［强］		1620~1590［中］1500［中］		920~720，尖［强］	900 以下吸收近似于苯环的吸收位置（以相邻氢的数目考虑）
	呋喃	3165~3125［中，弱］		~1600，~1500	~1400		
	吡咯	3490，尖［强］3125~3100［弱］		1600 ~ 1500［变化］（两个吸收峰）			NH 产生的吸收—CH 产生的吸收
	噻吩	3125~3050		~1520	~1410	750~690，［强］	

续　表

化合物类型	官能团	吸收频率（cm^{-1}）					备注
		4000~2500	2500~2000	2000~1500	1500~900	900 以下	
醇和酚	游离态:						
	伯醇—CH_2OH	3640，尖 [70]					
	仲醇—CHOH	3630，尖 [55]					
	叔醇—C—OH	3620，尖 [45]					
	酚	3610，尖 [中]					
	分子间氢键:						
	二聚体	3600~3500					常被多聚体的吸收峰掩盖
	多聚体	3600，宽 [强]					
	分子内氢键:						
	多元醇	3600~3500 [50~100]					
	π-氢	3600~3500					
	聚合键	3200~2500，宽 [弱]					
醚	C—O—C				1150~1070，[强]		
	—C—O—C				1275~1200，[强]		
					1075~1020，[强]		
	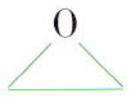				1150~1070，[强]		
					1275~1200，[强]		
					1075~1020，[强]		
		3050~3000 [中，弱]					环上有氢时方有此吸收峰
					1250，[强]	950 ~ 810，[强]	
						840 ~ 750，[强]	

续 表

化合物类型	官能团	吸收频率（cm^{-1}）					备注
		4000~2500	2500~2000	2000~1500	1500~900	900 以下	
酮	链状饱和酮			1725~1705，尖［300~600］			
	环状酮						
	大于七元环			1720~1700，尖［极强］			
	六元环			1725~1705，尖［极强］			
	五元环			1750~1740，尖［极强］			
	四元环			1775，尖［极强］			
	三元环			1850，尖［极强］			
	不饱和酮						
	α，β-不饱和酮			1685~1665，尖［极强］			羰基吸收
				1650~1600，尖［极强］			烯键吸收
酮	Ar—CO—						羰基吸收
	Ar—CO—Ar		1670~1660，尖［极强］				羰基吸收
	α，β，α‘，β’—不饱和酮						
	α-取代酮：α-卤代酮			1745~1725，尖［极强］			
	α-二卤代酮			1765~1745，尖［极强］			
	二酮：$-\overset{O}{\overset{\|}{C}}-\overset{O}{\overset{\|}{C}}-$			1730~1710，尖［极强］			当两个羰基不相连时，基本上回复到链状饱和酮的吸收位置
	醌：1,2 苯醌			1690~1660，尖［极强］			
	1,4 苯醌						
	草酮			1650，尖［极强］			

续 表

化合物类型	官能团	吸收频率（cm^{-1}）					备注
		4000~2500	2500~2000	2000~1500	1500~900	900 以下	
醛	饱和醛	28020［弱］，2720［弱］		1740~1720，尖［极强］			
	不饱和醛 α，β-不饱和醛 α，β，γ，δ-不饱和醛 Ar—CHO			1705~1680，尖［极强］ 1680~1660，尖［极强］ 1715~1695，尖［极强］			
羰酸	饱和羰酸	3000~2500，宽		1760［1500］	1440~1395［中，强］		1760 为单体吸收
				1725~1700［1500］	1320~1210［强］ 920 宽［中］		1725~1700 为二聚体吸收，可能见到两个吸收，分别为单体及二聚体吸收
	α，β-不饱和腈			1720［极强］ 1715~1690［极强］			
	Ar—COOH			1700~1680［极强］			
	α-卤代羰酸			1740~1720［极强］			
酸酐	饱和、链状酸酯			1820［极强］ 1760［极强］	1170~1045［极强］		
	α，β-不饱和酸酐			1775［极强］ 1720［极强］			
	六元环酸酐			1800［极强］ 1750［极强］	1300~1175［极强］		
	五元环酸酐			1865［极强］ 1785［极强］	1300~1200［极强］		

续 表

化合物类型	官能团	吸收频率（cm^{-1}）					备注
		4000～2500	2500～2000	2000～1500	1500～900	900 以下	
羧酸酯	饱和链状羧酸酯			1750～1730，尖［500～1000］	1300～1050（两个峰）［极强］		
	α，β-不饱和羧酸酯			1730～1715［极强］	1300～1250［极强］1200～1050［极强］		
	α-卤代羧酸酯			1770～1745［极强］			
	Ar—COOR			1730～1715［极强］			
	CO—O—C═C—			1770～1745［极强］	1300～1250［极强］1180～1100［极强］		
	CO—O—Ar			1740［极强］			
	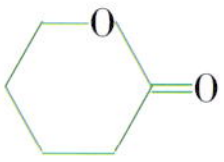			1750～1735［极强］			
	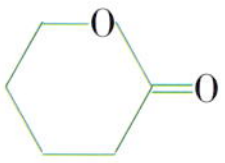			1720［极强］			
	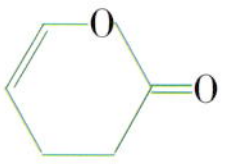			1760［极强］			同时还有 C C 吸收峰（1685）
	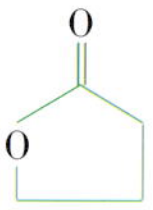			1780～1760［极强］			
羧酸盐	—COO^-			1610～1550［强］	1420～1300［强］		

续　表

化合物类型	官能团	吸收频率（cm^{-1}）4000~2500	2500~2000	2000~1500	1500~900	900 以下	备注
酰氯	饱和酰氯			1815~1770，尖［极强］			—C(=O)—F 在较高波数处，—C(=O)—Br，—C(=O)—I 在较低波数处。
	α，β-不饱和酰氯			1780~1750，尖［极强］			
酰胺							1. 圆括号内数值为缔合状态的吸收峰 2. 内酰胺的吸收位置随着环的减小而移向高波酰胺数方向
	伯酰胺—$CONH_2$						N—H 吸收
	伯酰胺—$CONH_2$			1690（1650），尖［极强］ 1600（1640）［强］			羰基吸收，酰胺Ⅰ带酰胺Ⅱ带。固态有两个峰
	仲酰胺—CONH—	3440［强］（3300，3070）					N—H 吸收
				1680（1665），尖［极强］			酰胺Ⅰ带
				1530（1550）［变化］			酰胺Ⅱ带
					1260（1300），［中，强］		酰胺Ⅲ带
	叔酰胺 —CON<				1650（1650）		

续 表

化合物类型	官能团	吸收频率（cm^{-1}）					备注
		4000~2500	2500~2000	2000~1500	1500~900	900 以下	
胺							圆括号内数值为缔合状态吸收峰
	伯胺 R—NH_2 吸 Ar—NH_2	3500 （3400） ［中，强］ 3400 （3300） ［中，强］			1640~1560 ［强，中］		
	仲胺 RNHR′	3350~3310 ［弱］					
	Ar—NHR	3450［中］					
	Ar—NHAr′	3490［中］					
	杂环上 NH						
	叔胺 Ar—N(R)(R′)				1350~1260 ［中］		
胺盐	—NH_3^+	3000~2000 ［强］ 宽吸收带上一至数峰		1600~1575， ［强］ 1550~1500 ［强］			
	—NH_2^+	3000~2250 ［强］ 宽吸收带上一至数峰		1620~1560 ［中］			
	—NH^+	2700~2250 ［强］ 宽吸收带上一至数峰					

续 表

化合物类型	官能团	吸收频率（cm^{-1}）					备注
		4000~2500	2500~2000	2000~1500	1500~900	900 以下	
腈	R—CN		2260~2240，尖［变化］				
	α，β-不饱和腈		2240~2215，尖［变化］				
	Ar—CN		2240~2215，尖［变化］				
硫氰酸酯	R—S—C≡N		2140，尖［极强］				
	Ar—S—C≡N		2175~2160，尖［极强］				
异硫氰酸酯	R—N═C═S		2140~1990，尖［极强］				
	Ar—N═C═S		2130~2040，尖［极强］				
亚胺	>C═N—			1690~1630，［中］			共轭时移向低波数方向
肟	>C═N—OH	3650~3500，宽［强］		1680~1630，［变化］	960~930		3650~3500 的吸收在缔合时移向低波数方向
重氰	—N═N			1630~1575，［变化］			
硝基	R—NO_2			1550，尖［极强］	1370，尖［极强］		
	Ar—NO_2			1535，尖［极强］	1345，尖［极强］		
硝酸酯	—O—NO_2			1650~1600，［强］	1300~1250，［强］		
亚硝基	—NO			1600~1500，［强］			

续 表

化合物类型	官能团	吸收频率（cm^{-1}）					备注
		4000~2500	2500~2000	2000~1500	1500~900	900 以下	
亚硝酸酯	—ONO			1680~1650，［变化］ 1625~1610，［变化］			
含硫化合物	硫醇，—SH	2600~2550［弱］					
	>C=S				1200~1050，［强］		
	亚砜 >S=O				1060~1040，尖［300］		
	砜 >S(=O)(=O)				1350~1310，尖［250~600］ 1160~1120，尖［500~900］		
	磺酸盐 R—$SO_3^-M^+$				1200，宽［极强］ 1050［强］		M^+表示金属离子
	磺酰胺 R—SO_2—N<				1370~1330，［极强］ 1180~1160，［极强］		
卤化物	C—F				1400~1000，［极强］		
	C—Cl					800~600［强］	
	C—Br					600~500［强］	
	C—I					500［强］	

续 表

化合物类型	官能团	吸收频率（cm^{-1}）					备注
		4000~2500	2500~2000	2000~1500	1500~900	900 以下	
含磷化合物	P—H		2440~2280［中，强］				
	P—C					750~650	
	P O				1300~1250［强］		
	P—O—R				1050~1030［强］		
	P—O—Ar				1190［强］		

注：①本表仅列出常见官能团的特征红外吸收；②表中所列吸收峰位置均为常见数值；③吸收峰形状标注在吸收位置之后，“尖”表示尖锐的吸收峰，“宽”表示宽而钝的吸收峰，若处于上述二者的中间状况则不加标注；④吸收峰强度标注在吸收峰位置及峰形之后的括号中，“极强”“强”“中”“弱”分别表示吸收峰的强度。极强——表观摩尔吸收系数大于 200。强——表观摩尔吸收系数 75~200。中——表观摩尔吸收系数 25~75。弱——表现摩尔吸收系数小于 25（当有近似的表观摩尔吸收系数数值时，则标注该数值）；⑤参考文献：K Nakanishi，et al. Infrared Absorption Spectroscopy，2nd Ed Holden-Day. 1977.

第八章　肠道微生物组学

人体内存在大量共生菌群，这些细菌大部分寄居在人的肠道，数量超过 10^{14}，是人体细胞总数的 10 倍以上，其总重量超过 1.5kg，若将肠道微生物单个细菌排列起来可绕地球两圈。胃肠道是细菌的“大仓库”，人体就是一个移动的细菌聚集地。从基因组角度来看，一个健康成年人肠道微生物的全部基因组数量异常庞大，远远超过人类自身基因组的综合。在漫长的进化过程中，肠道微生物与人类达成了良好的合作，对人体的营养、代谢和免疫都起着至关重要的作用，许多研究者更多的是将人体肠道微生物群落看作是人体的一个“器官”，或者是人体第二基因组，其中蕴含的海量遗传信息与人类密切相关。因此，1958 年诺贝尔生理或医学奖获得者莱德伯格（Lederberge）建议用“微生物组（microbiome）”来定义人体内微生物基因组的集合，以区别于人自身的基因组。

肠道菌群按一定的比例组合，各菌间相互制约，互相依存，在质和量上形成一种生态平衡。正常的菌群具有屏障、免疫、抗肿瘤等作用。多种能引起肠道炎症的病理情况下，肠道炎症细胞因子、炎症介质、蛋白酶类和氧自由基的释放，除了加重肠黏膜机械屏障损伤外也可以造成细菌易位和消化道免疫调节的激活，触发疾病的进展乃至恶化。肠道微生态学是一门研究人体正常微生物群与宿主之间相互作用关系的新兴生命学科分支。肠道菌群种类繁多，数量庞大，与宿主的营养、代谢和免疫等诸多重要生理功能紧密相关，是人体最重要的微生态系统。

鉴于人体内微生物与人类的密切关系，美国国立卫生研究院（NIH）提出了一项重大研究项目——人类微生物组计划（Human Microbiome Project，HMP），投入 1.15 亿美元，于 2007 年 12 月正式启动。该计划集中研究人类消化道、口腔、阴道、皮肤和鼻通道五大组织器官内的微生物元基因组，元基因组指自然环境中全部微生物基因组的总和。随后，欧洲联盟于 2008 年 1 月启动了迄今最大的肠道细菌基因研究计划——人类肠道元基因组计划（Metagenomies of the Human Intestinal Traet，MetaHIT），该计划是由欧盟第七框架计划资助的子项目之一，包括来自中国、美国、丹麦、法国、日本、西班牙、英国、芬兰 8 个国家的学术界和工业界的 13 个成员，对人肠道中的细菌进行为期 4 年的全面“基因普查”。其重要研究成果已从 2008 年至今，陆续发表在《科学》（Science）和《自然》（Nature）杂志上。科学家正逐步揭开人体与肠道微生物的关系，探索肠道菌群帮助维持人体健康的机制，并将成果运用于认识和诊断疾病、开发新药物和防治方法。

第一节　肠道微生物多样性

人肠道内微生物自宿主出生起就开始定植，并伴随宿主的生长而逐渐成熟，达到相对的稳态。在人的消化道内，胃、小肠及结直肠内的细菌数量和组成大不相同。消化道内不同解剖位置的微生物分布如图 8-1 所示。

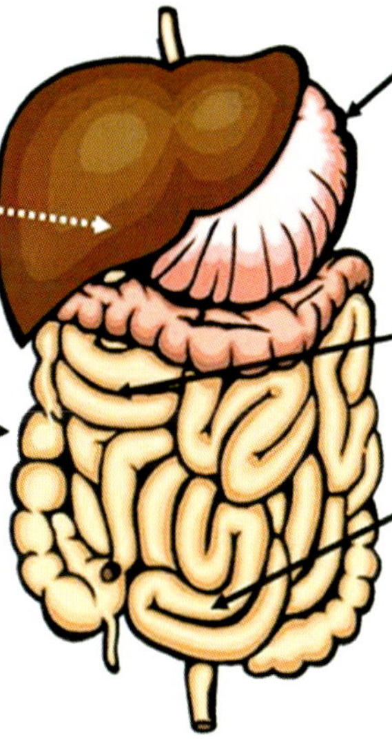

图 8-1　肠道内不同解剖位置的菌群分布

由于肠道不同部位的生理状况及 pH 环境不同，肠道菌群的种类与分布在肠道各部位存在一定差异。在胃部，由于胃酸形成的强酸环境，细菌的种类和数量很少，主要为耐酸菌，如乳酸杆菌、链球菌和葡萄球菌。十二指肠及空肠部分，由于胆汁、胰液作用以及小肠液流量大，蠕动剧烈，使得细菌在繁殖前即被快速推进至远端回肠及结肠，所以细菌的种类和数量都较少，与胃部类似，主要为革兰阳性需氧菌，如链球菌、葡萄球菌和乳酸杆菌。十二指肠及空肠细菌浓度基本为 10^3 ~ 10^5CFU/ml。回肠末端部分，由于肠液流量少，蠕动减慢，细菌数逐渐增加，细菌浓度为 10^7 ~ 10^8CFU/ml，主要为双歧杆菌、类杆菌、梭菌、肠杆菌等。至结肠部分，由于结肠内容物的移动较为缓慢，并且结直肠内环境呈中性或弱碱性，有利于细菌大量繁殖，细菌数量及多样性大大增加，浓度为 10^{10} ~ 10^{11} CFU/ml。近端结肠是碳水化合物降解的地方，而末端结肠更多的则是蛋白质降解的场所。其中厌氧菌达 98%以上，双歧杆菌、类杆菌、乳酸杆菌、肠球菌、肠杆菌、瘤胃球菌等是结肠中常见菌。最终通过肠道排出的粪便，其干重量近 1/3 是由细菌成分组成。在正常人体内，结肠的主要菌种相对稳定、无致病作用，与机体及肠内生态环境呈平衡状态，因此可以通过探索健康人体粪便的菌群，从而探讨病理状态下粪便菌群改变的意义。

成人胃肠道中的微生物可分为细菌（bacteria）、古菌（archaea）和真核生物（eucaryon）三大类，其分类等级是界、门、纲、目、科、属、种。在 16S rRNA 分子水平，序列相似性达 95%可定义为同一科，序列相似性为 97%可定义为同一属，序列相似性为

99%可定义为同一种。研究表明，人体肠道内微生物种类约800种，而菌株类型约97 000种。与其他生态系统相比，人肠道中的微生物密度最高，但在“门”一级的分类水平上，其多样性水平非常低，在已知的55个细菌门中，人体肠道微生物仅有其中8个门，最主要的门是类杆菌门（*Bacteroidetes*）和厚壁菌门（*Firmicutes*），每个门占人粪便和肠道上皮细菌数量的40%~50%。变形杆菌（*Proteobacteria*）也是人肠道中的常见菌，但数量相对较少。胃肠道中微生物在“门”级分类水平上表现出的低多样性，一方面反映了宿主对胃肠道微生物组成及其功能的选择性压力，另一方面也可能是由于与地球漫长的历史相比，人类进化史相对较短而造成的。研究人员估计肠道内的厌氧菌有100~1000种，其中严格厌氧的细菌如类杆菌属、双歧杆菌属、真杆菌属、梭菌属、消化球菌属、消化链球菌属、瘤胃球菌属是人体消化道内主要的菌群，而兼性厌氧菌如埃希菌属、肠杆菌属、肠球菌属、克雷伯菌属、乳酸杆菌属、变性杆菌属等是次要的菌群。每个个体肠道内均有数百种的细菌，但是彼此之间又有差异。

第二节　肠道微生物的功能

肠道微生物不仅帮助宿主消化食物，为宿主提供能量和营养物质，更为宿主提供了一个可有效抵抗外界病原菌入侵的屏障；肠道菌群的成熟也促进了免疫系统的发育和成熟，对人体具有十分重要的作用。宿主与肠道微生物之间具有密切的关系，平衡稳定的肠道菌群对宿主健康具有十分重要的作用（图8-2）。

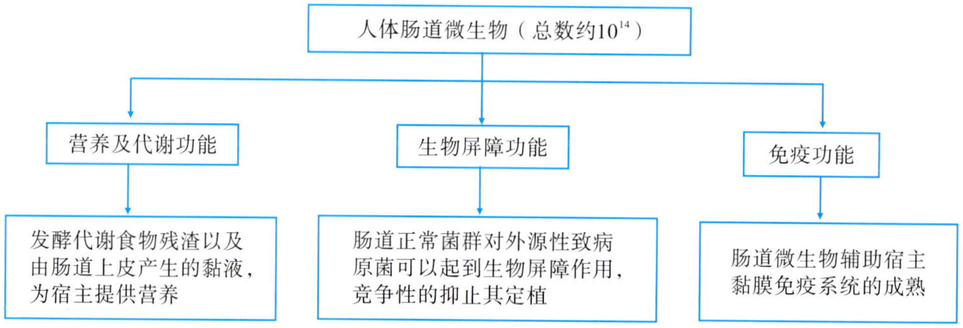

图8-2　肠道微生物的功能

一、肠道微生物的营养和代谢功能

肠道微生物的主要功能是发酵不可代谢的饮食残渣及由肠道上皮产生的黏液。宿主无法降解的碳水化合物包括长链多糖（如抗性淀粉、纤维素、半纤维素、果胶）、部分寡糖等，均可在肠道菌群帮助下在结直肠内被降解，其代谢的最终产物是短链脂肪酸供宿主吸收利用。此外，蛋白质和多肽也可在肠道菌群帮助下生成短链脂肪酸、支链脂肪酸，肠道菌群可利用的蛋白质包括弹性蛋白、胶原蛋白，以及胰酶、脱落的上皮细胞和裂解的细菌等。

肠道微生物还可通过介导宿主的信号转导途径调控宿主能量的储存。研究发现，当成年无菌鼠定植正常鼠的盲肠菌群后，无菌鼠的体脂重量在14天内增加60%，因为肠道菌群促进了肠道内单糖的吸收。肠道微生物还可帮助分解体内的有毒和有害物质（如亚硝胺、硫化氢和乳酸等），抑制蛋白质腐败，维持肠道酸碱度，从而保持肠道微环境的稳定。

二、肠道微生物的黏膜屏障功能

肠道正常菌群对于外源性致病原菌的入侵可以起到生物屏障作用。首先，大量的肠道菌群在肠道膜表面形成密集的菌膜，可以起到生物屏障作用，物理性地阻止入侵细菌的黏附，无法在肠黏膜上形成微菌落。因此病原菌不能激发肠道上皮细胞内相关的跨膜信号通路，从而阻止了病原菌侵入到上皮细胞形成的炎症反应。其次，正常的肠道菌群可以在肠道局部产生一些抑菌物质，如细菌素，从而抑制外源性病原菌的增殖。另外，正常的肠道菌群大量繁殖可以竞争性的消耗外源性致病菌生长繁殖所必需的营养物质，特别是铁离子，从而使得外部入侵的致病菌由于载铁量低而无法与正常菌群竞争。

三、肠道微生物的免疫功能

肠道微生物辅助宿主黏膜免疫系统的成熟。肠道菌群与免疫细胞间不断相互作用，保证了免疫系统的可靠性，使免疫系统实现从对环境抗原（如食物抗原和常驻菌）的低应答状态转变到对病原菌的高应答状态。同时，肠道微生物菌群与宿主肠道系统的相互作用，刺激了黏膜免疫系统的成熟，阻止了病原菌在宿主肠道内的定植，保证了黏膜屏障的完整性。人类的Toll-like受体（TLR）是机体抵御病原体入侵的研究热点，TLR属于模式识别受体机制（pattern recognition receptors mechanism，PRRs），主要分布在具有先天性免疫功能的细胞上，如树突细胞、巨噬细胞。肠上皮细胞上也有TLRs分布，关于TLR信号通路的机制已经较为清晰。Rakoff-Nahoum指出，正常菌群在常规稳态条件下可被TLRs识别，并且这种相互作用的发挥在维持肠道上皮免疫平衡方面发挥了重要作用。另外，发现被正常菌群激活的TLRs对于保护肠道免受损伤和相关性的死亡中发挥重要作用。正常菌群还能通过与小肠免疫系统中的细胞接触诱导在肠黏膜免疫中极为关键的IgA的产生，促进免疫系统成熟，产生免疫应答。

正常菌群和宿主处于一种动态的微生态平衡状态。微生态失衡可造成免疫系统的紊乱。Sudo报道，经卡那霉素处理的幼鼠，循环IgE、IgG1和抗CD3刺激的脾IL-4水平升高，脾中IFN-γ产物降低，证明菌群失调能引起全身免疫反应，通过口服将肠道菌群引入这些抗菌药物处理的小鼠阻止了脾中基础Th2反应的上调，显示这种机制是通过肠道微生物群的干扰造成的。

第三节 肠道微生物的形成发展及影响因素

影响肠道微生物菌群结构的主要因素包括外在环境因素和宿主内在因素两大类，后者包括分娩方式、宿主饮食习惯、年龄性别及宿主健康状况等。

一、分娩方式影响肠道微生物组成

新生儿的肠道菌群首先来自母亲阴道和粪便的菌群以及出生环境中的菌群。对于剖宫产婴儿，环境因素更为重要，剖宫产婴儿成年后的乳酸菌数量远低于自然分娩的孩子，出生时医院的卫生条件也决定了剖宫产婴儿的肠道菌群组成。对动物来说，遗传背景相同的小鼠在不同实验室成长，其肠道内菌群也完全不同。

新生儿的肠道菌群首先来自母亲阴道和粪便的菌群以及出生环境中的菌群。出生后，婴儿肠道内迅速定植细菌，在自然分娩的婴儿肠道中，*Enterococci* 及 *Enterobaceriaceae* 成为优势菌。对于剖宫产婴儿，环境因素更为重要，剖宫产婴儿成年后的 *Lactobacillus-like bacteria* 数量远低于自然分娩的孩子，*Clostridium perfringens* 的含量明显高于自然分娩的婴儿。出生时医院的卫生条件也决定了剖宫产婴儿的肠道菌群组成。Gronlund 等人对 34 例自然分娩的儿童及 30 例剖宫产的儿童肠道菌群结构进行研究，结果表明不同的分娩方式在婴儿出生六个月的时候仍会对肠道菌群的结构造成影响。对动物来说，遗传背景相同的小鼠在不同实验室成长，其肠道内菌群也完全不同。

二、宿主的饮食习惯影响肠道微生物组成

食物的营养价值不仅取决于人体自身肠道微生物菌群，还与肠道菌群的组成基因息息相关。利用小鼠模型的研究发现，当小鼠的饮食由低脂多糖转变为高脂高糖时，其肠道菌群仅在一天之内就发生了重大改变，同时肠道菌群的代谢通路和基因表达也变得完全不同。富含高脂肪的饮食使小鼠肠道内的菌群发生显著改变，厚壁菌门和变形菌门的细菌明显增多，而同时拟杆菌门的细菌不断减少。对人来说，高脂饮食在导致肥胖的同时，还导致肠道菌群结构发生改变，Wu 等人报道长期饮食结构的不同会对肠道中优势菌造成影响，高脂饮食会导致肠道中类杆菌属 *Bacteroides* 的富集，而低脂高纤维的饮食则会在肠道中富集普罗雷菌属 *Prevotella*。De Filippo 也对 15 名欧洲儿童及 14 名非洲儿童的肠道菌群结构做了分析，发现了类似的现象，非洲儿童以高纤维饮食为主肠道微生物以普罗雷菌属 *Prevotella* 为主，而欧洲儿童以高脂饮食为主肠道微生物以类杆菌属 *Bacteroides* 为主。而这种菌群结构的重建很大程度上是饮食选择压力的结果，这种选择压力迫使肠道微生物达到最优的代谢平衡以消化可利用的碳源或氮源。

三、宿主年龄性别因素影响肠道微生物组成

宿主年龄及性别的不同也会影响肠道菌群结构。英国男性的结肠消化时间约 49 小时，而女性的为 66 小时，导致结肠菌群代谢底物的转化效率降低，影响肠道的菌群结构。Claesson 等人对 161 名 65 岁以上的老人的肠道菌群结构应用焦磷酸测序的方法做了相关研究，结果发现与年轻人相比，类杆菌占总菌的比例上升且 *Clostridium* 的结构也呈现明显的个体差异。

四、抗生素使用影响肠道微生物组成

摄入抗生素会显著改变肠道的菌群结构，影响肠道黏膜的健康，阻碍营养的消化和吸收。大多数抗生素治疗所产生的不良反应之一是机会病原菌会拮抗肠道微生物的定植，从而影响菌群结构。在人和动物模型中，抗生素治疗会导致有益厌氧菌（如双歧杆菌属、乳酸菌和类杆菌属）长期减少，而机会病原菌增加（如革兰阴性需氧菌、厌氧病原菌、难辨梭状芽胞杆菌和白色念珠菌）。抗生素治疗还会降低短链脂肪酸的水平，长期抗生素治疗将导致 16S rRNA 微生物指纹图谱发生显著变化，即反映出微生物构成的变化。利用高通量焦磷酸测序技术分析环丙沙星对肠道菌群的影响，发现它影响了肠道内 1/3 的细菌种类，降低了菌群多样性，某些菌群在处理后 6 个月都没有恢复。

五、宿主健康状况影响肠道微生物组成

宿主的健康状况很大程度上影响肠道微生物的组成。罹患肥胖、IBD、糖尿病、肝硬化及心脑血管疾病的病人肠道微生物相比健康人而言，肠道微生物在组成和比例上有明显改变。肥胖病患者肠道内的厚壁菌门与类杆菌门的比例达到 35∶1，但瘦人体内的厚壁菌门与拟杆菌门的比例仅为 3∶1。

研究表明，肠道细菌失调也与多种胃肠道疾病的发生发展相关，如溃疡性结肠炎、克罗恩病（Crohn 病）及结直肠癌。因此，肠道细菌不仅是人体的“好朋友”和“好住户”，更是附着于人体的重要的“器官”，它们的组成和状态可以真实准确地反映人体的健康状况，是人体健康的晴雨表。正常状态下，肠道菌群是稳定的，有益菌抑制着有害菌的生长和繁殖，发挥着体外“器官”的作用。随着人的年龄及其生理状态、食物、药物及周围环境的变化，肠道的菌群谱会发生相应改变。

第四节　肠道微生物研究技术

一、传统培养法

传统的肠道菌群研究依赖于严格的体外纯培养，即利用不同培养条件包括不同培养基种类、耗氧程度等，分别培养不同的细菌，再根据分类鉴定方法进行鉴定。一些可直接在显微镜下观察到的菌株，在体外培养下并不能生长，某些单细胞微生物需要其他共生菌的帮助才能生长，肠道内 40%~80%的细菌不能在体外纯培养。因此，传统培养法只能研究那些比较容易培养的菌群，分离培养菌群的种类有限，难以获得整个肠道菌群的全部信息；另外传统培养方法工作量大，耗时长且敏感度低。

而分子生物学的发展可以克服纯培养的瓶颈，在分子水平上对肠道微生物的生态结构

进行深入研究。

二、基于 16S rRNA 的分子研究方法

以细菌核糖体 RNA（rRNA）序列为基础的未培养微生物研究技术极大地拓展了肠道微生物研究的内容。细菌 rRNA 有 3 种类型：23S rRNA、16S rRNA 和 5S rRNA。其中，16S rRNA 的相对分子质量适中，较易进行序列测定的分析比较，特别是在漫长的进化过程中，16S rRNA 分子功能几乎保持恒定，其序列具有保守性和高变性的特点。保守性能够反映出物种之间的亲缘关系，为系统发育重建提供线索；高变性则揭示出物种的特征性核酸序列，是种属鉴定的分子基础。

16S rRNA 基因序列的相似性水平已作为一个可靠指标应用于分子差异研究，从而用于微生物分类。基于 16S rRNA 序列多样性的具体技术主要包括变性梯度凝胶电泳法（DGGE）、末端限制性片段指纹图谱法（T-RFLP）、生物芯片、实时荧光定量 PCR 技术（Real-time PCR）、16S rRNA 基因克隆文库法、16S rRNA 基因焦磷酸测序法。这些方法可以帮助深入全面地了解肠道微生物群落结构的多样性。

（一）变性梯度凝胶电泳法（DGGE）

Muyzer 等人在 1993 年首次将其应用于微生物群落结构研究。其原理为：不同的双链 DNA 片段因为其序列组成不一样，所以其解链区域及各解链区域的解链浓度也是不一样的。当它们进行 DGGE 时，一开始变性剂浓度比较小，不能使双链 DNA 片段最低的解链区域解链，此时 DNA 片段的迁移行为和在一般的聚丙烯酰胺凝胶中一样。然而，一旦变性剂浓度达到 DNA 片段最高的解链区域温度时，DNA 片段会完全解链，成为单链 DNA 分子，此时它们又能在胶中继续迁移。DGGE 通过逐渐增加的化学变性剂线性浓度梯度和线性温度梯度可以把长度相同但只有一个碱基不同的 DNA 片段分离。DNA 分子的双链在特定温度下会分离，这个温度取决于互补链的氢键含量（富含 GC 的区域融解温度较高）和相邻碱基的引力。DGGE 已广泛用于分析自然环境中细菌、蓝细菌、古菌、微型真核生物、真核生物和病毒群落的生物多样性。这一技术能够提供群落中优势种类信息并同时分析多个样品，具有可重复和操作简单等特点，适合于调查微生态种群的变化，并且可通过对条带的序列分析或与特异性探针杂交分析鉴定群落组成。

但是该方法存在一定的局限性。DGGE 只能检测到环境样品中十几种优势菌，但是无法检测痕量微生物；电泳条带中包含不只一种 16S rRNA 序列，要获悉具体的菌种信息，还需进行克隆、测序，实验操作繁琐；此外，采用这种方法不能反映微生物的丰度情况。

（二）生物芯片

分析菌群多样性的生物芯片是使用 16S rDNA 克隆探针，利用点样仪制成的基因芯片。微生态菌群元基因组 DNA 经过 16S rDNA 通用引物扩增后与芯片上的探针杂交，然后用荧光扫描仪检测信号，获得微生物多样性的信息。具有广泛和灵敏的特点，但是交叉反应明显，假阳性偏高。而且芯片只能验证已知菌群，却无法探索未知菌群，通过信号强弱判断微生物的丰度也不是非常的准确。

（三）实时荧光定量 PCR 技术（real-time PCR）

1996 年美国 PE 公司推出了首台荧光定量 PCR 检测系统，荧光定量 PCR 才很快得到大家的接受，并广为应用。Real-time PCR 可以实现 DNA 序列的准确定量，其原理是样本核酸扩增呈指数增长，在反应体系和条件完全一致的情况下，样本 DNA 含量与扩增产物的对数成正比，由于反应体系中的荧光染料或荧光标记物（荧光探针）与扩增产物结合发光，其荧光量与扩增产物量成正比，因此通过荧光量的检测就可以测定样本核酸量。近几年来 real-time PCR 技术已经广泛地应用于微生物分子生态的研究中。目前该技术已经被广泛地用于肠道微生态系统中特定菌群的定量分析中。根据实验目的的不同，real-time PCR 又分为绝对定量和相对定量。目标菌群在微生态中的丰度一般使用绝对定量的方法。

绝对定量需要用一个已知拷贝数的标准参照核酸样品，构建一条标准曲线（Standard Curve），绝对定量可以准确地定量肠道粪便（或黏膜）样品中目的菌群的具体拷贝数。Bartosch 等人用 real-time PCR 绝对定量的方法对 20 名结直肠癌患者及 17 名健康人粪便样品中的目标菌群做比较分析，证实了此方法在对于癌症患者肠道菌群研究时的可行性。

1. 标准曲线样品（简称标准品）将用在每一次的实时定量 PCR 反应中，标准品制备方法如下：

（1）针对目标菌群设计特异引物，对肠道粪便样品元基因组 DNA 样品进行 PCR 扩增。

（2）选取条带清晰的 PCR 产物与载体连接，进行 TA 克隆。

（3）转化到 *E. coli* DH5α 感受态细胞，获得阳性克隆。

（4）对阳性克隆进行 PCR 扩增测序，验证质粒中插入的特异性行菌属 16S rRNA 基因片段的正确性。

（5）提取阳性克隆中的质粒。

（6）测量质粒浓度，根据浓度与拷贝数之间的换算关系，计算拷贝数，其计算公式为：

$$\text{质粒拷贝数}(copies/ml) = \frac{\text{溶液的质粒浓度}(g/ml) \times 6.02 \times 1023(copies/mol)}{DNAlength(bp) \times 660g/(mol \times bp)}$$

（7）纯化的质粒 DNA 用双蒸水梯度稀释，稀释后的浓度从 1×10^2 到 1×10^8copies/μl，作为标准品，用于构建荧光定量 PCR 的标准曲线。

2. 引物特异性检验方法　检验引物特异性，主要方法是观察熔点曲线的主峰位置及高度。SYBR Green 染料没有序列特异性，可以结合到包括非特异产物和引物二聚体在内的任何 dsDNA 上，因此有必要区分目标信号和假信号。内嵌染料可以在反应末尾对扩增产物进行溶解，称为溶解曲线分析。在溶解曲线分析过程中，随着温度从低于产物溶解点缓慢升到高于产物溶解点，实时仪器连续监测每个样品的荧光值。基于产物长度和 GC 含量的不同，扩增产物会在不同的温度点解链。随着产物的解链，可以看到荧光值的降低并被仪器所测量。对溶解曲线进行微分可以计算出溶解峰。溶解峰反映了反应中扩增到的产物。这些峰与凝胶电泳中条带类似。若得到单峰的熔解曲线，这样我们就可以证明引物的特异性良好，实验结果不受非特异性扩增和引物二聚体的干扰。

3. 扩增效率检验方法　理想的标准曲线是扩增效率的评估标准，其中斜率和一致系数 R^2 是两项重要指标。一致系数 R^2 越接近 1，此曲线越可信。

扩增效率与标准曲线的斜率相关，计算方程为：扩增效率（E）= 10^{-1}/斜率。理论上，在每个指数扩增循环中，PCR 产物的量加倍，即 PCR 产物 2 倍增加，反应效率 2，扩增效率就为 2，就可得 2 = 10^{-1}/斜率，标准曲线得斜率就为 -3.32，因此，斜率越接近 -3.32 越好。

如果将扩增效率用百分率来表示，即：E% = (E-1)×100%，对于理想的 PCR 反应，E=2，即扩增效率 E% = (2-1)×100% = 100%。表示每个循环的终点，扩增产物的拷贝数增加 2 倍，或每次循环有 100%的模板被扩增。一般说来，扩增效率接近 100%是优化的重复性好实验的最好标志。对于两步法绝对定量 real-time PCR，实际操作时，反应的扩增效率应该在 90%～105%之间，如果扩增效率低，可能的原因是引物设计不当，或者反应条件未优化；扩增效率大于 105%时，可能的原因是系列稀释样品加样错误，或者有非特异性产物扩增，如引物二聚体产生。

（四）16S rRNA 基因克隆文库测序法

克隆文库测序具体指在体外构建的一组含有目的 DNA 片段的克隆集合体，外源 DNA 的片段通常被插入到一个可以稳定增殖克隆载体中，例如 16S rRNA 基因的特异性片段等，然后再对外源的 16S rRNA 基因进行 sanger 法测序。16S rRNA 基因克隆文库测序在分子生物学的研究中是一个非常有价值的方法，对于微生态群落研究而言，利用这一方法我们可以确定某个微生态的菌群构成。测序的克隆数量越多，可以更全面地了解特定微生态的细菌结构。为了全面了解人类肠道微生物菌群的多样性，Eckburg 等人通过对人体肠道不同部位微生物菌群的 16S rRNA 分析，发现在人体肠道内至少有 1 3000 不同种类的微生物，其中绝大部分属于目前无法培养的微生物。这项研究工作充分说明，在进行人体肠道微生物菌群研究时，基于 16S rRNA 的分子研究方法比起传统培养方法有一定优越性。

但是对于菌落结构复杂的微生态而言，16S rRNA 基因克隆文库其局限性在于工作量巨大，且费时长，可以获知的信息量偏少。随着科学的发展，传统的克隆文库第一代测序已经不能完全满足研究的需要，第二代测序技术（next-generation sequencing）应运而生。

（五）16S rRNA 基因第二代测序法

第二代测序技术的核心思想是边合成边测序（sequencing by synthesis），即通过捕捉新合成的末端的标记来确定 DNA 的序列，现有的技术平台主要包括 Roche/454 FLX、Illumina/Solexa Genome Analyzer 和 Applied Biosystems SOLID system。第二代测序技术以其数字化信号、高数据通量、高测序深度、高准确率等特点，已越来越多应用于肠道菌群的研究中。

其中，454 焦磷酸测序平台由于读长较长，平均长度达 500bp，能跨越 16S rRNA 序列一个或几个可变区，是微生物多样性研究的最佳平台。通过对健康人体肠道不同部位菌群结构的 16S rRNA 基因测序分析，显示人体肠道菌群主要由未培养微生物组成，是一个远比预料复杂的生态系统，且存在明显的个体差异，即每个人都有自己独特的肠道微生物组成，并会随着宿主的基因、饮食和环境等因素变化而变化。

通过对健康人体肠道不同部位菌群结构的16S rRNA基因测序分析，显示人体肠道菌群主要由未培养微生物组成，是一个远比预料复杂的生态系统，且存在明显的个体差异，即每个人都有自己独特的肠道微生物组成，并会随着宿主的基因、饮食和环境等因素变化而变化。科研工作者将16S rRNA基因焦磷酸测序技术应用到不同人群肠道菌群结构的分析，对人体肠道菌群的多样化进行了深入研究和分析，获得了相当的成功经验。

三、元基因组学研究方法

微生物元基因组学的概念是由美国威斯康辛大学教授Handelsman于1998年提出来的，其科学定义主要包含两个方面：其一是指任意环境中的不同类微生物混合体的基因组总和；其二是指从基因组或DNA水平去研究这一由不同类微生物混合的基因组。这个概念提出后，即获得了多数科学家的响应，并迅速应用到微生物学的各个研究领域。首先将微生物元基因组学的概念引入人体肠道微生物元基因组的研究是美国的Hooper等学者，他们使用了一个新的名词“微生物组”（microbiome）来描述人体肠道微生物基因组的总和。这项发表在2001年Science杂志上的研究，第一次从基因组角度描述了人体肠道微生物是和人体自身共同进化的，且从不同角度验证了宿主细胞基因组与肠道菌群基因组的相互作用关系。

而元基因组学的出现改变了微生物学家研究问题的方法，其基本研究策略是：提取和纯化环境基因组的大片段DNA、构建文库、筛选目的基因或大规模测序分析。元基因组文库中既包含可培养微生物的基因和基因组，又包含不可培养微生物的基因和基因组，它可以将某一自然环境中的总DNA克隆到可培养的宿主细胞中，避开了微生物分离培养的难题。然后借助大规模序列分析，在基因序列分析基础上，结合生物信息学工具去发现过去无法得到的未知微生物的新基因或新基因簇。这对了解微生物区系组成、进化历程和代谢特点，挖掘具有应用潜力的新基因等具有重要意义。随着基因测序成本降低、基因组学和生物信息学工具的发展，元基因组学呈现出迅速发展的势头，在微生物分子生态学和微生物资源利用等领域取得了瞩目的成就。

特别是随着测序技术于2005年开始商业化以后，以Pyrosequencing、Illumina和SOLID为代表的几种测序平台被开发出来并被应用于基因组的测序工作，使人们对肠道微生物菌群有了全新的认识。2006年，研究人员用一名28岁健康女性和一名37岁健康男性的粪样为样品，构建了2个元基因组文库，通过大规模鸟枪法测序，得到33 753 108碱基对长的序列信息，含有50 164个开放阅读框。利用KEGG（Kyoto Encyclopedia of Genes and Genomes）数据库和COG（Clusters of Orthologous Groups）数据库对这些开放阅读框进行功能分析，发现肠道微生物基因组中富含参与碳水化合物、氨基酸、甲烷、维生素和类异戊二烯代谢的基因。以碳水化合物代谢中的糖苷水解酶为例，肠道微生物基因组中至少含有81个不同糖苷水解酶亚家族，其中大部分是人体自身没有的。而人肠道中的碳水化合物常被发酵生成乙酸、丙酸和丁酸等短链脂肪酸后被吸收，该途径吸收的能量占人体从膳食中摄取总能量的10%。与COG数据库中其他微生物相比，肠道微生物富集了参与短链脂肪酸生成相关的基因。必需氨基酸和维生素等物质的代谢途径也存在类似特点。这都表明微生物是人体代谢的重要参与者，人体是微生物与人体共生的一个超生物体。元基因组学方法在人肠道微生物群落中的应用，大大拓展了研究范围，积累了大量基因序列信息，为研究肠道微生物的多样性和生物功能提供了直接证据。

参 考 文 献

[1] Hooper LV, Littman DR, Macpherson AJ. Interactions between the microbiota and the immune system. Science, 2012, 336 (6086): 1268-1273.

[2] Nicholson JK, Holmes E, Kinross J, et al. Host-gut microbiota metabolic interactions. Science 2012, 336 (6086): 1262-1267.

[3] Rowland IR. The role of the gastrointestinal microbiota in colorectal cancer. Curr Pharm Des, 2009, 15 (13): 1524-1527.

[4] Backhed F, Ding H, Wang T, et al. The gut microbiota as an environmental factor that regulates fat storage. Proc Natl Acad Sci USA, 2004, 101 (44): 15718-15723.

[5] Samuel BS, Gordon JI. A humanized gnotobiotic mouse model of host-archaeal-bacterial mutualism. Proc Natl Acad Sci USA, 2006, 103 (26): 10011-10016.

[6] Liggenstoffer AS, Youssef NH, Couger MB, et al. Phylogenetic diversity and community structure of anaerobic gut fungi (phylum Neocallimastigomycota) in ruminant and non-ruminant herbivores. ISME J, 2010, 4 (10): 1225-1235.

[7] Gordon GL, Phillips MW. The role of anaerobic gut fungi in ruminants. Nutr Res Rev, 1998, 11 (1): 133-168.

[8] Savage DC. Microbial ecology of the gastrointestinal tract. Annu Rev Microbiol, 1977, 31: 107-133.

[9] Ley RE, Peterson DA, Gordon JI. Ecological and evolutionary forces shaping microbial diversity in the human intestine. Cell, 2006, 124 (4): 837-848.

[10] Hugenholtz P, Goebel BM, Pace NR. Impact of culture-independent studies on the emerging phylogenetic view of bacterial diversity. J Bacteriol, 1998, 180 (18): 4765-4774.

[11] Seksik P, Rigottier-Gois L, Gramet G, et al. Alterations of the dominant faecal bacterial groups in patients with Crohn's disease of the colon. Gut, 2003, 52 (2): 237-242.

[12] Simon GL, Gorbach SL. Intestinal flora in health and disease. Gastroenterology, 1984, 86 (1): 174-193.

[13] Salminen S, Bouley C, Boutron-Ruault MC, et al. Functional food science and gastrointestinal physiology and function. Br J Nutr, 1998, 80 Suppl 1: S147-171.

[14] Moore WE, Moore LH. Intestinal floras of populations that have a high risk of colon cancer. Appl Environ Microbiol, 1995, 61 (9): 3202-3207.

[15] Roberfroid MB, Bornet F, Bouley C, et al. Colonic microflora: nutrition and health. Summary and conclusions of an International Life Sciences Institute (ILSI) [Europe] workshop held in Barcelona, Spain. Nutr Rev, 1995, 53 (5): 127-130.

[16] Cummings JH, Pomare EW, Branch WJ, et al. Short chain fatty acids in human large intestine, portal, hepatic and venous blood. Gut, 1987, 28 (10): 1221-1227.

[17] Cummings JH, Beatty ER, Kingman SM, et al. Digestion and physiological properties of resistant starch in the human large bowel. Br J Nutr, 1996, 75 (5): 733-747.

[18] Macfarlane GT, Cummings JH, Allison C. Protein degradation by human intestinal bacteria. J Gen Microbiol, 1986, 132 (6): 1647-1656.

[19] Smith EA, Macfarlane GT. Enumeration of human colonic bacteria producing phenolic and indolic compounds: effects of pH, carbohydrate availability and retention time on dissimilatory aromatic amino acid metabolism. J Appl Bacteriol, 1996, 81 (3): 288-302.

[20] Toshima H, Hachio M, Ikemoto Y, et al. Prevalence of enteric bacteria that inhibit growth of enterohaemorrhagic Escherichia coli O157 in humans. Epidemiol Infect, 2007, 135 (1): 110-117.

[21] Lievin V, Peiffer I, Hudault S, et al. Bifidobacterium strains from resident infant human gastrointestinal microflora exert antimicrobial activity. Gut, 2000, 47 (5): 646-652.

[22] Hao WL, Lee YK. Microflora of the gastrointestinal tract: a review. Methods Mol Biol, 2004, 268: 491-502.

[23] Hooper LV, Wong MH, Thelin A, et al. Molecular analysis of commensal host-microbial relationships in the intestine. Science, 2001, 291 (5505): 881-884.

[24] Rakoff-Nahoum S, Paglino J, Eslami-Varzaneh F, et al. Recognition of commensal microflora by toll-like receptors is required for intestinal homeostasis. Cell, 2004, 118 (2): 229-241.

[25] Rakoff-Nahoum S, Medzhitov R. Toll-like receptors and cancer. Nat Rev Cancer, 2009, 9 (1): 57-63.

[26] Rakoff-Nahoum S, Medzhitov R. Role of toll-like receptors in tissue repair and tumorigenesis. Biochemistry (Mosc), 2008, 73 (5): 555-561.

[27] Hooper LV, Stappenbeck TS, Hong CV, et al. Angiogenins: a new class of microbicidal proteins involved in innate immunity. Nat Immunol, 2003, 4 (3): 269-273.

[28] Ouellette AJ. Paneth cells and innate immunity in the crypt microenvironment. Gastroenterology, 1997, 113 (5): 1779-1784.

[29] Rakoff-Nahoum S, Medzhitov R. Role of the innate immune system and host-commensal mutualism. Curr Top Microbiol Immunol, 2006, 308: 1-18.

[30] Oyama N, Sudo N, Sogawa H, et al. Antibiotic use during infancy promotes a shift in the T (H) 1/T (H) 2 balance toward T (H) 2-dominant immunity in mice. J Allergy Clin Immunol, 2001, 107 (1): 153-159.

[31] Guarner F, Malagelada JR. Gut flora in health and disease. Lancet, 2003, 361 (9356): 512-519.

[32] Fanaro S, Chierici R, Guerrini P, et al. Intestinal microflora in early infancy: composition and development. Acta Paediatr Suppl, 2003, 91 (441): 48-55.

[33] Bezirtzoglou E. The intestinal microflora during the first weeks of life. Anaerobe, 1997, 3 (2-3): 173-177.

[34] Balmer SE, Wharton BA. Diet and faecal flora in the newborn: breast milk and infant formula. Arch Dis Child, 1989, 64 (12): 1672-1677.

[35] Martin R, Heilig GH, Zoetendal EG, et al. Diversity of the Lactobacillus group in breast milk and vagina of healthy women and potential role in the colonization of the infant gut. J Appl Microbiol, 2007, 103 (6): 2638-2644.

[36] Bezirtzoglou E, Romond MB, Romond C. Modulation of Clostridium perfringens intestinal colonization in infants delivered by caesarean section. Infection, 1989, 17 (4): 232-236.

[37] Hall MA, Cole CB, Smith SL, et al. Factors influencing the presence of faecal lactobacilli in early infancy.

Arch Dis Child, 1990, 65 (2): 185-188.
[38] Gronlund MM, Lehtonen OP, Eerola E, et al. Fecal microflora in healthy infants born by different methods of delivery: permanent changes in intestinal flora after cesarean delivery. J Pediatr Gastroenterol Nutr, 1999, 28 (1): 19-25.
[39] Turnbaugh PJ, Ridaura VK, Faith JJ, et al. The effect of diet on the human gut microbiome: a metagenomic analysis in humanized gnotobiotic mice. Sci Transl Med, 2009, 1 (6): 6ra14.
[40] Hildebrandt MA, Hoffmann C, Sherrill-Mix SA, et al. High-fat diet determines the composition of the murine gut microbiome independently of obesity. Gastroenterology, 2009, 137 (5): 1716-1724 e1711-1712.
[41] Ley RE, Backhed F, Turnbaugh P, et al. Obesity alters gut microbial ecology. Proc Natl Acad Sci USA, 2005, 102 (31): 11070-11075.
[42] Wu GD, Chen J, Hoffmann C, et al. Linking long-term dietary patterns with gut microbial enterotypes. Science, 2011, 334 (6052): 105-108.
[43] De Filippo C, Cavalieri D, Di Paola M, et al. Impact of diet in shaping gut microbiota revealed by a comparative study in children from Europe and rural Africa. Proc Natl Acad Sci USA, 2010, 107 (33): 14691-14696.
[44] Cummings JH, Bingham SA, Heaton KW, et al. Fecal weight, colon cancer risk, and dietary intake of nonstarch polysaccharides (dietary fiber). Gastroenterology, 1992, 103 (6): 1783-1789.
[45] Claesson MJ, Cusack S, O'Sullivan O, et al. Composition, variability, and temporal stability of the intestinal microbiota of the elderly. Proc Natl Acad Sci USA, 2011, 108 Suppl 1: 4586-4591.
[46] Tiihonen K, Ouwehand AC, Rautonen N. Human intestinal microbiota and healthy ageing. Ageing Res Rev, 2010, 9 (2): 107-116.
[47] Dethlefsen L, Huse S, Sogin ML, et al. The pervasive effects of an antibiotic on the human gut microbiota, as revealed by deep 16S rRNA sequencing. PLoS Biol, 2008, 6 (11): e280.
[48] Dethlefsen L, Relman DA. Incomplete recovery and individualized responses of the human distal gut microbiota to repeated antibiotic perturbation. Proc Natl Acad Sci USA, 2011, 108 Suppl 1: 4554-4561.
[49] Chen Y, Yang F, Lu H, et al. Characterization of fecal microbial communities in patients with liver cirrhosis. Hepatology, 2011, 54 (2): 562-572.
[50] Manichanh C, Borruel N, Casellas F, et al. The gut microbiota in IBD. Nat Rev Gastroenterol Hepatol, 2012, 9 (10): 599-608.
[51] Larsen N, Vogensen FK, van den Berg FW, et al. Gut microbiota in human adults with type 2 diabetes differs from non-diabetic adults. PLoS One, 2010, 5 (2): e9085.
[52] Krznaric Z, Vranesic Bender D, Kunovic A, et al. Gut microbiota and obesity. Dig Dis, 2012, 30 (2): 196-200.
[53] Wang G, Zhao T, Doyle MP. Fate of enterohemorrhagic Escherichia coli O157: H7 in bovine feces. Appl Environ Microbiol, 1996, 62 (7): 2567-2570.
[54] Woese CR, Fox GE. Phylogenetic structure of the prokaryotic domain: the primary kingdoms. Proc Natl Acad Sci USA, 1977, 74 (11): 5088-5090.
[55] Wawrik B, Paul JH, Tabita FR. Real-time PCR quantification of rbcL (ribulose-1, 5-bisphosphate carboxylase/oxygenase) mRNA in diatoms and pelagophytes. Appl Environ Microbiol, 2002, 68 (8):

3771-3779.

[56] Torres MJ, Criado A, Palomares JC, et al. Use of real-time PCR and fluorimetry for rapid detection of rifampin and isoniazid resistance-associated mutations in Mycobacterium tuberculosis. J Clin Microbiol, 2000, 38 (9): 3194-3199.

[57] Skanseng B, Kaldhusdal M, Rudi K. Comparison of chicken gut colonisation by the pathogens Campylobacter jejuni and Clostridium perfringens by real-time quantitative PCR. Mol Cell Probes, 2006, 20 (5): 269-279.

[58] Guo X, Xia X, Tang R, et al. Real-time PCR quantification of the predominant bacterial divisions in the distal gut of Meishan and Landrace pigs. Anaerobe, 2008, 14 (4): 224-228.

[59] Imirzalioglu C, Dahmen H, Hain T, et al. Highly specific and quick detection of Mycobacterium avium subsp. paratuberculosis in feces and gut tissue of cattle and humans by multiple real-time PCR assays. J Clin Microbiol, 2011, 49 (5): 1843-1852.

[60] Labrenz M, Brettar I, Christen R, et al. Development and application of a real-time PCR approach for quantification of uncultured bacteria in the central Baltic Sea. Appl Environ Microbiol, 2004, 70 (8): 4971-4979.

[61] Koskenniemi K, Lyra C, Rajaniemi-Wacklin P, et al. Quantitative real-time PCR detection of toxic Nodularia cyanobacteria in the Baltic Sea. Appl Environ Microbiol, 2007, 73 (7): 2173-2179.

[62] Blazejak A, Schippers A. Real-Time PCR Quantification and Diversity Analysis of the Functional Genes aprA and dsrA of Sulfate-Reducing Prokaryotes in Marine Sediments of the Peru Continental Margin and the Black Sea. Front Microbiol, 2011, 2: 253.

[63] Balamurugan R, Rajendiran E, George S, et al. Real-time polymerase chain reaction quantification of specific butyrate-producing bacteria, Desulfovibrio and Enterococcus faecalis in the feces of patients with colorectal cancer. J Gastroenterol Hepatol, 2008, 23 (8 Pt 1): 1298-1303.

[64] Eckburg PB, Bik EM, Bernstein CN, et al. Diversity of the human intestinal microbial flora. Science, 2005, 308 (5728): 1635-1638.

[65] Handelsman J, Rondon MR, Brady SF, et al. Molecular biological access to the chemistry of unknown soil microbes: a new frontier for natural products. Chem Biol, 1998, 5 (10): R245-249.

[66] Hooper LV, Gordon JI. Commensal host-bacterial relationships in the gut. Science, 2001, 292 (5519): 1115-1118.

[67] Gill SR, Pop M, Deboy RT, et al. Metagenomic analysis of the human distal gut microbiome. Science, 2006, 312 (5778): 1355-1359.

第九章　食物组学

人类营养学最近几十年迅猛发展，已从传统营养学单纯研究食物中营养素成分分析，营养素在人体中的生化代谢和生理功能，以及营养素缺乏或者过量对人类健康的危害等领域扩展到如何通过饮食调节来使机体内营养系统平衡，以维持机体健康和预防某些与营养相关疾病的发生。然而，日常摄入的食物中营养成分种类繁多且结构复杂，包括蛋白质、碳水化合物、脂肪、维生素、微量元素和氨基酸等。因此，分析检测人体的各种营养素对分析检测技术是一个极大的挑战。基因组学、转录组学、蛋白质组学及代谢组学等四大高通量分析组学技术为不同层次系统研究营养科学提供了技术平台，从而出现了食物组学这一亚学科。自 2007 年开始，网络和学术会议首次使用食物组学这一名词，2009 年第一届国际食物组学大会在意大利切塞纳举行，此后每两年召开一届，到今年已成功召开了三届。2009 年，SCI 学术期刊 Journal of Chromatography A 首次给出食物组学定义，即借助先进的组学技术研究食物和营养需求领域问题，从而增强消费者的良好状态。食物组学不仅仅是一个新术语，更为重要的是它正成为运用各种组学分析技术和生物信息学方法系统全面分析食物包括营养在内的新学科。

食物组学有助于：①按照营养基因组学方法，解释不同基因组个体对特定膳食组成的反应；②按照营养基因组学方法，解释某些食物活性成分构成健康益处和不良反应的生化、分子和细胞机制；③确定生物活性食物组成成分对关键分子途径的作用；④确定发病前到发病时的基因及可能的分子生物标志物；⑤确定肠道微生物组的整体作用和功能；⑥开展转基因作物的非预期效应研究；⑦研究食物微生物作为输送系统的应用；⑧研究食物病原体胁迫适应反应，保证食物卫生、加工和贮存；⑨全面评价食物安全性、质量和溯源性；⑩探索生物过程的分子基础，如作物与病原体的相互作用、果实催熟过程中发生的理化变化；⑪借助整合遗传和环境反应的整体法解释有关现象，确定生物网络。

第一节　研究方法

如图 9-1 所示，食物组学使用多种方法研究食物这一复杂体系，基因组学、转录组学、蛋白质组学和代谢组学为常用的方法，同时脂质组学、金属组学等亚学科也用于食物组学研究中。

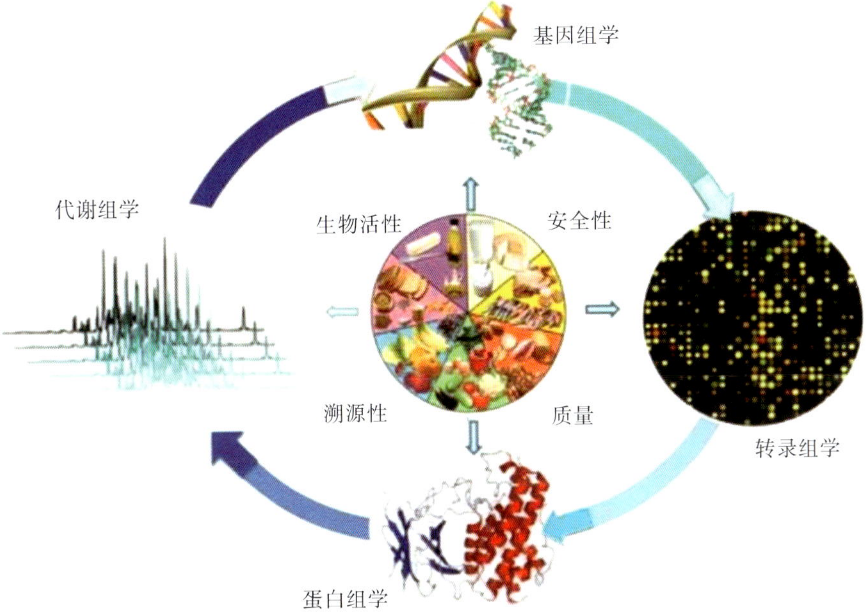

图 9-1 食物组学研究领域及所用方法

一、基因组学

营养基因组学是研究营养素和植物化学物质对机体基因的转录、翻译表达及代谢机制的科学。它以分子生物学技术为基础，应用 DNA 芯片、蛋白质组学等技术来阐明营养素与基因的相互作用。目前主要是研究营养素和食物功能性物质在人体中的分子生物学过程以及产生的效应，对人体基因的转录、翻译表达以及代谢机制，其可能的应用范围包括营养素作用的分子机制、营养素的人体需要量、个体食谱的制订及食品安全等。它强调个体化的营养，是继药物个体化治疗之后，源于人类基因组计划的第二次浪潮。营养基因组学可以揭示营养素的作用机制或毒理学作用，阐明机体营养需要量的分子生物标志物，促进保健食品的开发应用，使个体营养成为可能。

二、转录组学

转录组学是从 RNA 水平研究基因表达的情况。转录组即一个活细胞所能转录出来的所有 mRNA。研究转录组的一个重要方法就是利用 DNA 芯片技术检测有机体基因组中基因的表达。从基因组 DNA 转录的基因总和，即转录组，也称为表达谱，是研究细胞表型和功能的一个重要手段。而研究生物细胞中转录组的发生和变化规律的科学就称为转录组学。

三、蛋白组学

营养蛋白组学主要是运用蛋白组学的研究方法，探讨营养素、膳食或食物活性成分对机体蛋白质表达的影响及对蛋白质的翻译修饰作用。本质上，营养代谢的过程取决于细胞或器官的众多mRNA分子表达和众多密码蛋白质的相互作用。营养蛋白质组学有助于我们正确理解机体代谢途径和最佳的营养和健康状况。营养成分如氨基酸、脂肪酸和糖等，都会影响蛋白质的表达，通过代谢产物或代谢状态，继而导致mRNA水平或蛋白质水平甚至其功能的改变。这样就可以检测营养素对整个细胞、组织或系统及作用通路上所有已知和未知分子的影响。营养蛋白质组学的研究内容有：①寻找营养素功效及安全性评价的生物标志物，全面了解各种营养素的作用机制；②从分子水平上寻找特异、灵敏反映人体营养状况及评价营养干预效果的生物标志物；③发现营养相关疾病新的蛋白分子标志物，作为营养干预或治疗的诊断工具或分子靶标；④分析各种食物蛋白质的组成及特点，以便于制订个性化营养素需要量及设计个性化食谱；⑤增加人们对某些营养素功能或营养制剂作用的认识，从而有利于设计和应用新功能食品。营养蛋白质组学技术的广泛应用促进了营养学多个领域的发展，包括食品蛋白质的组成与活性成分研究及相关食品安全检测，机体体液蛋白质的表征和鉴定，蛋白质在其他营养物质的消化、吸收和代谢过程中的调控机制，营养素的个体化需要量研究等。

四、代谢组学

代谢组学侧重生物整体、器官或组织中内源性小分子代谢物的代谢途径及其变化规律的研究，能实时反映生理调控过程的终点，所获得的信息与生物的表型或整体状况的距离最近，是生物学现象的最终表现。鉴于代谢组学能为机体健康状态提供重要信息，借助代谢组学的基本原理和方法研究食物营养领域的营养代谢组学研究迅速发展起来。利用基因组学、转录组学和蛋白质组学技术可以分析特定时间点的饮食对产物的影响，而代谢组学的研究方法则是评价饮食干预后所有代谢产物的改变，其研究目的是对器官及生物样品中特定状态下所有低分子量代谢产物的定性和定量分析，以及外源性复合物对人体所有代谢产物的影响。对于机体在饮食或营养干预下的代谢变化如氨基酸和脂类代谢物等，可以应用代谢组学的技术进行全面分析。营养代谢组学是唯一适合探索营养与代谢复杂关系的研究方法，为食品营养科学相关研究提供了新的思路和技术，在食品加工、贮藏、营养素检测、食品安全及食品鉴伪等领域中已有广泛应用。营养代谢组学可以阐明食物以及所摄入物质在体内真实的代谢及其生物学作用，寻找不同饮食习惯所形成的代谢模式及其差异，了解肠道菌群生态及其与食物相互影响。

五、生物信息学

组学技术研究时产生海量的数据，这就需要将复杂的原始数据转变成有用的信息，因此，生物信息学是食物组学研究的重要方法。生物信息学利用应用数学、信息学、统计学和计算机科学的方法研究生物学的问题。生物信息学的研究方法包括对生物学数据的搜索、处理及利用。近年来，公共数据库中借助生物信息学方法积累了大量生物学数据，这使系统分析大多数生物方面研究成为可能。

第二节　食物组学在食物营养中的应用

食物组学可以解决现代食物科学和营养研究中有关食物安全性、溯源性、质量、新食物、转基因食物、功能性食物、营养制品等有关问题。具体途径和方法有：污染物和变应原的多种分析方法；建立多种分析方法确保食物来源、溯源性和质量；确定生物标志物检测不安全食物。

一、蛋白质、多肽与氨基酸

蛋白质和多肽影响食物的功效和生物学特性，分析氨基酸对营养信息、食物加工、贮存、真伪及质量控制等问题可以提供有用信息。蛋白组学研究的一个新领域是营养相关的食物蛋白质组之间的分子相互作用和区别，以及蛋白质和食物其他成分之间的相互作用。

生物胺是食物质量和新鲜度的一个重要指标，Baskan 等分析咸鱼中一组生物胺来表征鱼肉质量，如组胺、腐胺、尸胺、酪胺、色胺、亚精胺。2008 年，中国发生牛奶制品中添加三聚氰胺导致严重肾损伤事件。贾伟课题组采用代谢组学方法分析发现 600 mg/kg 三聚氰胺和 100 mg/kg 三聚氰胺-三聚氨酸干扰大鼠体内氨基酸代谢和肠道菌群。采用代谢组学方法发现 3-甲基组氨酸是肉类产品中真正瘦肉含量的标志物，不同肉类中蛋白质结合的 3-甲基组氨酸含量几乎是恒定的，而非肉类来源的富含蛋白质产品，如牛奶、鸡蛋和豆制品则不含 3-甲基组氨酸。Nazzaro 等综述了食物组学中所应用的蛋白分析芯片技术，该技术可在数分钟内分析复杂的食物样品中蛋白而无需的蛋白分析经验。

二、碳水化合物

食物中的碳水化合物分成两类：人可以吸收利用的有效碳水化合物，如单糖、双糖和多糖，以及人不能消化的无效碳水化合物，如纤维素。碳水化合物是一切生物体维持生命活动所需能量的主要来源。它不仅是营养物质，而且有些还具有特殊的生理活性。一些多糖有调节淋巴细胞、吞噬细胞、白介素、抗体水平以增强免疫的功能，同时大量的实验结果也揭示了碳水化合物是重要的信息分子，碳水化合物在细胞识别、细胞间物质运输和免疫功能调节等方面有重要作用。

有研究发现黑麦纤维外层富含烷基间苯二酚类，而精面粉中则很少，因此烷基间苯二酚类可以作为人食入全麦的生物标志物。血和尿中烷基间苯二酚类有显著相关性，尿中烷基间苯二酚类代谢物源自血中，这表明尿中烷基间苯二酚类代谢物可以作为流行病学研究中对谷类纤维摄入量的生物标志物。碳水化合物消耗的营养生物标志物不多，GC-MS 法测定血糖 $\delta^{13}C$ 丰度可以表征蔗糖和高浓度果糖玉米糖浆中膳食碳水化合物比例变化。而且，饭后血糖 $\delta^{13}C$ 丰度与之前一餐的相对 C4 来源有热能甜味剂量成正比，此时，生物标志物能更好评价摄入量消耗量与体重增加的关系。

三、脂类

食物中的脂类主要是游离脂肪酸、甘油三酯和胆固醇。脂质在能量转换、物质运输、信息识别与转导、细胞发育、分化和凋亡等诸多过程中起到重要作用。脂质代谢网络和功能调控的动态变化对生命体或细胞活动的生理性功能与病理性紊乱也具有重要的影响，脂质的异常代谢与心脑血管疾病、糖尿病、肥胖症及恶性肿瘤发生密切相关。脂质数据库主要有美国的 LMSD、LIPIDAT、日本的 LipidBank 和法国的 Cyber Lipids，在线提供了大部分有关脂质的信息。LMSD 将脂质分为脂肪酰、甘油脂、甘油磷脂、鞘脂类、胆固醇类、多聚异戊二烯醇、糖脂和聚酮类化合物。

有研究发现血浆脂肪酸作为生物标志物可以反映数小时至一天内膳食中脂肪组成，红细胞中脂肪酸能表征 120 天内摄入的膳食中长链多不饱和脂肪酸。十八碳脂肪亚麻酸（ALA）广泛存在各种植物油中，ALA 可以转变成二十碳五烯酸（EPA）和二十二碳六烯酸（DHA），增加长链多不饱和脂肪酸的最有效方法就是摄入特订膳食脂肪酸。采用 ALA 膳食干预能显著增加血浆中 EPA 和 DHA 含量，素食者食物中有 ALA，没有 EPA 和 DHA，但其血浆中有稳定的低浓度 DHA。Wang 等对 2 型糖尿病患者和正常人的血浆进行磷脂及其代谢物的脂质组学分析，发现 2 个磷脂酰胆碱和 2 个磷脂酰乙醇胺可作为 2 型糖尿病的潜在生物标志物。Pietilainen 等对 14 例同卵但肥胖度显著不同的双胞胎成人进行血清脂质组全面分析，发现与同卵双生的兄弟姐妹相比，肥胖双胞胎的溶血卵磷脂水平明显升高。

四、维生素

维生素是人体生长、发育、代谢、生殖及维持正常生理功能所必需的营养素。除了维生素 C 以外，维生素不能由人体合成，因此人体需要从膳食中摄取。维生素有几十种，大致可分为水溶性和脂溶性两大类。水溶性维生素主要包括 B 族维生素和维生素 C，脂溶性维生素主要包括维生素 A、D、E 、K 等。水溶性维生素不需消化，直接从肠道吸收后，通过循环到机体需要的组织中，多余的部分大多经尿排出，在体内储存很少。脂溶性维生素经胆汁乳化，在小肠中吸收，由淋巴循环系统进入到体内各器官，在体内蓄积，排泄率不高。

采用毛细管区带电泳-激光诱导荧光法分析测定绿茶饮料中的维生素 B_2 含量。利用高效液相色谱及二极管阵列检测器同时定量分析橙子、草莓、苹果、菠萝、梅子、黑醋栗浆、豆酱和啤酒等不同天然来源饮品中水溶性和脂溶性维生素含量。

五、微量元素

人体是由 50 多种元素所组成，凡是占人体总重量的 0.01%以下的元素称为微量元素。微量元素在人体内的含量不多，但与人的健康密切相关，摄入过量或不足都会不同程度地引起人体生理的异常或发生疾病。根据机体对微量元素的需要情况又分为必需微量元素、非必需微量元素和有害微量元素。维持人体正常生命活动不可缺少的元素称为必需微量元素。目前世界卫生组织确认的 14 种必需微量元素：铁、铜、锌、钴、钼、锰、钒、锡、硅、硒、碘、氟、镍和锶。分析微量元素常用的分析方法有原子吸收光谱、电感耦合等离子体质谱、核磁共振、原子荧光光谱、毛细管电泳等。

铁梅等采用电感耦合等离子体质谱分析富硒金针菇中硒多糖的分子量和硒含量，在富硒金针菇中至少得到三种硒多糖，硒含量分别占硒多糖的 14.95%、40.39%和 44.66%，证明在培养富硒金针菇的过程中，硒参与了生物大分子合成，大量具有生物活性的硒多糖存在于富硒金针菇中。Gao 等利用等电聚焦电泳联用同步辐射 X 线荧光分析法测定了人体肝细胞胞质中各蛋白条带所含铁、铜、锌、锰和镍等微量元素的含量。董元兴等先用等电聚焦电泳分离肝细胞癌组织和癌旁组织中微粒体内蛋白质，然后用同步辐射 X 射线荧光分析法测定各蛋白条带内微量元素的含量，得到金属蛋白分布信息，发现癌组织和癌旁组织的金属蛋白分布模式明显不同，金属蛋白分布的区别可能与肝组织的癌变相关。

第三节 展 望

食物组学所用的分析方法面临巨大挑战，如食物成分复杂性、巨大天然差异、大量不同营养素和生物活性食物化合物及含量差异等。转录组学、蛋白组学和代谢组学为分析蛋白、代谢产物和基因表达的强有力分析平台，但需要整合组学平台，最好能按照系统生物学提出的整体观点来搞清研究的细胞、组织和器官等体系的生物学意义。系统生物学就是采用整体观方法，通过测定和整合基因组、蛋白组和代谢组数据来研究细胞、器官和机体等不同层次的生物体系。系统生物学很少用于食物组学研究，但相关学科对其改进从而发挥其巨大潜力，如系统生物学用于解释肠道过程的复杂性。食物组学和系统生物学整合不仅有技术层面上的挑战，同时还面临着对很多生物过程解释的知识层面上。将来，食物组学和系统生物学整合能提供很多信息，如宿主-微生物组间相互作用、营养免疫学、植物生物技术、家畜饲养，同时也可预测其他新兴方法出现。

参考文献

[1] Cifuentes A. Food analysis and foodomics. J Chromatogr A, 2009, 1216 (43): 7109.

[2] Garcia-Canas V, Simo C, Herrero M, et al. Present and future challenges in food analysis: foodomics. Anal Chem, 2012, 84 (23): 10150-10159.

[3] Baskan S, Tezcan F, Kose S, et al. Non-ionic micellar electrokinetic chromatography with laser-induced fluorescence: a new method tested with biogenic amines in brined and dry-salted fish. Electrophoresis, 2010, 31 (13): 2174-2179.

[4] Xie G, Zheng X, Qi X, et al. Metabonomic evaluation of melamine-induced acute renal toxicity in rats. J Proteome Res, 2010, 9 (1): 125-133.

[5] Kvasnicka F. Capillary electrophoresis in food authenticity. J Sep Sci, 2005, 28 (9-10): 813-825.

[6] Nazzaro F, Orlando P, Fratianni F, et al. Protein analysis-on-chip systems in foodomics. Nutrients, 2012, 4 (10): 1475-1489.

[7] Bernal J, Mendiola JA, Ibanez E, et al. Advanced analysis of nutraceuticals. J Pharm Biomed Anal, 2011,

55 (4): 758-774.

[8] Castro-Puyana M, Garcia-Canas V, Simo C, et al. Recent advances in the application of capillary electromigration methods for food analysis and Foodomics. Electrophoresis, 2012, 33 (1): 147-167.

[9] Aubertin-Leheudre M, Koskela A, Marjamaa A, et al. Plasma alkylresorcinols and urinary alkylresorcinol metabolites as biomarkers of cereal fiber intake in Finnish women. Cancer Epidemiol Biomarkers Prev, 2008, 17 (9): 2244-2248.

[10] Ross AB, Becker W, Chen Y, et al. Intake of alkylresorcinols from wheat and rye in the United Kingdom and Sweden. Br J Nutr, 2005, 94 (4): 496-499.

[11] Cook CM, Alvig AL, Liu YQ, et al. The natural ^{13}C abundance of plasma glucose is a useful biomarker of recent dietary caloric sweetener intake. J Nutr, 2010, 140 (2): 333-337.

[12] Puiggros F, Sola R, Blade C, et al. Nutritional biomarkers and foodomic methodologies for qualitative and quantitative analysis of bioactive ingredients in dietary intervention studies. J Chromatogr A, 2011, 1218 (42): 7399-7414.

[13] Wang C, Kong H, Guan Y, et al. Plasma phospholipid metabolic profiling and biomarkers of type 2 diabetes mellitus based on high-performance liquid chromatography/electrospray mass spectrometry and multivariate statistical analysis. Anal Chem, 2005, 77 (13): 4108-4116.

[14] Pietilainen KH, Sysi-Aho M, Rissanen A, et al. Acquired obesity is associated with changes in the serum lipidomic profile independent of genetic effects-a monozygotic twin study. PLoS One, 2007, 2 (2): e218.

[15] Hu L, Yang X, Wang C, et al. Determination of riboflavin in urine and beverages by capillary electrophoresis with in-column optical fiber laser-induced fluorescence detection. J Chromatogr B, 2007, 856 (1-2): 245-251.

[16] Mendiola JA, Marin FR, Senorans FJ, et al. Profiling of different bioactive compounds in functional drinks by high-performance liquid chromatography. J Chromatogr A, 2008, 1188 (2): 234-241.

[17] 铁梅，李闯，费金岩，等. 体积排阻色谱与电感耦合等离子体质谱联用技术在富硒金针菇硒多糖形态分析中的应用研究. 分析科学学报，2007，23 (5)：497-501.

[18] Gao Y, Chen C, Chai Z, et al. Detection of metalloproteins in human liver cytosol by synchrotron radiation X-ray fluorescence combined with gel filtration chromatography and isoelectric focusing separation. Analyst, 2002, 127 (12): 1700-1704.

[19] 董元兴，高愈希，陈春英，等. 用同步辐射 X-荧光定量测定电泳分离后蛋白条带内的微量元素. 核技术，2006，29 (9)：641-645.

[20] Panagiotou G, Nielsen J. Nutritional systems biology: definitions and approaches. Annu Rev Nutr, 2009, 29: 329-339.

[21] Martins dos Santos V, Muller M, de Vos WM. Systems biology of the gut: the interplay of food, microbiota and host at the mucosal interface. Curr Opin Biotechnol, 2010, 21 (4): 539-550.

第十章　组学数据分析原则

随着近年来实验分子生物学的发展，组学的实验设计中出现了新的标准：p>>*n* 范式。新范式下，独立的实验对象数量 *n* 远小于要分析的变量 p 的数量。传统的假设检验中，预设的无效假设数量很少，但现在需要同时对上千个假设进行检验。经典的统计学方法通常要求独立实验对象数目较大，是待分析目标变量的倍数，以避免共线性及过拟合问题。但是，由于技术和经济上的限制，高通量的实验中我们能够考虑的实验对象数量往往有限。因此，必须要创建新的统计学方法来处理组学实验中的数据。创建的重点主要是以下三方面：首先，新的检验统计量及如何通过修正一个实验中同时检验多个假设；其次，变量数目大于实验对象数目时，如何在模型拟合的过程中避免共线性问题；第三，对于独立样本，如何通过优化预测的准确度，而进行特征的选择。本章重点介绍同时比较两种情况下的连续变量的统计学方法。

第一节　材　　料

一、群体和样本

任何涉及数据采集的生物学实验都试图推断出某个实体的特征，则称这个实体称为实验的目标群体，从试验中得出的任何结论适用于这个目标群体，仅适用于实验中少数研究对象的结论在科学上是无意义的。群体成员间基因表达的差异构成了一种统计分布，其特征可以用各种统计量来表示，例如：其集中趋势用均数表示，其离散趋势用标准差表示。由于目标群体的成员不能全部被观测，我们只能用独立收集的由该群体中的一部分成员构成的样本来估计其各种特征。统计估计值是根据一个样本中的实验对象计算出来的值，可以通过它来推测相应群体的特征。从同一个群体中重复采样会得出对群体特征的不同估计值，但是这个群体的总体特征保持恒定。

二、统计学检验的原则

统计学检验中，将生物学假设转化为统计学上的无效假设，例如，“人类基底细胞样乳腺癌（BLC）与非基底细胞样乳腺癌（nBLC）的 XY 基因的表达是不同的”转化为统计学上的无效假设“BLC 与 nBLC 的 XY 基因的平均表达水平是相同的”。统计学检验的结果是针对无效假设而得出的结论：要么拒绝无效假设并称组间存在差异（阳性结果），要么因为反面证据不足而不拒绝无效假设（阴性结果）。对于某个特定的假设，如果其数据不支持它，统计学检验也不证明或验证假设，而是拒绝或者推翻假定的统计学假设。与无效假设互补的假设称为备择假设，其对应的是无效假设所不包含的各种情况："BLC 与 nBLC 的 XY 基因的平均表达水平是不同的"。此时，总体包括 BLC 与 nBLC，目标参数则是期望的这两组间的基因表达的差异。这个参数可以为 0（与无效假设相对应），也可以不为 0（与备择假设相对应），而在实验中，我们希望能推断出其真实值。检验统计量衡量的是观察到的数据与无效假设之间的偏离情况。本例中，这个检验统计量可以定义为 BLC 和 nBLC 之间基因表达平均水平的差值。只要样本均值的差不为 0，我们就可以拒绝无效假设。但每次抽样产生的均值差都会不一样，所以我们需把抽样变异考虑在内。因此，我们首先假定无效假设为真，然后在这个前提下估计检验统计量的分布情况。随后估计 *P* 值，以衡量在无效假设成立的前提下，观察所得的结果是否合理，概率有多大。*P* 值如果小于提前设定的显著性水平，表明合理性不大，所以拒绝暂时假定的无效假设。统计学检验的可以按照如下的标准步骤进行：

1. 根据感兴趣的总体参数定义一个无效假设。
2. 设定显著性水平，即错误地拒绝无效假设的概率。
3. 根据无效假设，选择能代表样本特征的检验统计量。
4. 获得在无效假设成立的情况下的检验统计量的分布情况。
5. 根据可用的数据计算该检验统计量的值。
6. 计算 *P* 值，*P* 值是在无效假设成立的前提下，得到的检验统计量比样本中观察到的值更极端的概率。
7. 如果 *P* 值低于显著水平，则拒绝无效假设；反之，不拒绝无效假设。

统计检验的结论可能是错误的：因为均值的差异可能是由抽样误差所导致，我们可能会错误地拒绝无效假设，这种错误称为 I 类错误。我们可以通过选择较低的显著水平值来控制 I 类错误。比较基因表达情况时，I 类错误意味着我们错误地宣布两组实验对象的基因表达是不同的，而实际上没有差异。相反，如果我们错误地没有拒绝一个无效假设，则犯了 II 类错误。例如，如果一个实验错误地宣布某基因很重要，而实际上这个基因的表达存在很大差异。

统计检验的原则是对发生 I 类错误的概率进行控制，将其固定在设定的显著性水平上。许多科学领域中，一般都将显著性水平设为 5%，这似乎已成为一个标准做法，但这样只是因为以前没有计算机，为了计算方便。筛选性质的研究中，研究者可能愿意接受一个较高的 I 类错误概率，以提高找到真正与实验条件相关的基因的机会。但在确认性的分析中，通常较低的 I 类错误率更可取。可以通过增加样本量来控制 II 类错误率，但如果想精确估计其大小，则需要多重假设。

三、组学实验中的假设检验

典型的组学实验数据分析中，我们感兴趣的是几千个基因中哪些基因的表达不一样，所以组学实验假设检验的结果是所谓的基因列表。例如，表达可能存在差异的一些基因的列表。上面所列举的假设检验原则仍适用于组学实验，但组学实验中的错误率不是指单个基因，而是指向一个基因列表，尤其是适用于单个假设的 I 类错误率被多重比较谬误（familywise error rate，FWER）所取代。FWER 指总体上认为所有基因的表达都不存在差异的无效假设为真的情况下，发现表达有差异的基因的可能性。通常也可以用假发现率（FDR）代替 FWER。FDR 是指基因列表中表达真正无差异的基因所占的比例。而且，改进后的检验统计量利用了基因间分布的相似性来增强精确度，而不是将每个基因视为单独的结果变量。

四、组学实验中的检验统计量

假设基因表达的值已经过背景校正、标准化，并转换为以 2 为底数的对数。随后，k 组（$k \in \{1, 2\}$）中实验对象 i（$i = 1, \cdots, nk$）的基因 g（$g = 1, \cdots, G$）的表达值的 $\log_2$ 对数用 y_{gik} 表示。k 组中基因 g 的样本均值和方差公式分别为：$\overline{y_{gk}} = n_k^{-1} \sum_{i=1}^{n_k} y_{gik}$ 和 $s_{gk}^2 = (n_k - 1) - 1 \sum_{i=1}^{n} (y_{gik} - \overline{y_{gk}})^2$。方差的平方根值 sgk 也称为标准差。常用的检验统计量如下：

（一）变化倍数统计量

均差公式为 $M_g = \bar{y}_{g1} - \bar{y}_{g2}$，把 M_y 变换回原始的基因表达水平得到 2^{My}，这个统计量代表组 1 与组 2 之间基因 g 的变化倍数。早期的微阵列分析通常会设定一个阈值 M，如果 $|M_y| > |M|$ 就认为该基因的表达存在差异。本法前提假设条件是所有基因表达的变异是相等的，但这并不符合实际情况。

（二）t 统计量

为了把不同基因之间的变异考虑在内，可以使用 t 统计量 $t_g = M_g / S_g$。其中 S_g 即为混合的组内标准差 $S_g = \sqrt{\frac{s_{g1}^2}{n_1} + \frac{s_{g2}^2}{n_2}}$。在无效假设成立的情况下，假设 $\bar{y}_{g1}$ 和 $\bar{y}_{g2}$ 呈正态分布，t_g 服从自由度为 n_1+n_2-2 的学生 t 分布。每个基因的 t 统计量单独使用一个不同的混合组内标准差估计值，因此将不同基因的不同变异考虑在内。当样本量较小时，这样估计的变异很不稳定，可能会出现 t_g 值很大，显著性也很高，但倍数变化并没有生物学意义的情况。

（三）改良的 t 统计量

一种适用于任意实验设计的微阵列分析通用模型可以用于两组比较，得到改良的 t 统计量，$\tilde{t}_g = M_g / \tilde{s}_g$，其中 $\tilde{s}_g = (d_0 + \tilde{s}_0^2)/(d_0 + d_g)$，是特定基因的方差与共同方差的加权平均值。$d_g = n_g - 1$ 和 d_0 分别是 s_g^2 与 $\tilde{s}_0^2$ 的自由度。S_0 与 d_0 是所谓的超参数，可以通过经验贝叶斯法，根据所有基因的表达分布情况而估计得到。$\tilde{s}_0^2$ 为方差稳定常数，而 d_0 可以解释为这个方差稳定常数的相对权重。在无效假设成立的情况下，改良的 t 统计量 $\tilde{t}_g$ 服从自由度为 $d_g + d_0$ 的学生 t 检验分布。这个方法可以用 R 语言的 Limma 程序包来执行。

（四）基因芯片的显著性分析

R 软件中的 Samr 程序包试图通过执行 SAM 程序 来解决方差估计不稳定的问题，通过定义统计量 $\delta_g = M_g / (S_0 + S_g)$。与 t 统计量相比，分母多了并列 S_0，δ_g 基于所有基因的 S_g 分布，一般 S_0 为 S_g 的第 90 百分位数或者是基于更精细的估计，正如 Samr 里所运用的值。尽管两者有关，但是 δ_g（抵消标准差）和 $\tilde{t}_g$（抵消方差）在没有任何正式联系。由于对分母进行了修正，即使在无效假设成立的情况下，也难以确定 δ_g 的分布，必须通过重采样的方法来估计。

（五）Wilcoxon 秩和统计量

Wilcoxon 秩和检验是代替 t 检验的经 $|T_{(1)}| \geqslant \cdots \geqslant |T_{(g)}| \geqslant \cdots |T_{(G)}|$ 典非参数检验方法，也称为 Mann-Whitney U 检验，用来检验两组分布是相同的无效假设。其检验统计量与概率指标 Pr（$y_{gi1}>y_{gj2}$）直接相关，例如，从组 1 中随机抽取的基因表达水平 $y\ gi1$ 大于从组 2 中随机抽取的 $y\ gi2$ 的概率。Wilcoxon 秩和检验是基于原始数据的秩次进行运算的。因此，它在数据的单调变换中是不变的，而且不需要利用任何参数假设。还有一个特别的优点是处理离群值的稳健性。但是，秩和检验与 t 检验统计量（变化倍数、t、改良的 t、SAM）的解释是不同的，这是因为它对两组基因表达分布的位置及形状的差异敏感。假定各组的数据已做秩次转换，那么 Wilcoxon 秩和检验的统计量 W_g 等于组 1 中的秩和。在用 R 软件的 Samr 程序包中执行时，W_g 被标准化为 $Z_g=[W_g-E(W_g)]/(S_0+S_g)$，其中，$E(W_g)$ 是基于无效假设前提下的 W_g 的预期值，S_g 为秩和的标准差。Samr 程序再一次在分母中使用偏移量 S_0，它默认为所有 S_g（g=1，…，G）的第 5 百分位数。

（六）积秩统计量

Breitling 等提出了一个基于积秩统计量 $R_g=\prod_{i=1}^{n1}\prod_{j=1}^{n2} rank^{up}(y_{gi1}-y_{gj2})/G$ 的简便非参数检验方法来评价基因表达的差异，其中，$rank^{up}(y_{gi1}-y_{gj2})$ 将 i 和 j 两个芯片的特定基因的表达差值按降序排列，这样，最大的正差值的秩次就为 1。如果某基因只在组 1 中高表达，R_g 值就会比较小，这是因为组 1 和组 2 的所有的芯片对（i，j）之间的（$y_{gi1}-y_{gj2}$）差值很可能都是正的。同样，如果基因 g 在组 2 中高表达，R_g 值就会较大。对于表达没有差异的基因，乘积项 $rank^{up}(y_{gi1}-y_{gj2})/G$ 约等于 1/2。积秩统计量的分布可以通过排列的方法来评估。

五、多重检验的问题

组学实验分析中，最大的难题是要同时检验大量的假设，如果不对多重检验进行校正的话，就会导致 FWER 的增大。已有校正方法可将 FWER 维持在显著性水平上，P 值的校正使原先的 P 值变大，由此导致Ⅱ类错误率比校正前增大。因此，近些年越来越多的研究目的是控制 FDR，这样就不用做太严格的 P 值校正了。与 FWER 相对，FDR 的定义是假阳性占所有被认为表达存在差异的基因的比率。与 FWER 相比，FDR 的参照集不再是基因的真实状况（表达是否有差异），而是我们对真实状况的判断。在这里，我们不再认为无效假设适用于所有的基因，而是非常确定至少有一个子集的基因表达存在差异。控制 FDR 的程序给每个基因赋予一个 q 值，它 P 值类似，但是现在指的是一个基因列表中预期的错误发现率，并认为所有等于或低于 q 值的基因的表达存在差异。一般 q 值都低于校正后的 P 值。

六、在控制 FDR 的前提下评估组学实验中的显著性意义

q 值可以通过以下两种方法获得：

（一）逐步校正法

由 Benjamini 和 Hochberg 提出的逐步递归法从最高的 P 值开始，将其直接转成 q 值。第二高的 P 值乘以 G/(G-1) 来获得相应的 P 值等。每一个 q 值都是受限制的，不能高于其前一个 q 值。步骤如下：

1. 将初始 P 值排序，使 $P_{(1)}<\cdots P_{(g)}<\cdots P_{(G)}$

2. $\tilde{q}_{(G)}=P_{(G)}$

3. $\tilde{q}_{(g)}=\min\left[\tilde{q}_{(g+1)}, P_{(g)}G/g\right]$

该方法以初始 P 值作为输入值，因此适用于所有可以得到 P 值的检验统计量：t_g 与 $\tilde{t}_g$。该方法基于统计检验量相互独立或呈正相关这个假设，这很可能适用于基因芯片实验。在 R 软件的 Limma 程序包中，Benjamini-Hochberg 法是改良的 t 统计量 $\tilde{t}_g$ 默认的 P 值校正方法。

（二）基于模拟的校正

Storey 提出了直接基于排列的方法来控制 q 值的 FDR。这种校正基于两个假设：一是我们假设某些基因的表达的确存在差异。二是与 P 值的阈值，例如 0.05，相关的 FDR 等于预期的在该阈值下认为表达有差异的所有基因中假发现的比例。假发现的数量可以用，例如 100 个来自芯片组标签随机重排后得到的数据集来估计。在这些排列置换后的数据集中，将宣称表达有差异的基因计数。计数值的均值用来估计错误结果的数目。假设基因是按照原始的 P 值进行排列，即 $P_{(1)}\leqslant\cdots P_{(g)}\leqslant\cdots P_{(G)}$，并假设来源于 B 排列数据集的置换后的 P 值 P_{lb}（l=1，…G；b=1，…B）为输入值，则 Storey 校正公式可表示如下：

$$\tilde{q}_g^s=\hat{\pi}_0\sum_{b=1}^{B}\sum_{l=1}^{G}1[P_{lb}<P_{(g)}]/[rank(g)B]$$

其中 rank（g）是基因 g 在未校正的 P 值排序序列中的指标，这样显著性最大的基因的 rank（g）=1。rank（g）实际上就是在 P 值为界值 $P_{(g)}$ 处时被认为表达有差异的基因的数，而 $\sum_{l=1}^{G}1[P_{lb}<P_{(g)}]/[rank(g)B]$ 是估计的排列 b 中表达没有差异的基因中的假阳性率，其中，排列 b 是排列 B 的平均。另外，也可以对排序后的检验统计量的绝对值，$|T_{(1)}|\geqslant\cdots\geqslant|T_{(g)}|\geqslant\cdots|T_{(G)}|$，进行校正，得到 $\tilde{q}_g^s=\hat{\pi}_0\sum_{b=1}^{B}\sum_{l=1}^{G}I[|T_{lb}|>|T_{(g)}|]/[rank(g)B]$。在这两个变量中，$\hat{\pi}_0$ 是估计的表达没有差异的基因所占的比例。关于该值的估计有不同的建议方法。根据原始 P 值的经验分布函数 $\hat{F}(P_g)=\sum_{l=1}^{G}I(P_1\leqslant P_{.g})/G$，$\hat{\pi}_0=[1-\hat{F}(0.5)]/0.5$，即实际观察到的大于 0.5 的 P 值与预期的大于 0.5 的 P 值所占比例的比值。这个方法即适用于 P 值，也适用于检验统计量，所以它可以用于提出的所有的检验统计量。因为它运用到了排列，所以它建立在子集轴性（subset pivotality）的假设之上。

七、通过非特异性筛选提高统计效能

与原始 P 值比较，校正后的 P 值通常有所增大。增大的级别直接取决于 G，即需要考虑的假设的个数，而与校正的类型无关。特别是 FDR 的控制取决于所拒绝的无效假设的个数，而不是总的假设个数。因此，最好指定某些表达非常不可能有差异的基因作为先验基因，可以将其排除在统计学检验之外。一些非特异性的，即不需要利用组别信息的，过滤标准如下：

（一）排除变异接近于 0 的基因

考虑到四分位数间距，定义为 IQR =（第 75 位百分位数-第 25 位百分位数）。这个 IQR 过滤器将那些 IQR 低于预设的最小变化倍数的 log 转换值，例如 1（其对应的变化倍数是 2）的基因排除。如果各组可以完美地分开，那么各组的表达值的 $\log_2$ 的中位数将等于用合并组计算的第 75 位百分位数及第 25 位百分位数。因此，对于没有通过这个过滤条件的基因，即使在组分的很好的情况下，也不能达到相关的最小的变化倍数的 log 变换值（约等于中位数的差）。

（二）排除平均表达水平低的基因

如果所有基因的表达值都很低，就没有机会在某个组检测到过表达。

（三）排除检测不到的信号所占比例高的基因或背景噪声高的基因

这些筛选标准的阈值取决于所应用的平台及个人偏好，所以被排除的基因的数量是很主观的。Lusa 等提出了一种将多种筛选方法的结果结合起来的方法，而不需要提前设定筛选阈值。

需要指出的是，只有非特异性的过滤指标不会损害结果的有效性。如果某个过滤规则揭示了组别信息（例如，$|M_a| > M$，主观阈值为 M），那么在基于重采样的统计显著性评估中也必须考虑这些因素。

第二节 方　　法

这一部分通过比较基底细胞样乳腺癌（BLC）和非基底细胞样乳腺癌（nBLC）患者的组织来介绍差异基因表达分析的完整工作流程。我们利用 8 个 BLC 与 8 个 nBLC 患者的组织来计算检验统计量和评价显著性意义。每个组织样本都与 Affymetrix Human Genome U133 Plus 2.0 基因芯片进行杂交，所以要简单地介绍一下 Affymetrix 数据的处理。所有的分析都用 R 软件（www.r-project.org）及 Bioconductor（www.bioconductor.org）软件完成。进行所有分析步骤的数据集及 R 语言脚本都可以从网上下载（http://www.meduniwien.ac.at/msi/biometrie/MIMB）。

一、实验设计方面的考虑

基因芯片实验的样本量估计：需要的样本量大小可以通过给以下的量赋值估计：①要研

究的基因的数量（NG）；②表达可能有差异的基因的数量（NDE）（这个数值通常认为等于要通过统计检验检测的数量）；③可接受的假阳性数（FP）；④相应的均差（或者是变化倍数的对数），通常设为 1.0；⑤组内每个基因表达的变异（一般用标准差表示），通常设为 0.7。

要控制的 FDR 就等于 FP/NDE。基因表达的变异越高、相关的均差越小，则需要的样本量越大。假设 NDE 等于测试到的基因数，则 FDR 等于Ⅱ类错误率。用 1 减去Ⅱ类错误率就得到统计学检验的效能。每个基因的Ⅰ类错误率也称为假阴性率，在其他数值保持恒定的情况下，它等于 FP/(NG-NDE)。可以用 MD Anderson 样本量计算器估计基因芯片实验所需的样本量，其下载地址为：http://bioinformatics.mdanderson.org/MicroarraySampleSize。表 10-1 给出了在各种不同假设条件下需要的样本量大小。如果有一些初步的实验数据的话，R 软件中的 Samr 程序包也可以估计样本量的大小，并可以考虑到不同基因造成的标准差和基因之间的相关性大小。

表 10-1　用 MD Anderson 芯片样品大小计算器计算所得的样品大小

NG	NDE	FP	FDR	FC	SD	FNR	N
54 000	1 000	100	0.10	2	0.7	0.0186	19
5 400	1 000	100	0.10	2	0.7	0.1887	13
54 000	1 000	100	0.10	1.5	0.7	0.0186	56
54 000	1 000	100	0.10	2	1.4	0.0186	76
54 000	1 000	50	0.05	2	0.7	0.0186	25
54 000	300	30	0.10	2	0.7	0.00056	22

样本计算根据前 6 列提供的数字可以给出估计的假阴性率和每组需要的样本量。

NG：研究的基因数；NDE：真正表达有差异的基因/宣称表达有差异的基因；FP：假阳性发现的个数；FDR：假发现率=（1-检验效能），FDR=FP/NDE；FNR：假阴性率（每个基因的Ⅰ类错误），FNR=FP/(NG-NDE)；FC：要检测的变化倍数；SD：每个基因的标准差（表达值得 log2 对数）；N：每组需要的芯片数

二、数据处理

对数据进行统计分析前，须对数据进行多种处理以使不同芯片间可以比较，包括：数据背景消除、标准化和数据概括。处理 Affymetrix 数据的最流行的方法是 RMA 法（robust multichip average，稳健的多芯片平均）。它可以达到三个目的：首先，它根据光学噪声和非特异性信号估计背景，确保消除背景后的信号总是正的。其次，对所有芯片消除背景后的强度进行百分位数标准化。这种类型的标准化迫使所有芯片上被研究的基因的表达呈相似的分布。这样做是可取的，因为只有少数基因的表达会不同。第三，每个基因的多个探针被概括归总，假设 x_{gij} 是基因 g、芯片 i 和探针 j 的强度的 $\log_2$ 对数，它等于表达水平 $\log_2$ 对

数 y_{gi}，所有芯片都有的探针特异性亲和效应 α_{gj}，以及一些残差的和。假设探针特异性亲和效应的和为零，它们用一个稳健的方法代替性线性回归而估计出，使绝对残差、中位数平滑的总和最小化，而 y_{gi}成为估计的表达水平的 $\log_2$ 对数[15]。

三、质量检查

数据标准化前后，需要进行质量检查，以发现数据质量有问题的芯片。假设绝大多数的基因表达是类似的，一种用并简单的方法就是计算所有芯片之间的一致性相关系数及 Spearman 相关系数。主成分分析能发现检测结果有问题的芯片。检测并清除离群值之后，须再重复进行一次标准化，这是因为偏离较大的芯片对数据标准化的结果影响更大。此外，也可以用两个芯片的基因表达与均值的差异作图（MA-图），或者用所有基因表达的标准差相对于所有基因表达的平均值作图。

四、非特异性筛选

对于我们选定的基因表达谱例子中，我们采用 R 软件中的基因过滤器程序来过滤掉 IQR<1 的基因，这样即使在各组分离的十分完美的情况下，表达的倍数变化也不能达到两倍。在 54 675 个基因中，只有 5874 个可以通过滤波器。

五、评估有差异性的表达

经过预处理和过滤，就可以用前两个主成分作图来看一看两组的基因表达是否能区分开。这种多元的统计分析方法将高维度的基因表达空间缩小到只有很少的几个维度，然后就可以用图来呈现出来。这些主成分中的每一个都是基因表达的加权求和，确定权重的目的是可以让这些出成分尽可能多的捕捉基因表达的变异情况。主成分图还可以扩展成谱图。

通过表达差异的分析生成了一个基因列表。在我们的分析中，我们使用到了上文中介绍过的专门为检验组学实验假设的各种检验统计量：改良的 t 统计量、SAM 及 RankProduct 秩和统计量，并将 FDR 控制在 1%。

1. 改良的 t 检验发现 626 个有显著性意义的基因，并将 FDR 控制在 1%。q 值是基于严格的步进法估计的，这样估计的 q 值不容易出现模拟误差。

2. SAM 程序估计与其组态不相关的基因的比例为 0.46。这个数字是从 SAM 程序分析的基因的数量（5874）得到的。因此，估计无效基因的总比例为 0.95。把 FDR 控制在 1%时可以宣布 902 个基因具有显著性意义。由于 q 值是基于模拟计算的，SAM 程序对 q 值的中位数和 90%分位数进行了估计，其结果取决于随机数生成器的初始值。

3. RankProduct 检验发现在 FDR 为 1%时有 208 个基因具有显著性意义。由于 RankProduct 检验计算的时单侧检验，我们不得不将表示 BLC 显著上调和下调的表合并，可以容忍的总 FDR 不得不平分到两个表中。这个方法输出的是“假阳性预测所占的百分比”，其解释与 q 值类似。这些值也都是基于模拟得到的。

4. 这个方法认为在三个列表中可找到 172 个基因。改良的 t 检验和 SAM 法产生的基因列表有 619 个基因是相同的。表 10-2 给出了一部分基因的统计学特征。

表 10-2　通过改良 t 检验、SAM 法和 RankProduct 检验分析的排名前五位的基因及另五个基因的统计学特征

Gene ID	变化倍数 (BLC/nBLC)	平均表达水平 (log_2)	标准差 (log_2)[a]	改良 t 检验			SAM			Rank Product		
				在列表中的排序	t_g	q-值	在列表中的排序	σ_g	q-value	在列表中的排序	R_g	q 值
205044_ at	69	8. 6	0. 7	1	-14. 6	2. 2e-9	1	-5. 3	0. 00	1	5. 9	0. 00
1553613_ s_ at	33. 8	7. 4	0. 5	2	-13. 1	9. 8e-9	2	-4. 6	0. 00	4	18. 2	0. 00
203963_ at	1/26. 5	7. 8	0. 8	4	-13. 1	1. 7e-7	4	4. 1	0. 00	8	31. 5	0. 00
215867_ x_ at	1/23. 6	8. 8	0. 9	5	10. 3	3. 4e-7	6	3. 9	0. 00	10	36. 8	0. 00
220425_ x_ at	18	7. 2	0. 7	6	-10. 3	3. 4e-7	7	-3. 7	0. 00	13	46. 8	0. 00
224590_ at	1/5. 2	7. 5	1. 2	199	4. 8	0. 0021	163	1. 9	0. 00	184	350. 5	0. 0088
229927_ at	4. 5	5. 9	1. 3	368	-4. 3	0. 0045	258	-1. 7	0. 0021	193	358. 8	0. 0076
226684_ at	1/2. 3	6. 9	0. 3	769	3. 5	0. 0133	837	1. 2	0. 0088	1626	1, 192. 70	0. 7560
220892_ s_ at	2. 8	7. 4	0. 5	563	-3. 8	0. 0088	634	-1. 3	0. 0084	716	800. 8	0. 2660
219654_ at	4. 6	6. 7	1. 1	258	-3. 8	0. 0029	211	-1. 8	0. 0021	204	370. 7	0. 2660

六、可视化结果

1. 热图可用于将样本和基因聚类分析的结果可视化。在理想情况下，利用表达有差异的基因做的聚类分析可以使两组完美分离。但是，除非用一个独立的数集验证了其结果，这种分离并不能证明可以用这些基因的表达值预测组内个体。热图可以帮助找到子聚类所对应的亚组。热图的基因维度使得我们可以检测具有相同表达模式的成组基因。

2. 基因表达的强度图可用来判断该基因是否可以用来区分各组，将强度值的范围，及与这个范围相比的变化倍数描画出来（图 10-1）。如图 10-1 所示，最好借助一致性指数（concordance）和条件指数（c-index），在图中包含相关统计量的值。这种非参数方法估计的是 BLC 组某基因表达比 nBLC 组高的概率。值等于 0.5 的时候表明组间没有差异，而值接近 0 或者 1 的时候表明这些组明显不同。

3. 将基因列表与参照列表相比较，根据 Gene Set Enrichment 法或者 Gene Ontology 法，可以评价功能组是否被过度呈现，或是否呈现不足。

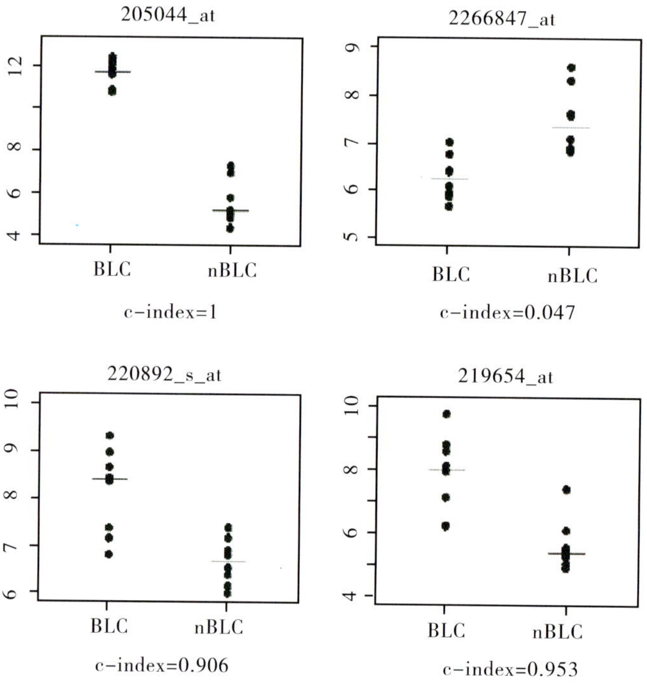

图 10-1 用来描述差异表达的点图实例，点代表芯片，在垂直轴表示基因表达的 log2 值，水平轴表示每个组的中位数

七、灵敏度分析

1. 应用不同的过滤条件重复进行几次分析，以检验所得结果对这一步提出的假设是否敏感。忽略变异过滤步骤的话，改良的 t 检验、SAM、和 Rank Product 检测到的基因分别是 247、185、和 1461 个，而经过变异过滤之后则分别检测到 626、902、和 208 个基因。我们看到，对于改良的 t 统计量和 SAM 统计量，变异过滤增强了检验的效能，而对 Rank Product 的影响则存在变数。这可能是由于未经过滤情况下得到的基因列表变大，其中包括许多倍数变化无意义的基因，因为这些基因的 IQR 比较低。

2. 对于剔除的一些芯片应再进行分析。剔除的芯片往往是与其他芯片的一致性相关系数比较低的芯片。但在分析的整个过程中，从所有芯片数据的标准化开始，就将所有芯片的数据都考虑在内了，所以在数据集缩小之后，整个分析过程都应该重来一遍。

3. 灵敏度分析不应该被用来优化基于灵敏度分析时所用条件下得到的结果；否则，结果的有效性就受到影响。包括那些芯片在分析时被忽略、那个过滤器被采用等，这些条件是超参数，多重检验时优化这些标准可能需要额外的超参数校正。

八、其他类型的组学数据

蛋白质组学、代谢组学或小分子 RNA 等平台通常可以提供零位强度值，显示一个强度为零的质点。如果某化合物不存在，或者其信号强度低于检出限时，就会出现强度为零的情况。不管怎样，其数据分布包括一定比例的零值和通常呈正强度值的一个连续组分分布。标准的检验通常专注于组间零值比例的差异，或者专注于连续值的均数的差异。如果简单地将零值添加到连续值部分，然后对混合数据分布进行分析，那么 t 检验的正常假设，即在这种假设前提下的最佳选择就被严重地违反了。

为了解决这一问题，双检验法被提了出来。即用 t 检验比较连续变量的分布，同时用 Wilcoxon 秩和检验的二项式检验来比较组与组之间零值的分布比例。两个检验统计量适当地再变换成卡方检验类型的统计量。无效假设是这两部分是独立的，组合的检验统计量可以被定义为这两部分的和，呈卡方分布，有两个自由度。其他方法还包括经验似然比统计、所谓的简略 Wilcoxon 检验、即用于零值分布与连续性强度值混合分布的 Wilcoxon 检验。

我们在一些典型的组学研究情景下进行了模拟研究，以评估上面提出的这些检验方法的表现。我们模拟了 200 个数据集，在 250 个特征中有 15 个的原始的未经删减的均数变化达到 2 倍；平均每组十个样本。将每个特征的数据用标准正态分布或对数正态分布独立模拟出来。通过将最低的 30%或 60%的强度值归零给每个数据集一个检出限。这导致平均每个特征有 30%或 60%的质点为零。然后，我们用上述的检验统计量分析了每个数据集。在每个模拟数据集中，我们根据得到的检验统计量对各种特征进行排序，并宣布排名最靠前的特征的表达存在差异（DE）。通过改变认为 DE 的特征的数目，我们得到了不同的真阳性率（认为 DE 的基因占真正的 DE 基因的比例）以及假阳性率（认为 DE

的基因占非 DE 基因的比例)。这些初步的模拟提示，在假阳性率相似的情况下，用于零值和正强度值混合分布的 Wilcoxon 检验的真阳性率最高。R 软件的 Samr 程序包可以进行 Wilcoxon 检验。

参考文献

[1] Harrel FE. Regression Modeling Strategies: With Applications to Linear Models, Logistic Regression and Survival Analysis. Springer Verlag, New York. 2001.

[2] Smyth GK. Linear models and empirical Bayes methods for assessing differential expression in microarray experiments. Stat Appl Genet Mol Biol, 2004.

[3] Tusher VG, Tibshirani RJ, Chu G. Significance analysis of microarrays applied to the ionizing radiation response. PNAS, 2001, 98 (18): 5116-5121.

[4] Benjamini Y, Hochberg Y. Controlling the false discovery rate: a practical and powerful approach to Multiple testing. J R Stat Soc Series B Stat Methodol, 1995, 57 (1): 375-386.

[5] Storey JD. A direct approach to false discovery rates. J R Stat Soc Series B Stat Methodol B, 2002, 64 (3): 479-98.

[6] Efron B, Tibshirani RJ, Storey JD, et al. Empirical Bayes analysis of a microarray experiment. J Am Stat Assoc, 2001, 456 (96): 1151-1160.

[7] Chu G, Narasimhan B, Tibshirani RJ, et al. Significance Analysis of Microarrays-User's Guide and Technical Document. 2009.

[8] Breitling R, Armengaud P, Amtmann A, et al. Rank products: a simple, yet powerful, new method to detect differentially regulated genes in replicated microarray experiments. FEBS Lett, 2004, 573 (1-3): 83-92.

[9] Reiner A, Yekutieli D, Benjamini Y. Identifying differentially expressed genes using false discovery rate controlling procedures. Bioinformatics, 2003, 19 (3): 368-375.

[10] Hackstadt AJ, Hess AM. Filtering for increased power for microarray data analysis. BMC Bioinformatics, 2009.

[11] McClintick JN, Edenberg HJ. Effects of filtering by present call on analysis of microarray experiments. BMC Bioinformatics, 2006.

[12] Lusa L, Korn EL, McShane LM. A class comparison method with filtering-enhanced variable selection for highdimensional data sets. Stat Med, 2009, 27 (28): 5834-5849.

[13] Irizarry RA, Hobbs B, Collin F, et al. Exploration, normalization, and summaries of high density oligonucleotide array probe level data. Biostatistics, 2003, 4 (2): 249-264.

[14] Bolstad BM, Irizarry RA, Astrand M, et al. A comparison of normalization methods for high density oligonucleotide array data based on bias and variance. Bioinformatics, 2003, 19 (2): 185-93.

[15] Holder D, Raubertas RF, Pikounis VB, et al. Statistical analysis of high density oligonucleotide arrays: a SAFER approach. Proceedings of the ASA Annual Meeting, Atlanta, GA, 2001.

[16] Amaratunga D, Cabrera J. Exploration and Analysis of DNA Microarray and Protein Array Data. Wiley, Hoboken, NJ, 2004.

[17] Taylor S, Pollard KS. Hypothesis tests for point-mass mixture data with application to Omics data with many

zero values. Stat Appl Genet Mol Biol, 2009.

[18] Hallstrom AP. A modifed Wilcoxon test for non-negative distributions with a clump of zeros. Stat Med, 2010, 29 (3): 391-400.

[19] Dakna M, Harris K, Kalousis A, et al. Addressing the challenge of defning valid proteomic biomarkers and classifers. BMC Bioinformatics, 2010.